于玲 著

穴名解读

人民卫生出版社
·北京·

图书在版编目（CIP）数据

穴名解读 / 于玲著. —北京：人民卫生出版社，
2024.4（2025.1重印）

ISBN 978-7-117-35899-6

Ⅰ.①穴… Ⅱ.①于… Ⅲ.①针灸疗法 – 穴位 – 解释
Ⅳ.①R224.2

中国国家版本馆 CIP 数据核字（2024）第 016180 号

| 人卫智网 | www.ipmph.com | 医学教育、学术、考试、健康，购书智慧智能综合服务平台 |
| 人卫官网 | www.pmph.com | 人卫官方资讯发布平台 |

穴名解读
Xueming Jiedu

著　　者：于　玲
出版发行：人民卫生出版社（中继线 010-59780011）
地　　址：北京市朝阳区潘家园南里 19 号
邮　　编：100021
E - mail：pmph @ pmph.com
购书热线：010-59787592　010-59787584　010-65264830
印　　刷：河北环京美印刷有限公司
经　　销：新华书店
开　　本：710×1000　1/16　印张：16
字　　数：287 千字
版　　次：2024 年 4 月第 1 版
印　　次：2025 年 1 月第 2 次印刷
标准书号：ISBN 978-7-117-35899-6
定　　价：59.00 元

打击盗版举报电话：010-59787491　E-mail：WQ @ pmph.com
质量问题联系电话：010-59787234　E-mail：zhiliang @ pmph.com
数字融合服务电话：4001118166　E-mail：zengzhi @ pmph.com

前言

针灸疗法是祖国传统医学的重要组成部分。针灸疗法的特点是治疗工具简单，操作便捷，效果常常立竿见影，而且基本没有毒副作用。针灸疗法的理论基础是循行于人体的十四条经脉，实施针灸的具体点位是遍布于全身的三百多个腧穴。熟知十四条经脉的走向，掌握每一个腧穴的隶属、位置和主治，是每一个针灸医生必备的基本功。

三百多个穴位的经络隶属、位置和主治，还有禁针、禁灸等必须注意的临证内容都需要记忆。这些海量的医学内容种类繁多、字词相似、数量庞大，单凭死记硬背很难实现。善假于物的古代圣人，有意将这些枯燥的医学内容转译为常人所熟知的人文知识和自然常理，并在命名腧穴时，特意将相关的信息内容巧妙地隐藏在穴名当中。故尔穴名就好比现代的提词板或密码本，提示相关穴位的各种信息，便于医者临证取穴应用。

《礼记注疏》曰："以同类之事相比方，则事学乃易成。"古人不仅在《黄帝内经》中将十二条经脉比拟为十二条大河，称经脉为经水，更是采用了多种奇思妙想的方法，有意将穴位的主要信息内容高度浓缩成穴名。

在穴名隐藏的信息之中，每个穴位的主治是其中的重中之重。一般来说，腧穴的主要治疗作用可以概括为以下几个方面：

1. 所隶属的脏腑及其相关器官的疾病。如肺经的穴位，不仅治疗肺部的疾病，也治疗鼻腔、皮肤的疾病。

2. 所属经络循行区域内的病症，即"经络所过，主治所及"。

3. 腧穴所在区域的病症，也就是局部治疗作用。

4. 与腧穴所属经络为表里经、同名经的所主病症，以及与表里经、同名经相关器官的病症。

5. 穴位本身所独有的特殊治疗作用。

在以上五个方面中，穴位的特殊治疗作用通常是该穴获得命名的重要因素之一。例如，滑肉门、内庭、瘈脉等就是根据穴位的特殊主治命名的。

穴名除了可以反映其所具有的特殊主治外，还用来暗示其某一方面的独特性。比如，隐喻穴位的治疗禁忌：禁针的三阳络、会宗；禁灸的丝竹空、承光。再比如，暗示穴位隶属的经脉：商曲；隐指穴位在经脉及解剖部位上的特殊性：极泉；隐喻穴位主治的病因：浮白、外陵；隐指病症所在的部位：京门、箕门；暗示穴位所处的独特位置：肩贞、丝竹空；暗喻抽象的人体部位：天突、扶突；提示体表可见的骨性标志：完骨、巨骨；暗示解剖可见的人体骨骼：曲垣、腕骨；提示取穴方法：手三里、足三里；隐指穴位在十二经脉循行中所具有的特殊地位：云门、期门；暗示穴位在中医理论体系中的抽象位置：膻中、水分；隐指穴位所代表的脏腑功能：彧中、周荣；暗示心脏的功能：步廊、神封；隐指刻意隐藏的现代大脑功能：本神、正营。穴名隐藏着古代中医先驱对"神"的客观认知，对大脑和中枢神经功能的深度掌握，对人体解剖的精熟，以及对人体各器官功能的熟知。穴名隐喻内容的复杂程度于此可略见一斑。

传统医学是中医先驱们对临证经验的记载、总结和理论升华。有关传统医学的书籍自古巨作恢弘，经典如海。其中，《针灸大成》是一部传承有序、记载全面、条理分明的针灸专著，是明代以前针灸经验的集大成者，也是与现代正在使用的针灸知识较为接近者。故本书以《针灸大成》所载的经络循行路线、腧穴位置、腧穴主治、腧穴禁忌为依据，共解读腧穴名称 333 个，腧穴别名 9 个。并特将尚未解读的穴位名称保留在经脉穴位的原位，在穴名释义的位置以"缺如"明示，以期保持每一条经脉穴位的完整性，以免读者因阅读本书而产生对经脉穴位连接方面的困惑与错觉。

本书从腧穴的位置、主治、禁忌等方面着眼，以古训为本，以穴名的每一个用字作为线索和基准点，采用独特的视野与视角，综合多层面的知识内容，以现存于世或出土整理的古籍为密钥，广博引证《内经》《难经》《尚书》《周礼》《庄子》《列子》《荀子》《文子》《淮南子》《韩非子》《说文解字》《尔雅》等古代典籍中的内容，深度分析每一个穴名用字的本源，结合古籍中记载的早期经络发展轨迹，参考藏象理论形成以前的知识内容，深度剖析穴名的内涵和寓意，说明穴名与穴位主治、位置，以及禁忌之间的联系。

本书秉承观览杂学并使之融会贯通的精神，以灵活的形式，努力使每一个穴名的解读都有相关的立论或古文支持，真正给读者以言有出处、论有依据的真实感受。

本书在部分穴位条目下，设置了以"值得注意"作为标识的段落。在这个段落中，特意对同名穴、同字穴、穴名含义相关的腧穴，以及有特殊联系的腧穴，进行简短的对比和说明。

本书文末特附了以拼音首字母排序的《针灸大成》腧穴主治汇编，以方便医者临证参考。

本书着力使用精练、准确的语言，将枯燥、刻板、易混的腧穴主治内容和位置信息，转译为好记易懂、形式多样的趣味知识点，帮助读者触类旁通、加强记忆，从而切实提高针灸医生的临证选穴水平。

于玲

2023 年 12 月

目录

第一章 穴名概说

中国传统文化一脉相承，具有自己独特的文化基因。自上古开始，历代圣贤便将历史故事、各行各业的知识要点，转换演变成神话、成语、典故、寓言等，植根在如歌似赋的文史典籍当中。

传统文化的独特性和数千年的传承过程，使现代所使用的每一个汉字都不再仅仅是一种简单的、初始的文字符号，而是演化成为承载着厚重的人文历史、字源含义的按键，承担着开启历史文化的重任。

中国传统文化崇尚会意、朦胧，善于在字面以下隐藏多层次的内涵。先圣们在命名腧穴的时候，充分发挥了古代汉字六书法则的作用，在穴名中使用了大量的甲骨文、小篆、金文和字谜。这种把医学知识与古文字知识多方位有机地联系起来的方法，不仅便于喜欢古文字的学习者得以逐层领悟，还能使枯燥的医学知识变得饶有意趣，从而更能激发学习者对医学知识产生浓厚的兴趣。通过这种引人入胜的独特设计，引导初学者得以循序渐进、步步向前，使学习者在探索的乐趣中提高医学水平。这种能够激发学习者热情、提高学习效率的趣味教学法古今中外屡见不鲜。如古典名著《红楼梦》对诗歌创作的培养，现代外国小说《达·芬奇密码》把单调的数学和密码设置变成有趣的游戏。

《礼记·礼器》曰："反本修古，不忘其初。"只有寻找穴名用字的最初根源，探究穴名用字的深意，方是理解穴名的可行手段。鉴于穴名大多定名于唐宋以前，我们只有以古释古，让思绪穿越回唐宋时代，甚至是更为古老的传统文化起始之初，尝试用古人的思维去理解穴名的含义，才可能最接近古人命名经穴时的最初立意。例如，玉堂、神堂，两个穴名中的"堂"字，指的是古代宫室之制中"前堂后室"之堂。前堂正中所坐的，必然是一家之主、一国之君。再如，本神位于头部，穴名暗指脑髓。本神所代表的脑髓位于头部，位于《素问·三部九候论》中的人身天部之天，是古代圣人"效法自然""法天则地"的理论安排。

"人法地，地法天，天法道，道法自然。"古代天文学家虚设黄道观测星象；古代医者出于养生防病、辨证论治的需要，建立了天、地、人三部一体的中医理论人体。在这个虚拟的理论人体中，古人用阴阳五行指导下的藏象理论来形象地说明脏腑间的功能联系。这在穴名的设置上有具体的体现：如水分即是依据"小肠下口即膀胱上口"的理论描述而命名；再如五处穴所概括的是病邪自外入内的五个理论阶段。

人身是一个效法自然的理论整体。比如，少海、小海、照海均是十四正经中的穴位，各有各的归经、主治，但如果将以上三穴与气海、血海放在一起，五个"海"字穴所寓意的则是纵行人身九州的气、血、阴、阳四海。

古人不仅设置了单个用字相同、寓意也相同的穴名用字，如膈关、膈俞；还设置了单个用字相同，但字义、内涵完全不同的穴名用字，如大包、阴包。更为复杂的是，古人不仅设置了两个穴名用字相同、内涵相同的穴名，如腹通谷、足通谷；也设置了两个穴名相同，但穴名含义却截然不同的穴名，如头临泣、足临泣。穴名用字及其含义的"同"与"不同"，不仅体现了腧穴作为独立的穴位所具有的单独治疗作用，古代圣人更是通过其"同"与"不同"，强调了中医理论的整体性和病症表现的复杂性。

穴名揭示了客观务实的古人以"能"设"位"，以"位"名"穴"，以"穴"归"经"，以"经脉"隶属"脏腑"，以"脏腑"统领四肢百骸的整体思想。可以这样说，穴名是古人奇思妙想的杰作，是一部以藏象理论为基础，书写鲜活生命之载体的密码书。

疾病伴随着生命而生，有效的治疗方法亦随着人类的进步不断丰富。自从有了人类文明，古人就开始有意识地寻求和积累有效的治病方法。考古事实证明，我们的传统医学伴随着中华文明的出现一起出现，同步发展。所以说，尊重自古流传至今的医疗实践经验，尊重源自远古的人体实践经验，尊重我们的祖先通过结绳记事、人咏默记、传唱史诗等方式留给我们的医疗知识，就是尊重我们自己的传统文化，也是尊重我们自己的身体。

第二章　手太阴肺经

一、中府

"中府"不仅是手太阴肺经在体表循行线路上的第一个穴位,还是古代文献中常常出现的词语。

在春秋战国时期,"中府"是诸侯国君储藏财物的地方,相当于现代的国库。如《史记·田叔列传》曰:"鲁王闻之大惭,发中府钱,使相偿之。"张守节在《史记正义》中对"中府"的解释是:"王之财物所藏也。"在唐代,中府还是府兵的编制之一。如《宋史·尹洙传》记载:"按唐府兵,上府千二百人,中府千人,下府八百人。"从上述条文中可以看出,古时的"中府"与钱(五行所属为金)、与兵(五行所属亦为金)之间的相互关联。

所以,古人以"中府"作为肺经胸部的穴名,暗含以下三层寓意:

第一层寓意:"中府"提示本穴与金有关。在藏象理论的五行归属中,与"金"相对应的脏器是肺脏。

第二层寓意:"中府"二字,隐指人身最大的腑:三焦。从"中府"到"三焦"词义的转换,共有两个步骤。

第1步:"中府"与"中腑"等同。古文中的"府"与"腑"相通。如《周礼·天官·疾医》之《疏》注解曰:"六府,胃小肠大肠膀胱三焦,以受其盛,故谓之为府。"

第2步:"中腑"可以视为"中渎之腑"的缩略语,"中渎之腑"是三焦的别称。如《灵枢·本输》曰:"三焦者,中渎之腑也,水道出焉,属膀胱,是孤之腑也,是六腑之所与合者。"细观本穴主治,"皮痛面肿,四肢肿",恰恰是水道失常所导致的病症。

　　第三层寓意：“中府”隐指“中焦”。此处词义的转换共有三个步骤。

　　第1步：穴名之“中”字，指的是“中间”“中部”。穴名中的“府”字如上所述，古时通“腑”。故“中府”等同于“中腑”。

　　第2步：在汉代以前的古文中常常出现倒言的现象，故素有“古人喜倒言”之说。故“中腑”二字，倒而言之，是为“腑中”，即“腑”的“中”部。

　　第3步：三焦在《灵枢·本输》中的别称是“孤之腑”。这个号称一腔之大腑的“孤之腑”由上焦、中焦、下焦所组成，其中部自然是“中焦”。

　　中焦者，脾胃也。细观本穴主治，“食不下，呕哕，胆热呕逆，腹胀”，恰恰是胆热横逆、横干脾胃，导致胃失和降、脾失运化之证。

　　中焦恰恰还是肺经的起始之处。如《灵枢·经脉》曰：“肺，手太阴之脉，起于中焦，下络大肠，还循胃口，上膈属肺。”

　　故“中府”这个穴名，一是隐指本穴隶属肺经；二是暗示本穴长于治疗中焦脾胃，以及三焦水道方面的病症。

二、云门

　　云门不仅是穴名，还是人文始祖黄帝所作的乐舞之一。“云门”一词在传统文化中具有文明起始、教化之端的特殊含义。

　　“云门”是手足十二经气血流注首发经脉的穴位之一，云门如同黄帝时代的歌舞一样，隐含有起始、开端的含义。巧合的是，古有“穴出云门”之说。金元时期的窦汉卿在《标幽赋》中说道：“原夫起自中焦，水初下漏，太阴为始，至厥阴而方终，穴出云门，抵期门而最后。”故“云门”二字，暗示了本穴在古时十二经循行中的特殊位置：首发穴。

　　本穴名称中的“云”字，暗示本穴隶属肺经，居于天部，与上焦有关。本穴是十四经中唯一的“云”字穴，“云”字具有以下三种特殊的含义。

　　第1种含义：“云”字提示本穴居于天部，与天气有关。如《素问·阴阳应象大论》曰：“雨出地气，云出天气。”

　　第2种含义：“云”字暗示本穴与肺有关。如《素问·阴阳应象大论》曰：“天气通于肺，地气通于嗌。”

　　第3种含义：“云”字暗示本穴与上焦有关。云与雾同属一类，雾与上焦有关。如《灵枢·营卫生会》曰：“上焦如雾，中焦如沤，下焦如渎。”

　　穴名中的“门”字，有开合之意。

"门"者，能开能合。"门"开，则气机通畅；"门"闭，则气机壅塞。细观本穴主治，"咳逆，喘不得息，胸胁短气，胸中烦满"，恰恰均为胸中气机壅塞不通之证。

此外，"云门"这个穴名还暗示了本穴的另一个主治"喉痹"。

《素问·太阴阳明论》曰："喉主天气，咽主地气。"《素问·阴阳应象大论》则曰："云出天气。"可见"云"所代表的天气与"喉"之间的联系。

"门"是出入内外两个区域的"关口"；"喉"则是天气出入人体的"关口"。故"云门"这个穴名暗指本穴长于治疗天气壅塞不通所引起的喉痹。

故"云门"二字，一是暗示本穴是古时肺经的起始穴，二是隐指本穴的位置在上焦，三是暗示本穴长于治疗肺气壅塞不通的病症。

三、天府

在古代传统文化中，天府是星宿的名称，也是周朝的官职名称。及至秦汉时期，天府被古代中医定为手太阴肺经的腧穴名称。

天府作为官职名称，出现在传统文化的早期经典著作《周礼》之中，《周礼·春官·天府》曰："天府，掌祖庙之守藏与其禁令。凡国之玉镇大宝器藏焉。若有大祭大丧，则出而陈之。既事，藏之。"用现代的话说，天府的职能是掌管祭祀时使用的，能够通天的器物。可见，天府，与通天有着密切的关系。而在藏象理论中能够通天的脏腑，唯有居于人身天部的肺脏。故"天府"二字，提示本穴与肺有关。

此外，"天府"这个穴名还暗示本穴与体表的汗孔有关。

在藏象理论中，"天"之色为玄。故天府，也可写作"玄府"。《素问·水热穴论》曰："所谓玄府者，汗空也。"在古文中，"空"字通"孔"，故"汗空"就是现代所说的"汗孔"。本穴属肺，肺主皮毛。故天府这个穴名所提示的，是分泌汗液的"汗孔"；其暗示的，是汗液的分泌状况。细研本穴主治"寒热疟"，其主要的临床表现是"寒"与"热"的定时交替，"汗孔"功能状态的剧烈变换。

故"天府"二字，一是提示本穴位于肺经；二是暗示本穴能够治疗汗孔功能异常的病症。

四、侠白

"白"为肺之色，提示本穴与肺经有关。穴名中的"侠"字，古时与"夹"字相通。"夹"字的小篆为"夾"，极似两个小人在用力挤压大人的两肋。

细观本穴主治，"短气，干呕逆，心痛，烦满"，均似肺部遭受挤压时的感觉和表现。如果将小篆"夹"中的大人看作是病人，小人比喻为邪气，邪气挤压的是双侧肺部，则侠白穴名之含义、主治便一目了然。

故"侠白"二字，一是提示本穴与肺经有关；二是暗示本穴长于治疗"短气，干呕逆，心痛、烦满"等病症。

五、尺泽

穴名中的"泽"字有"泽被天下"之寓意，隐指心脏。能够"泽被天下"的，只能是一国之君。细观本穴主治，"心疼臂寒，心烦闷"，正是藏象之心所主的病症。

尺泽穴名中的"尺"字，指的是脉诊寸、关、尺三部中的"尺部"。尺脉所候的是肾。《素问·脉要精微论》曰："腰者，肾之府；转摇不能，肾将惫矣。"细观本穴主治，"腰脊强痛，四肢腹肿"，正是肾的病症。

故"尺泽"二字，暗示本穴长于治疗与"泽"字相关之"心"、与"尺"字相关之"肾"的病症。

六、孔最

穴名包含二层不同的含义：

第一层含义：暗指汗孔。

穴名中的"最"字，字义为聚集。

"最"字古时有聚、聚集之义。如《管子·禁藏》曰："冬，收五藏，最万物。"尹知章注曰："最，聚。"

穴名中的"孔"字，指的是位于皮毛，且肉眼看不到的通道。"孔"字转换为"孔道""通道"之义，包含以下三个关键点。

第1点：孔最穴隶属肺经，肺主身之皮毛。

第2点：《素问·长刺节论》曰："皮者道也。"

第3点：扬雄《太玄经》中有"孔道夷如"之句。其《注》解释说："孔道，通道也。"句中的"夷"字，有看不到的含义。如《道德经》曰："视之不见，名曰夷。"故扬子所说的"孔道夷如"，若从字面意思去理解，便可解释为：看不见的通道。

皮毛居于身体之表，是交通表里的屏障、关卡和通道。皮毛中的汗孔是肉眼视之不见的、能够调节体温、分泌汗液的通道。皮肤的作用和功能，恰恰可以概括为"皮者道也"。

将"孔最"二字的古字信息综合在一起，其暗示的意思就是：位于皮毛、聚集在一起、看不见的孔道。以现代角度来看，人体皮肤上的汗腺，恰恰是肉眼视之不见的。所以，汗孔古时又称之为鬼门、玄府（详见天府穴之解）。细观本穴主治"热病汗不出"，正是汗孔紧缩，无汗排出的病症。

第二层含义：暗示汗孔紧缩的疾病状态。

穴名中的"孔"字，指的是汗孔。如《素问·水热穴论》曰："所谓玄府者，汗孔也。"

穴名中的"最"字，提示的是"撮"字。也就是撮聚到一起的意思。如《集韵》曰："撮，或作最。"而《说文》对"撮"的解释是："两指撮也。"即食指与拇指捏聚在一起取物。手指撮聚才能取物；而汗孔周围的肌肉撮聚，则无汗排出。

细研本穴的所主之证"热病汗不出"，正是汗孔的开口紧闭，也就是汗腺开口撮聚闭合、无汗排出的疾病状态。

所以，"孔最"这个穴名，隐指汗孔，即现代的汗腺；同时这个穴名还提示本穴隶属肺经，长于治疗"热病汗不出"的病症。

七、列缺

列缺不仅是穴名，雷电在古时候亦称为列缺。如唐代刘禹锡的诗句："丰隆震天衢，列缺挥火旗。"

雷电在阴云遮日、阳气不伸的天空中出现。在三部九候中，头部高居人体上部，是人身之天。胸背是心肺的居所，属躯干的天部。细观本穴主治："半身不遂，口噤不开，纵唇口"，病位在头，属痰邪上蒙清窍之证；"善笑，痫惊妄见"则属痰火上扰心神之证；"面目四肢痛肿，胸背寒栗，少气不足以息"则是阴邪内盛，阳气不足之证。

《易经·说卦传》曰："动万物者，莫疾乎雷。"张衡在《思玄赋》中亦曰："丰隆轩其震霆兮，列缺晔其照夜。"可见雷电的威力与迅疾。本穴所主的种种病症，均须雷电之力豁开痰浊，晔照阴邪，从而使神志得复，经络得通，阳气得振，诸症得复。所以古代圣人特将本穴命名为"列缺"，喻义本穴治疗上述疾病的作用，犹如列缺霹雳，快速有效。

值得注意的是，本穴与足阳明胃经丰隆穴均与古代神话传说中的雷电之神有关。从汉代张衡的《思玄赋》中看，"列缺晔其照夜"指的是闪电；"丰隆轩其震霆兮"指的是闪电之后的雷霆。再参考刘禹锡的诗句:"列缺挥火旗",挥旗用的是手,便可知晓列缺位于上肢、丰隆位于下肢的缘由,更可感知古人选择穴名用字的严谨与精确。

八、经渠

经渠,是《黄帝内经》中明确记载的穴位。《灵枢·本输》曰:"经渠,寸口中也,动而不居,为经。"

寸口,在中医所独有的脉诊之中具有非常特殊的意义。如《难经·第一难》曰:"寸口者,五脏六腑之所终始。"这句话的意思是说,人身十二正经之气血,也就是十二条大河中的水,自肺经开始,依次流行于周身,如环无端,周而复始。

故经渠穴名中的"渠"字,共有三种不同的含义。

第1种含义:暗示经脉犹如河渠、水渠。

第2种含义:隐指古时的"渠长"。

在古代的官职当中,设有专门掌管河渠的官员,名为"渠长"。巧合的是,在十四经中,经渠恰恰是唯一的"渠"字穴,还是《灵枢》中明确记载的、唯一位于"寸口中"的穴位。

经渠位于"寸口中",其所担负的责任,与古代"渠长"的职责一样。《难经·第一难》对寸口的作用记载得非常清楚:"十二经皆有动脉,独取寸口,以决五脏六腑死生吉凶之法。"经渠位于寸口,位于经脉之始之终,且能决五脏六腑之死生的位置,故其作用从取类比象的意义上来说,等同于掌管河渠的渠长。所以,本穴名称中的"渠"字,暗示"经渠"的作用和掌管渠务的"渠长"一样,负责监管犹如水渠般流行于周身的十二经脉。

第3种含义:隐喻人身十二经脉的循行如环无端。

古代的"渠"字,还指木质车轮的外圈。古代圣人以"渠"字命名位于寸口这个特殊位置的穴位,寓意经脉的循行犹如车轮的外圈,循环往复如环无端,经营着如车的人体,引重致远。

"经"字指运行气血的经脉,是《诗经》中所说的始于灵台的经脉。如《大雅·灵台》曰:"经始灵台,经之营之。"灵台者,心也(详见督脉灵台穴之解)。心主身之血脉,所以心才是真正的经渠之长。河渠之中流淌的是灌溉农田的生命之水,经脉之中运行的是养周身滋百骸的气血。气血不通,诸症皆生。细观本穴主治"心痛呕吐",病位在心,是气血流通不畅,壅塞不通的病症。

故"经渠"二字,一是提示经脉即经水;二是暗隐本穴所在的寸口是诊知周身经脉气血盛衰的地方；三是暗示心脏才是周身经脉真正的监管者；四是暗示本穴长于治疗心痛的病症；五是暗喻十二经脉的循行如环无端，生命不息，周流不已。

九、太渊

穴名中的"太"，实为"大"字。在古文中，"大""太"二字经常混用。

穴名中的"渊"字，本义是指水流的往复循回，在此暗指十二经脉如环无端地循环流动。如《说文解字》（以下简称《说文》）对"渊"的解释是："渊，回水也。从水，象形。"如孔子的学生，七十二贤人之一的颜回，字子渊。按常识来讲，古人的名与字常常是互相说明的关系。故颜回的字，也是"渊"之古义的一个很好说明。

人身十二经脉中的气血，由寸口发出，循环一周之后，又重新回到本穴，然后开始新一轮的循环。这种循环在一个人的生命历程中将一再重复，故曰如环无端，往复不已。《难经·第四十五难》对此极为简要地总结说："脉会太渊。"

人身十二经脉之主是心。如《素问·痿论》曰："心主身之血脉。"细观本穴主治，"心痛，狂言口噼，目生白翳，眼痛赤，咳血呕血，脉涩"，恰恰皆属于心的病症。

经脉，古时又称为经水。古代哲人以十二条大河比喻十二条经脉，以天地喻人身，故十二经之循环不可谓不大，十二经气血的回归之处不可谓不深，如是，古代圣人特将本穴以"太渊"二字命名之。

此外，古代哲人以身为器。正如《周易参同契》之《注》所说："大渊者，器中也。"器中也就是人身的中间。在中医理论中，心位于人身正中，心也是一身之主。故"太渊"二字隐指的，正是位于中医理论人体正中的心脏。

故太渊这个名称，一是隐指本穴的所主之证与心有关，二是隐喻本穴是十二经水完成一个循环的会合地点，也是再度出发进行下一轮循环的始发之处。

十、鱼际

鱼际之名，出自《黄帝内经》。《灵枢·本输》曰："肺出于少商……溜于鱼际，鱼际者，手鱼也，为荥；注于太渊，太渊，鱼后一寸陷者中也，为俞。"

穴名中的"鱼"字，提示本穴位于手鱼，隶属肺经。

"手鱼"，即现代所称的"大鱼际"。此外，"鱼"字，还暗含"兵象"之义。如《史记·周本纪》："白鱼跃入王舟中。"马融之《注》曰："鱼者，鳞介之物，兵象也。"兵器皆由金属制造，简单地来说，"兵"即为"金"之意。在手鱼处，与金相关的经脉只有手太阴肺经。

穴名中的"际"字，一是指两堵墙相合所形成的缝隙；二是指某物或某个区域的边界。如《说文》对"际"字的解释是："际，壁合也。"《广韵》的解释是："边也，畔也。"

结合《针灸大成》对本穴位置的描述，"大指本节后，内侧白肉际陷中"，可知穴名"鱼际"二字，提示本穴位于手鱼的边缘，在拇指掌骨与手鱼肌肉相交际的缝隙中，隶属于手太阴肺经。

十一、少商

少商不仅是穴位名称，还是古声乐中的专用名称。

穴名中的"商"字，是肺经的标志之一，是宫、商、角、徵、羽，五音分属五脏的"商"音。在五音与五脏的对应关系中，"商"对应的是肺脏。

穴名中的"少"字，提示本穴的位置在手的侧边。

首先，少商穴是肺经的井穴。经言"所出为井"，井的意思是说此时经脉中的气血尚未充盛，犹如人在少年，身体还未长成，气血还未达到盛壮的阶段。

其次，据《素问·厥论》所制定的原则："阳气起于足五指之表……阴气起于五指之里"，少商穴虽属阴经，位于"大指内侧"，然其位置临近大指甲根的赤白肉际处，处于手背之阳与手掌之阴的交汇区，并非通常所说的手掌之"阴"。准确来说，是处于"阴"之渐生而未成的状态，故名之曰"少"。

故"少商"这个穴名，暗示本穴是肺经的起始穴，位置在手的侧边经脉。

第三章 手阳明大肠经

一、商阳

穴名有以下两层含义。

第一层含义：提示本穴隶属阳经，与肺有关。

穴名中的"商"字，与手太阴肺经少商的寓意相同，提示本穴与肺有关。

穴名中的"阳"字，一是提示本穴位于"阳"部；二是提示本穴隶属"阳"经。

商阳是手阳明大肠经的井穴和起始穴，故本穴可视为大肠经的代表穴位。在手足十二正经当中，属阳经，居阳位，与肺经相关，且具有本经之代表地位的穴位，正是手阳明大肠经的井穴。

第二层含义：提示本穴与肾相关。

商阳穴名中的"阳"字，古时与"羊"同音，故按古文造字的六书法则，两字可形成假借关系。故"商阳"，可以看作"商羊"。

《孔子家语》记载了一个有关"商羊"的故事："齐有一足之鸟，飞集于公朝……齐侯使使问孔子，孔子曰：此鸟名商羊，水祥也。"这个故事说明"商羊"与"水"有关。在藏象理论中，肾主水，开窍于耳。细观本穴主治，"耳鸣聋"，正是病位在耳——肾之窍的病症。

故"商阳"二字，一是提示本穴隶属手阳明大肠经；二是暗示本穴长于治疗与水脏有关的"耳鸣聋"之证。

二、二间

本穴之名称，暗含有两层不同的寓意。

第一层含义："二间"隐指病人处于心神不定的时间段；暗隐的是"多惊"这一病症。

穴名中的"间"字，为期间的"间"；提示某种事物或情况处在一段时间之内。

穴名中的"二"字，隐指病人处于心疑的状态。此处字义的转换共有两个步骤。

第1步：古时"二"与"贰"相同。如《礼记·坊记》曰："示民不贰也，故君子有君不谋仕，惟卜之日称二君。"其《注》曰："二当为贰。"时至今日，商界仍将"贰"字作为"二"的汉字大写。

第2步："贰"除了表示数字，古时还有怀疑、疑心的含义。如《尔雅·释诂》的解释："贰，疑也。"其《疏》曰："贰者，心疑不一也。"

心疑则心神不定，心神不定则容易受到惊吓。人在心神不定的时间段内，便会出现本穴所主的病症，"多惊"。

第二层含义："二间"暗示本穴的位置。

穴名中的"间"字，提示的是间隙，暗隐的是孔穴。如《尔雅·释诂》对"孔"字的解释："孔，间也。"其《疏》对此补充道："谓间隙也。"

穴名中的"二"字，提示本穴是大肠经的第二个穴位。

以手足十二经气血流注的顺序来看，二间隶属的手阳明经，是子午流注中的第二条经脉；二间穴，恰恰是位于大肠经体表循行路线上的第二个穴位。

故"二间"之穴名，一是暗示本穴长于治疗心神不定的"多惊"之证；二是提示本穴是居于肺经的第二个穴位。仔细揣摩本穴的名称我们也得以窥见，"二间"这个穴名是古人有意利用一字多义，巧借古字之义，提点经穴功能与位置的典范之作。

三、三间

缺如。

四、合谷

本穴之名有两层不同的含义。

第一层含义：隐指本穴的位置，是在可以随意捏合的食指与拇指之间。

穴名中的"谷"字，隐指穴位所在的部位是手部的"指骨"处。

"骨"为形体之干。合谷穴的位置在食指掌骨与大拇指掌骨之间。穴名中的"谷"字，暗示的是"骨"。在《黄帝内经》中，"谷"与"骨"常常相互借用（详见足少阴肾经然谷穴之解）。

穴名中的"合"字，是相合、汇合、合在一起的意思。

细研手足的五指和五趾，在相邻的两个指、趾之间，能够指尖相向捏合在一起，同时还能自如捏取物品，自如调整相对位置，自如作出多种精细动作的，只有双手的大拇指和食指。所以合谷的"合"字，指的是食指和大拇指的捏、合。

第二层含义：隐指本穴的主治。

穴名中的"合"字，暗含闭合之义。"骨"字，指的是人体的骨骼。

位于颜面部的口，是人身唯一的、开合自如的、由两块骨骼所组成的人体器官。细观本穴主治，"唇吻不收，喑不能言，口噤不开，下齿龋"，恰恰均为口部开合不利，或表现在口的病症。

故"合谷"二字，是古人巧用通假字来隐指本穴位置及主治的结果。

五、阳溪

缺如。

六、偏历

缺如。

七、温溜

穴名中的"温"字，是温和、使之温和的意思。

穴名中的"溜"字，在《黄帝内经》中有特殊的、明确的定义。如《素问·阴阳别论》曰："阴阳相过曰溜。"句中的"过"字，为一者独大，两者不相均衡之义。

《素问·生气通天论》曰："阴平阳秘，精神乃治。"人体内部的阴阳本应平衡，如是才能身体健康。假如出现"阴阳相过"，一方偏盛的情况，则会出现相应的病症。阴阳者，寒热也。寒热不均，阴阳移位，诸症由是而生。细观本穴主治，"喜笑狂言见鬼，吐涎沫"，是热邪在上，清阳被扰，清窍被蒙之象；"肠鸣腹痛"是肠胃有寒，气机紊乱之证；"寒热头痛""风逆四肢肿"则是卒感风邪，寒热激荡所引发的病症。

以上由阴阳激荡所产生的诸症，恰恰符合《素问·离合真邪论》以天地比喻人身的描述："天地温和，则经水安静；天寒地冻，则经水凝泣；天暑地热，则经水沸溢；卒风暴起，则经水波涌而陇起。"所以说，人身阴阳之偏盛，犹如四时气候的过寒与过热；卒然的骤风暴起，则是引发"狂言见鬼，吐涎沫"的病因。

治疗以上诸症的重点，关键是一个"温"字。努力让错位、偏盛的阴与阳逐渐趋于温和，努力使体内的阴与阳不再因"阴阳相过"而出现相应的病症，从而让沸溢、凝滞、激荡的经水复于平静，让体内的气血、阴阳重新回归到阴平阳秘的水平。

故"温溜"二字，寓意本穴能使"天地"重新归复"温和"，"经水"得以恢复"安静"，"阴阳相过"的诸症重新得以恢复平静。

八、下廉

下廉之穴名提示本穴长于治疗病因、病位在下的病症。

穴名中的"下"，是方位词，即上下的"下"。穴名中的"廉"，为边、侧之义。如《义礼·乡饮酒礼》曰："设席于堂廉东上。"其《注》解释曰："侧边曰廉。"所以说，"下廉"指的是"下边""下侧"。

故"下廉"这个穴名，提示了以下两方面的内容。

一是提示病位在下。如《灵枢·阴阳系日月》曰："腰以上者为阳，腰以下者为阴。"细观本穴主治，"小肠气不足，腹痛若刀刺不可忍，疝癖，便血，小腹满"，都是病位属于腰部以下的病症。

二是提示病因在下。如《素问·太阴阳明论》曰："故伤于风者，上先受之；伤于湿者，下先受之。"细观本穴主治，"冷痹不遂，风湿痹"，正是寒湿之邪侵袭人身下部所致的病症。

值得注意的是，下廉穴与上廉穴同属手阳明大肠经，两穴位置相邻，均位于前臂，名称相似，故其穴名之义、主治均应相互参照理解。

九、上廉

上廉不仅是穴位名称，在古代针灸典籍中亦表示方位。如《针灸大成》在谈到足少阳胆经额厌穴的位置时说道："曲周下，颞颥上廉。"在此句中，"上廉"一词所代表的是方位概念。故上廉这个穴名与同属大肠经的下廉穴之解相近，为"上边""上侧"之意。细观本穴主治，"胸痛，喘息，脑风头痛"，正是病位在上的病症。

所以"上廉"二字，一是提示本穴长于治疗病位在人体上部的病症；二是暗示本穴长于治疗属于"大肠气"的病症。

值得注意的是，上廉与下廉一上一下紧邻而居，同属手阳明大肠经，均位于前臂；而位于小腿部的足阳明胃经亦有名称相同、位置对应的上廉与下廉（现代称为上巨虚、下巨虚）。

在传统文化中，上下对应大小。《灵枢·本输》曰："大肠属上，小肠属下。足阳明胃脉也。大肠小肠皆属于胃，是足阳明经也。"从解剖的角度看，大肠小肠皆是胃的延续，与"大肠小肠皆属于胃"相符；大肠之一的横结肠，其解剖位置位于小肠之上，与上下对应大小相符；再看横结肠的解剖，其位置几乎紧贴在胃部之下，大肠经恰恰被古人命名为与胃经名称相同的"阳明经"。

巧合的是手阳明上廉的主证是"大肠气"，手阳明下廉的主证是"小肠气"；足阳明上廉的主证是"大肠冷"，足阳明下廉的主证是"小肠冷"。故从两个上廉、两个下廉之主治、命名，以及四穴所属的经脉名称，我们便可以窥见古代圣贤命名穴位的用意之深。

十、手三里

在人身的十四条正经之中，有两个名为"三里"的穴位，为方便区分，后世医家特将位于手臂部位的三里穴称为"手三里"。

本穴之名中的"三"字，是数字，表示顺序。

穴名中的"里"字，是分理、均分之义。从穴名中的"里"字，到"均分"的字义转换，共有三个步骤。

第 1 步："里"是"理"的假借字。古时"理"字的注音是"里"，按六书法则，两字可以假借。

第 2 步："理"字，提示的是"分理"。

《黄帝内经》中有"分理"的记载。如《灵枢·卫气行》："分有多少，日有长短，春秋冬夏，各有分理。"

第 3 步："分理"之"分"，古时有平均、均分的含义。如《左传·僖元年》曰："救患分灾。"再如，二十四节气里的春分、秋分。春分、秋分中的"分"字，寓意在这两个特殊的日子里，白昼与黑夜等长。

所以"三里"，隐指的是"三分"，隐含"三者均分""三者等分"的寓意；提示的是三指均分取穴法。

本穴位于前臂。从腕横纹上的阳溪穴到肘横纹上的曲池穴长 12 寸，手三里穴的位置在曲池穴下 2 寸处。快速的取穴方法是：医者首先以无名指点按患者前臂的中点，然后将中指与食指均分平放在无名指与曲池之间，医者食指所按压的地方，便是手三里穴。

故"三里"二字，隐指三指三分取穴法，是快速准确寻找手三里的简便方法。

十一、曲池

穴名中的"曲"字，共有两种含义。

第1种含义：隐指大肠。"曲"字，小篆写作"㳒"。如将其上下倒转，其字形极似大肠在腹腔中的解剖形态。具体来说，倒转过来的小篆"曲"字，与升结肠、横结肠、降结肠的解剖位置示意图非常相似。故"曲"字，代表的是大肠，即手阳明大肠经。

第2种含义：提示本穴位于可以屈伸的地方。本穴的位置在肘部，故穴名中的"曲"字，还有屈曲、屈伸的含义。细观本穴主治"肘中痛，挽弓不开，屈伸难"，正是病位在肘，屈伸不利的病症。

穴名中的"池"字，亦有两种含义。

第1种含义："池"字隐喻本穴具有引水补阴之功。此处字义的转换共有两个步骤。

（1）"池"字隐指古代的器物"也"。"池"字，按宋代王圣美之"右文说"，字义在于其右侧的"也"字。"也"，是"匜"的古字、本字。如《洪武正韵》对"也"字解释道："也，古匜字，借为助辞。羊者切。助辞之用既多，故正义为所夺，又加匚为匜，以别之，实一字也。"

（2）"也"的作用是注水。古时之"也"，是一种日常生活用具。如《说文》对"匜"的解释是："似羹魁，柄中有道，可以注水。"细观本穴主治，"伤寒余热不尽，皮肤干燥，胸中烦满，妇人经脉不通"，皆为阴津、阴血受伤不足的表现，正急需"柄中有道，可以注水"的"也"引水以救之。

第2种含义：穴名中的"池"字，提示古代文人所说的"朝夕之池"——大海，隐指的是心脏。此处字义的转换共有两个步骤。

（1）古时的"池"字，不仅是指普通意义上的蓄水池，在才思超凡的古代文人眼中，"池"字还指地球上蓄水量最大的池子——大海。如：枚乘《谏吴王书》云："游曲台，临上路，不如朝夕之池。"东汉末年的著名学者苏林是这样注解"朝夕之池"的："以海水朝夕为池。"再比如，《史记·日者列传》亦云："地不足东南，以海为池。"

（2）大海的特征是有规律的潮汐。在人体之中，唯一能够制造潮汐的器官是泵血的心脏。心主一身之血脉，使脉搏犹如潮汐般有规律地持续搏动。细观本穴主治"胸中烦躁，泣出喜忘"，恰恰是属于心的病症。

故"曲池"二字，一是提示本穴的位置是在能曲能伸的肘关节附近；二是隐指本穴隶属手阳明大肠经；三是暗示本穴长于治疗与心有关的病症。

值得注意的是，曲池穴的位置在肘横纹线上，与手少阴心经的少海穴、手太阳小肠经的小海穴相平。少海穴、小海穴无论字义与经络所属都与心脏有关（详见两穴之解）。故由此亦可以推知，曲池之池，与少海、小海之"海"一样，提示的都是每日按时潮涨潮落的大海，暗示的是这三个穴位都与能够制造经水之潮汐（脉搏的跳动）的心脏有关。

十二、肘髎

穴名中的"肘"字，指肘部。"髎"字，指的是骨空之处。如李时珍在《奇经八脉考·释音》中对"髎"字的含义解释道："髎，音寥，骨空处也。"

故肘髎穴这个名称所提示的是：本穴位于肘部的骨空之处。

十三、手五里

在人身十四经的穴位中，"五里"穴亦有两个。后世医家为区别之，故称位于手臂部的五里穴为"手五里"。

手五里穴之命名，与针灸专用名词"同身寸"有关。善于法象天地、取类比象的古人在针灸取穴时常常以寸为里，寸则为同身寸。

值得注意的是，手五里穴和手三里穴虽然同在上肢，同属手阳明经，都以"里"字作为穴名，但"里"字的含义却各有不同。手三里的"里"，为均分之义；手五里的"里"，则是为了体现同气相求的结果。

手五里穴和手三里穴分别居于肘部的两端，尽管前臂之寸与上臂之寸的实际长短不等，但手五里距手三里的寸数却恰恰是五寸。

古人之教，基于实用。位于肘部上下的"手五里"与"手三里"，展示了两种完全不同的"里"字命名方式。古人的这种穴名设置，首先是为了防止后人形成"以里为寸""视寸为寸"的观念；其次是为了展现取类比象、同气相求的传统中医理念。"手五里"与"手三里"的命名，正是古代圣人"行不言之教"的典范。

十四、臂臑

臂臑穴是十四经中唯一的"臂"字穴。"臂"字提示本穴位于上臂。如：《仪礼·少牢礼》有"肩臂"一词，其《注》对此解释曰："肱骨。"《广雅·释亲》亦有与此义完全相同的解释："肱谓之臂。"

穴名中的"臑"字提示本穴的大体位置。如《十四经发挥》对"臑"的定位是："肩肘之间，臑下对腋处为臑。"句中的"肩肘之间"，即现代所称的上臂。"臑下对腋处"，即与腋相对、相平之处。换作现代医学术语来说，约等于三角肌下缘。也就是说，"臑"的位置是在上臂，与腋相平的地方。

值得注意的是，在全身的经穴之中，除臂臑穴外，还有臑俞穴、臑会穴这三个穴位的名称选用了"臑"字。"臑"字，除了提示相关穴位所处的大体部位外，还提示这三个穴位所属的经脉都与"饮食之道"有关。

按照宋代王圣美提出的"右文说"，"臑"的字义主要取决于其右侧的"需"字。"需"，与饮食有关。如《易经·序卦传》曰："需者饮食之道也。"在流经上臂的经脉之中，与"饮食之道"有关的经脉是：手阳明大肠经、手太阳小肠经和手少阳三焦经。臂臑、臑俞、臑会三穴恰恰分别属于这三条阳经。从经脉流注、十二经主时的角度来看，臂臑穴是以上三穴之中气血最先到达的穴位。臂臑作为"三臑穴"的首穴，肩负着率领其他两穴的重任。

故"臂臑"二字提示，本穴隶属手阳明大肠经，在上臂与腋相平的地方。

十五、肩髃

穴名中的"肩"字，指肩部。

穴名中的"髃"字，《说文》的解释是："肩前也。"故肩髃这个穴名提示的是，本穴位于肩部的前面。

此外，穴名中的"髃"字，还暗示了本穴的主治。

根据宋代王圣美的"右文说"，"髃"的字义应与"禺"字相近或相同。"禺"字，提示的是"禺谷"。"禺谷"在中国古代神话中有着特殊的含义。《山海经》中有这样的记载："夸父追日景，逮之于禺谷。"这段话的意思是说，夸父追日，在追了一整天之后，最后在一个叫"禺谷"的地方将"日"逮住。

夸父虽然是一位巨人，但我们也可以想象，这位巨人逮住"太阳"这个火球之后所承受的热量。夸父逮住"太阳"之后的模样在神话中没有提及。然本穴的主治"风热瘾疹，颜色枯焦，热风肩中热，四肢热，伤寒热不已"，却是古人所能想象的极热之象。

故"肩髃"这个穴名除了提示本穴的位置在肩之前，还提示本穴长于治疗热在肌表、热在阳明的热邪亢盛之证。

值得注意的是，肩峰处共有两个"肩"字穴，分别是肩髃、肩髎。取穴时外展平举上臂，肩峰处便可看到前后两个凹陷。"髃"有肩前之义，故肩髃理应位于肩峰前的凹陷中，肩髎则位于肩峰后的凹陷中。

十六、巨骨

巨骨不仅是隶属于手阳明大肠经的穴位，也是古代针灸定穴所使用的通用词汇。如《针灸大成》在描述气户穴的位置时说："巨骨下，俞府两旁各二寸陷中，去中行各四寸。"上文所说的巨骨，明显是指胸部最上端的锁骨。故作为针灸定位所说的巨骨，指的是体表可见的、体积较大的骨体。

作为穴位的巨骨穴，位于锁骨肩峰端与肩胛冈肩峰之间的凹陷中。所以，穴名中的"骨"字，指的是筋骨的"骨"。穴名中的"巨"字，是"大"的意思。"巨骨"二字，指的是体表可见，与穴位有关、两块相对较大的骨体，即锁骨与肩胛骨。

此外，穴名中的"巨"字，古时通"矩"。如《说文》对"巨"字的解释："巨，规巨也。"规矩就是沿用至今的圆规和制作矩形必用的直角尺。如《荀子集解》之《注》曰："矩，正方之器也。"正方形的特征就是存在直角。

在人体外在可见的骨性标志中，唯有肩头略呈直角形态。当我们伸展、平举上臂的时候，上臂与躯干之间的角度也是直角，形似矩形。健康人完全上举手臂的时候，手臂与躯干之间的夹角为180°，刚好是两个直角之合。细观本穴主治，"臂膊痛，肩臂不得屈伸"，恰恰是病位在肩，肩臂不能屈伸，不能外展的病症。如现代所说的肩周炎，手臂不能上举至夹角为180°，严重时甚至夹角不到90°。

故"巨骨"二字，提示本穴的位置在肩部的两大骨体之间，且长于治疗肩臂疼痛，不能屈伸的病症。

十七、天鼎

缺如。

十八、扶突

穴名中的"突"字，指的是灶突。如《博雅》曰："窜谓之灶，其唇谓之陉，其窬谓之突，突下谓之甄。"灶突，就是现代仍可见到的，烧柴、烧煤的炉子上安装的，向外排烟通气的烟囱。

穴名中的"扶"字，隐指大风。古时"扶"字与"飚"相通。如在《尔雅·释天》《庄子·逍遥游》中，"飚字通作"扶"。《广雅》对"飚风"的解释是："飚风，大风。"

故"扶突"二字隐指的是，在遇到大风天气时，风刮烟囱，烟囱呼呼作响，同时因为室外的气压太大，烟囱中的烟气无法向外排出，反向室内倒灌的情况。细观本穴主治，"咽引喘息，喉中如水鸡声"，恰似风刮烟囱所发出的呼呼作响之声；"咳嗽多唾，上气"，则犹如烟气倒灌、浓烟熏人所引发的咳嗽。

所以说，扶突这个穴名，提示本穴长于治疗类似于烟气倒灌所造成的呼吸有声、肺气壅塞不通的病症。

十九、口禾髎

穴名中的"髎"字，与同属本经的肘髎穴之解相同，为骨空、孔穴之义。

穴名中的"禾"字，是五谷的总称。如《诗经·豳风》曰："十月纳禾稼，黍稷重穆，禾麻菽麦。"其《疏》解释说："苗生既秀，谓之禾。禾是大名，非徒黍、稷、重、穆四种，其馀稻、秫、苽、粱皆名禾。"

五谷对人体生命的维持有着不可替代的重要作用。故《黄帝内经》对此总结说"五谷为养"。由于"口"是收纳五谷的骨空，所以"禾髎"二字隐指本穴的位置是在"口"的附近。

值得注意的是，人食五谷，收获五谷之后所弃的禾秆，与干草的性质相同，最怕火燃，故本穴名称中的"禾"字，还有暗示本穴禁灸的含义。

故"禾髎"二字，一为提示本穴位于收纳五谷的"口"边；二是暗示本穴禁灸。

二十、迎香

本穴名称有两层含义。

第一层含义：提示本穴的位置。

迎香穴位于鼻孔之旁，鼻是人体之中唯一能够迎香知臭的器官，所以，"迎香"二字首先提示的是本穴的大体位置。

第二层含义：提示本穴是手、足阳明经的交会穴。

穴名中的"香"字，隐指足阳明胃经。

《礼记·月令》曰："中央土，其臭香。"《素问·金匮真言论》亦曰："中央黄色，入通于脾，开窍于口，藏精于脾，故病在舌本……是以知病在肉也，其音宫，其数五，其臭香。"迎香穴隶属手阳明大肠经，为大肠经的最后一个穴。经中气血流行至此，即将转而流入足阳明胃经。故穴名中的"香"字，提示的是脾，隐指脾脏之腑，足阳明胃经。

穴名中的"迎"字，提示本穴是手、足阳明经的交会穴。此处字义的转换共有三个步骤。

第1步：穴名中的"迎"字，为迎接之义。如《说文》曰："逆，迎也。"又曰："关东曰逆，关西曰迎。"这就是说，两个人相向而行为逆、为迎，为相会，为交接。

第2步：古时，人身十二经脉均起始于手足之端，向人体的上部循行。如《难经·第六十八难》曰："经言所出为井，所流为荥，所注为俞，所行为经，所入为合。"《灵枢·邪气脏腑病形》亦曰："十二经脉，三百六十五络，其血气皆上于面而走空窍。"句中的"皆上于面"，隐指十二经皆自手足而起，上行于面。古代十二经皆起自手足而上行的循行线路，至今仍可见于《针灸大全·周身经穴赋》。现代仍在使用的、自古流传至今的五输穴设置，则是十二经均起始于手足的理论留存。

第3步：手阳明自手部始发，循行至大肠经的最后一个穴位，迎香穴；古时的足阳明胃经亦自足部的井穴起始，向上循行至面部，并在迎香之处与大肠经交会。由于两经自手、足而来，两经均向头面部循行，及至本穴，两条经脉的经气相"迎"，故曰"迎香"。

所以说，迎香之穴名首先提示本穴位于鼻旁；其次隐喻大肠经气循行至此，行将交接至足阳明胃经，暗示本穴是手、足阳明经的交会穴。

第四章　足阳明胃经

一、头维

穴名中的"头"字，指的是本穴位于头部。

穴名中的"维"字，有两种含义。

第1种含义：是古代维系马车顶盖的绳子，隐指头部两侧的系冠之处。《说文》对"维"字的解释是："维，车盖维也。"故"维"字是维系、系住的意思，古时专指固定车辆顶盖的绳子。头部着冠、车上有盖是封建帝王时代王公贵族的标配。如班固《西都赋》曰："冠盖如云，七相五公。"

本穴所在的位置，正是古人的系冠之处。善假于物的古人，以车的顶部之盖比喻人的头顶之冠，以系车盖之维比喻系冠之带，故将本穴命名为头维。

第2种含义："维"字在《黄帝内经》中还有其独特的定义，隐指足阳明胃经。

《素问·阴阳类论》曰："三阳为经，二阳为维，一阳为游部……此知五脏终始。……所谓二阳者，阳明也。"句中的"二阳"指的是阳明经。在手、足阳明经中，只有足阳明经的循行路线能够到达头部的额角。可见，"维"字所隐指的"二阳"，是足阳明经。

故"头维"二字，一为提示本穴的位置在头部的额角处；二是暗示本穴隶属足阳明胃经。

二、下关

本穴之名隐含有两层寓意。

第一层寓意：隐指本穴的位置。

穴名中的"下"字，是方位词，上、下的"下"。

穴名中的"关"字，指的是边关要塞的大门。如《周礼·司关》之《注》云："关，界上之门也。"古代的边关堡垒，如函谷关、阳关等等，都有又深又厚的城墙门洞，以便平时设关立卡，战时据关御敌。

取类比象，人类头骨上的颧弓，形似古代边关厚重城墙之下的拱形门洞。所以想象力极为丰富的古代医家，便以颧弓为关，命名处在颧弓之下的穴位为下关，以便与位于颧弓上缘的上关穴相区别。

第二层寓意：隐指病位。

穴名中的"关"字，还有闭合的含义。如《韵会》对"关"字的解释是："关，所以闭也。"

穴名中的"下"字，暗示的是"地"，隐指的是下颌与口。

在中医理论人体中，头部属人身上、中、下三部的上部。在属于上的头部，又可细分出天、地、人三个部位。如《素问·三部九候论》曰："上部天，两额之动脉；上部地，两颊之动脉；上部人，耳前之动脉。"

细观本穴主治，"牙车脱臼，偏风口目㖞"，恰恰是属于不同原因所引起的口齿闭合不利的病证。巧合的是，口齿所在的下颌恰恰位于头之地部，"两颊之动脉"的下方。

可见，下关穴之名不仅契合了本穴所在部位的解剖特征（古代中医对解剖知识的掌握详见《解读中医——让中医融入生活》），还准确地提示了本穴的主症。

三、颊车

颊车，不仅是穴名，还是解剖部位的名称。如"颊车"一词见于《释名》"颔"字条的解释："颔，含也。口含物之车也。或曰颊车。亦所以载物也。"

颊车之所以曰"车"，是因其能"含物"与"载物"。这个特殊的"车"不仅能"含物""载物"，还能载牙，故颊车这个部位，古时还被称为"牙车"。如《左传·僖五年》之《注》曰："辅，颊辅。车，牙车。"其《疏》进一步解释说："车，牙下骨之名也。或又谓之颔车。辅为外表，车为内骨，故云相依。"所以，"颊车"又称为"牙车""颔车"，均是指下颌。如本穴主治，"牙车疼痛，颔颊肿，牙不可嚼物，中风牙关不开，口噤不语"，均为病位在颊车的疾病。

由于本穴长于治疗各种与颊车部位有关的病症，于是善假于物的古人，便以本穴所在的部位之名，作为本穴的名称，从而将本穴命名为"颊车"。

此外，"颊车"这个穴名还提示，本穴的大体位置在头部面旁的地部。

穴名中的"颊"字，指面颊。如《说文》对"颊"字的解释："面旁也。"穴名中的"车"字，提示本穴位于地部。如《文子·道原》曰："以天为盖，以地为车。"若以《素问·三部九候论》所述的方法划分人体，颊车正位于头面之地部。

故"颊车"二字，提示本穴的位置在头之地部，长于治疗与颊车有关的多种病症。

四、承泣

本穴之名称，有两层含义。

第一层含义："承泣"即"承泪"。

穴名中的"承"字是承载、承受的意思。如《礼记·礼运》曰："是谓承天之佑。"古时，"承"字还有以下载上的含义。如《增韵》对"承"字的解释是："下载上也。"

穴名中的"泣"字指泪水。在《黄帝内经》中，"泪"与"泣"均指泪水。仔细比较以下两条经文：《素问·宣明五气》："心为汗，肺为涕，肝为泪，脾为涎，肾为唾，是谓五液。"《灵枢·九针论》："心主汗，肝主泣，肺主涕，肾主唾，脾主涎，此五液所出也。"可见，在五脏与五液的对应关系中，只有肝所主的内容存在偏差，分别是"泣"与"泪"，其余的一概相同。故此处的"泣"字，字义应该等同于"泪"。

所以，"承泣"从字义上讲等同于"承泪"，寓意本穴能够承载、承受自上而下的眼泪，不使泪水无故流出，从而治疗"目冷泪出"之证。

第二层含义："承泣"隐指"承受风邪"。

穴名中的"承"字，是"受"字之义。如《礼记·礼运》曰："是谓承天之佑。"其《疏》对句中的"承"字解释说："受天之福也。"穴名中的"泣"字，暗示的是肝，隐指的是"风邪"。

"泣"为肝所主，而肝之所恶者，风也。如《灵枢·九针论》曰："肝恶风，心恶热，肺恶寒，肾恶燥，脾恶湿，此五脏气所恶也。"细观本穴主治，"口眼㖞斜，目瞤动与项口相引，面叶叶牵动"，皆为风邪客于面目之证。所以说，穴名"承泣"二字，还隐指身体受到了风邪的侵袭。

故"承泣"二字，一是提示本穴长于治疗"目冷泪出"之证；二是隐指本穴长于治疗风邪客于面部的病症。

五、四白

四白与颊车一样，不仅是穴名，还是解剖部位的名称。

《素问·六节脏象论》曰："脾胃大肠小肠三焦膀胱者，仓廪之本，营之居也，名曰器，能化糟粕，转味而入出者也。其华在唇四白，其充在肌。"在上面这段文字中，与"四白"一同出现的，还有一个"唇"字。"唇"，指口唇，口唇为红色。"四"是四周、四边之义。"白"，是白色的意思。在以阴阳哲学为基础的传统文化习惯表达中，"白"字常常具有对比的含义。如黑与白、红与白等等。故"唇四白"指的就是：红色的口唇四周，颜色显著变浅，呈现出与"红色"明显相对的外围部分。细观本穴主治，"口眼㖞僻不能言"，正是口㖞所致语言不利，疾病表现在"口"，即"唇四白"所在区域的病症。

此外，四白位于目下，目中的瞳子是黑色，瞳孔的四周是俗称眼白、白眼珠子的部分。细观本穴主治，"目赤痛，僻泪不明"，恰恰是瞳子之外的白眼球红肿，疼痛流泪，视物不明的病症。

故"四白"二字，一是暗示本穴长于治疗疾病表现在唇四白的病症；二是提示本穴长于治疗病位在白眼球的疾病。

六、巨髎

穴名中的"巨"字，即"大"之义。如《玉篇》对"巨"字的解释："大也。"

穴名中的"髎"字，与手阳明大肠经肘髎穴之解相同，为骨孔之义。"巨髎"二字合而称之，意即"巨大的骨孔"。

本穴的位置在面部鼻旁，"直瞳子"之处。瞳子的所居之处，俗称为眼窝。眼窝恰恰是体表可见、颅骨上最大的骨孔。细观本穴主治，"目障无见，远视䀮䀮，淫肤白膜，翳覆瞳子"，均为病位在眼的病症。

故"巨髎"二字，暗示本穴长于治疗病位在眼的病症。

七、地仓

穴名中的"地"字，提示地部。具体来说，提示的是头面的地部。

三部九候是《黄帝内经》中所设立的三分人体的理论法则。这个法则首先将中医理论人体划分为上、中、下三部，然后分别在各个分部中再次进行天、地、人三候的细致划分。如《素问·三部九候论》曰："人有三部，部有三候……三候者，有天，有地，有人也。"地仓穴的位置在头，其具体所在的口角，正属于将头部再次进行天、地、人三分之后的地部。

穴名中的"仓"字,暗指两种含义。

第1种含义:"仓"字提示本穴与"口"有关。此处字义的转换共有3个步骤。

(1)"仓"的繁体字写作"倉"。如《说文》对"倉"字的解释是:"倉,黄取而藏之。故谓之倉。从食省,口象倉形。"可见"倉"字与口有关。

(2)"仓",还是古代官职名称。如《周礼·地官》曰:"仓人掌粟之入藏。"郑玄注解曰:"九谷尽藏焉,以粟为主。"可见作为官职的"仓"字,与主管粟谷的收藏、收纳有关。

(3)在藏象理论中,胃为水谷之海,而其所收纳的水谷,则必须先经由"口"这一关。细观本穴主治,"偏风口㖞,饮水不收,水浆漏落",均与口不能正常收纳水谷有关。

第2种含义:"仓"字还提示本穴与胃相关。如《史记·天官书》曰:"胃为天仓。"《灵枢·胀论》则曰:"胃者,太仓也。咽喉小肠者,传送也。"

故"地仓"二字,一是提示本穴位于地部,与"口"密切相关;二是暗示本穴长于治疗"口"功能失常的疾病;三是暗示本穴隶属足阳明胃经。

八、大迎

穴名中的"大"字,有两种不同的含义。

第1种:提示的是天,暗示的是天地,隐指的是天地之间的阴阳转化、四季变换,也就是古人常常提到的四时。

《道德经》云:"天大,地大。"在自然界中最大的是天地。天地者,阴阳也;阴阳者,四时之变也。古籍中的四时,又称之为天时。如《礼记·孔子闲居》曰:"天有四时,春秋冬夏。"

第2种:隐指本穴所主的病证均在人身的天部。细观本穴主证,"风痉口噤不开,舌强不能言,唇吻瞤动,口㖞,风壅面浮肿,目痛不得闭,颊肿牙痛,齿龋痛",恰恰皆为人身天部的病证。

穴名中的"迎"字,与手阳明大肠经迎香穴之解相同,有相向而动、逆向而行的含义。所以在特殊的语境中,"迎"等同于"逆"。

顺应四时之变是《黄帝内经》所倡导的养生理论。"逆"指的则是与四时阴阳相背离的不良行为习惯,是导致百病产生的根源。如《素问·四气调神大论》曰:"故阴阳四时者,万物之终始也,死生之本也,逆之则灾害生,从之则苛疾不起,是谓得道。"细观本穴的所主之证,皆为头面部经络不通,气血壅塞,风客经络，寒热内生的病痛。细而究之，不善养生，逆四时阴阳而动，使正气受损，导致经络气血壅遏，致使体内阴阳失衡是诸症产生的根本原因。

故"大迎"二字之义，一是暗示与天时相逆、与阴阳四时相逆的不良行为习惯是本穴所主之证产生的根本原因；二是提示本穴的位置，以及所主的病症都在人体的天部。

值得注意的是，在《针灸大成》的经络循行中，同属胃经的大迎穴、人迎穴、水突穴之间没有间隔其他经穴，是三个连在一起的穴位。大迎穴虽位于头部，然其居于颏颈交际之处，故以颈部为主体来看，大迎穴所处的位置，属于颈部之天；人迎穴的位置在颈部中间，自然归属于人部；水突穴在颈的下部，则为颈部之地。

古代哲人特在颈部设立了大迎穴、人迎穴、水突穴三穴，用以暗示颈部的天、地、人三部；以此暗合《素问·三部九候论》所说的三而三之理，从而树立了人身每个相对独立的部分，都可以用天、地、人再次进行细致划分的样板。

九、人迎

人迎不仅是穴位名称，还是古时脉诊必查的部位之一。如《灵枢·终始》曰："人迎四盛，且大且数，名曰溢阳。"

人迎穴是《黄帝内经》明确提到的穴位。如《灵枢·寒热病》曰："阳迎头痛，胸满不得息，取之人迎。"

穴名中的"迎"字，与同属足阳明胃经的大迎穴、手阳明大肠经的迎香穴之解相同，也隐指"逆"。细观本穴主治，"吐逆霍乱，胸中满，喘呼不得息"，均属气机壅塞，气逆不降的病症。

穴名中的"人"字，有两种含义。

第1种含义：提示本穴的位置在颈部的中部，即颈部的中间位置。《素问·三部九候论》曰："人有三部，部有三候……三候者，有天，有地，有人也。"人身的每一个部分都可以分为上、中、下三部。比如，同属胃经的乳中、乳根。人迎穴位于颈部，故穴名中的"人"字提示，本穴的位置在颈部的中间。

第2种含义："人"字提示气交。如《素问·六微旨大论》曰："言天者求之本，言地者求之位，言人者求之气交。帝曰：何谓气交？岐伯曰：上下之位，气交之中，人之居也。"人居天地之间，处于阴阳之气升降交会的空间中，本穴所主之证，恰恰是有关气机升降的病症。

所以说，"人迎"二字，一是提示本穴的位置在颈部的中间；二是提示本穴长于治疗气逆之证。

十、水突

穴名中的"突"字，为凸出、涌动之义。如山东济南的趵突泉。

穴名中的"水"字，指的则是水肿。

本穴的位置紧邻颈动、静脉。在某些特殊的情况下，由于疾病所产生的影响，颈静脉的充盈度会发生明显的变化，从而使正常状态下看不到的颈静脉明显的充盈，也就是颈静脉怒张。这种由疾病所导致的体征变化，早已被古人发现，并清楚地记载了下来。

《黄帝内经》明确记载了颈部之脉搏动与风水、水肿之间的相互联系。如《素问·平人气象论》曰："颈脉动喘疾咳，曰水；目裹微肿，如卧蚕起之状，曰水。"《灵枢·论疾诊尺》曰："视人之目窠上微痈，如新卧起状，其颈脉动，时咳，按其手足上，窅而不起者，风水肤胀也。"

《金匮要略方论》亦记载了风水与颈部之脉搏动的相关性。如《金匮要略方论·水气病脉证并治》曰："寸口脉沉滑者，中有水气，面目肿大，有热，名曰风水。视人之目窠上微拥，如蚕新卧起状，其颈脉动，时时咳，按其手足上，陷而不起者，风水。"

善于细致观察、临证总结的古人，不仅客观地指出了水肿与颈静脉怒张之间的相互联系，还从临证表现的角度解释了水肿病人不能平卧的原因。如《素问·评热病论》曰："诸水病者，故不得卧，卧则惊，惊则咳甚也。"

故"水突"二字提示，此穴的位置是观察颈静脉怒张之处，而且本穴长于治疗因水肿引起的"呼吸短气，喘息不得卧"等证。

举一反三、防止拘泥是中医先驱们极为重视的内容。水突穴虽然是因为水肿所引起的颈静脉凸起而得名，但圣人为防拘泥，有意不在本穴的主治之中明写"水肿"，是为了提示本穴善于治疗与水饮阻遏气机相关的"咳逆上气，呼吸短气"，甚至是喘息不得平卧等病症。

十一、气舍

本穴的名称之中隐含两种寓意。

第一层寓意：隐指人身为气之舍，气与胃腑相关。

"舍"字为处所、房舍的意思。在古代哲人的观念中，处所、房舍是盛放人与物的容器；人身则是盛放气与血的器皿。

穴名中的"气"字，有两层含义。

第1种含义："气"是气血的"气"，是关乎生与死的人身之"气"。如《庄子·知北游》曰："人之生，气之聚也，聚则为生，散则为死。"

第2种含义："气"字还暗示周身之气皆依赖于胃，隐指本穴隶属于胃经。如《灵枢·五味》曰："胃者，五脏六腑之海也。水谷皆入于胃，五脏六腑皆禀气于胃。"这就是说，人身之气是由胃所受纳的水谷所化生的，所以说人身之五脏六腑皆禀气于胃。故由此可知，穴名中的"气"字，与胃的相关联系。

第二层寓意：隐指本穴长于治疗气机上逆的病症。

气舍穴名中的"气"字，还隐指上逆之气。古时的"舍"字，还有除去、舍弃的含义。细观本穴主治，"咳逆上气"，正是属于气机不降，反而上逆所致的病症。

故"气舍"二字，一是提示"气"是人的生命之本；二是暗示本穴隶属胃经；三是寓意本穴可以治疗气逆，逆气得除，气归本舍，人身之气机便可升降有序。

十二、缺盆

缺盆不仅是穴位名称，还是部位名称。

《灵枢·经脉》曰："胃足阳明之脉，起于鼻，交頞中……其支者，从大迎前下人迎，循喉咙，入缺盆，下膈，属胃络脾……"《灵枢·本输》则曰："缺盆之中，任脉也，名曰天突。"可见，上述文字中的缺盆，是现代所说的锁骨上大窝、锁骨上小窝以及胸骨上窝的统称。因胸锁以上、肩颈之前的窝形部分，形状非常不规则，极似瓦盆破碎之后还能积水的零散部分。故善假于物的古代哲人，便以缺盆这个非常形象的名称，统而称之。缺盆这个名称的要素是形似，非常便于记忆其位置，完全符合《黄帝内经》所要求的"易用难忘"之标准。

作为穴位名称，穴名中的"缺"字，为不全、不满之义。如苏轼的诗句：月有阴晴圆缺。隐指本穴的所在之处是凹陷不满之处。细观本穴所主的"喘急"一证，即现代所说的呼吸困难，呼吸急促。肺主呼吸；肺者，脏也；脏者，藏也；藏者，平常不可得见，病时方见其候也。如《灵枢·师传》曰："五脏六腑者，肺为之盖，巨肩陷咽，候见其外。"句中所说的"巨肩陷咽，候见其外"，就是肺脏病症——喘急的外在表现。

古人对肺病造成的呼吸困难有明确的认知。如《灵枢·五阅五使》曰："肺病者，喘息鼻张。"《灵枢·本脏》曰："肺高则上气，肩息咳。"《黄帝内经》所描写的"上气，肩息咳""喘息鼻张""巨肩陷咽"，即现代所说的呼吸困难的表现。呼吸困难的病人为了增加通气量，张口抬肩，鼻煽。此时便会造成锁骨上窝，即缺盆穴所在部位的明显凹陷。

穴名中的"盆"字之义，与"缺"字相反，指的是缺盆穴的所在之处，与"常人"对比明显饱满。"盆"字，古时有满溢的含义。如《通雅》对"盆"字的解释是："盆，溢满起也。"细观本穴所主的"水肿"，即是由于水液调节失常所导致的面目手足浮肿、一身悉肿之证。在这种情况之下，原本微凹的缺盆，则会因为"肤肉浮满"，溢满而起，故不见其凹了。

在古代医者的观念中，"常人"是健康状态的标杆。缺盆处微凹是健康人的正常状态。随着水肿、喘急之症的出现，缺盆处的或满或凹，不仅标明了病邪的性质，还预示着病情的轻重。由于本穴的位置恰恰处在缺盆之中，且长于治疗缺盆过凹或满溢的病症，故而名曰缺盆穴。

十三、气户

穴名中的"气"字，提示的是肺所主之气，也就是呼吸之气。

穴名中的"户"字，隐指气机出入之处。在古汉语中，"户"与"门"同义。如《六书精蕴》对"门"与"户"的解释是："一扉曰户，二扉曰门。"这就是说，门是两扇，面宽，可供双向出入，所以出入时方便通畅；户是一扇，面窄，只可单向的或出或入，故容易造成拥塞。细观本穴主治，"咳逆上气，咳不得息，胸胁支满，喘急"，均为肺气壅塞，肺气上逆，肺气出入不畅的病症。本穴虽然隶属足阳明胃经，但其位置却是位于胸部上方，胸部是肺的属地。肺主气，司呼吸，故气户这个穴名，暗喻的是呼吸进出之气发生了拥塞。

此外，古时的"户"字，还有"穴"的含义。如《礼记·月令》在"仲春之月"中说："是月也，日夜分，雷乃发声，始电，蛰虫咸动，启户始出。"孔颖达之《疏》解释曰："户，谓穴也。"

故"气户"二字，暗喻本穴为"气病之穴"，可治"气病"。所以"气户"这个穴名，提示本穴长于治疗肺气壅塞，气机上逆，呼吸不畅的病症。

十四、库房

穴名中的"库"，为古时收藏兵器、兵车的处所。如《说文》曰："库，兵车藏也。"

穴名中的"房"字，通"府"。如《史记·天官书》曰："房为府，曰天驷。"

穴名选用此字，隐指古时官府贮存钱币的地方。如《汉书·卜式传》曰："县官费众，仓府空。"颜师古《注》曰："仓，粟所积也。府，钱所聚也。"

所以说，"库房"二字，均与钱币、兵器有关。在世俗观念中，钱币属金，兵器见血。细观本穴主治，"胸胁满，咳逆上气，呼吸不至息，唾脓血浊沫"，恰为病在肺金、见血之证。

故"库房"二字，隐指本穴长于治疗病位在肺，咳唾脓血的病症。

十五、屋翳

穴名中的"屋"字，暗含有两种寓意。

第1种含义："屋"字指的是房屋，古时之房屋并非现代所说的房屋。上古之时无论尊贵，人所居住的房屋均称为宫室。那时的"屋"，并不是常人居住的"房屋"，而是特为安放神像所建造的高大房屋。

第2种含义：古时的"屋"字，还特指马车顶上的盖子。有顶盖的大车是王公贵族士绅阶层的标配。如《史记·项羽本纪》曰："纪信乘黄屋车。"

本穴的位置在胸廓前面。当人体仰卧时，唯有胸廓的形状与有顶盖的车厢相似。胸廓前部由肋骨、胸骨所组成的胸壁，正像古时的车厢顶盖。胸内所居的，恰恰是主管神明的心脏，及其相傅之官，肺脏。

穴名中的"翳"字，隐指肺脏。如《说文》对"翳"的解释是："翳，华盖也。"华盖者，肺也。肺为相傅之官，与心同居胸腔。细观本穴主治，"咳逆上气，唾血多浊沫脓血，痰饮"，正是属于肺的病症。

故"屋翳"二字，提示本穴位于胸前，且长于治疗与肺有关的病症。

十六、膺窗

穴名中的"窗"字，为开窗透气之义，在此寓意为气机出入之处。

穴名中的"膺"字，有两种寓意。

第1种含义：提示的是胸部。如《说文》的解释是："膺，胸也。"李白在《蜀道难》中亦有诗句曰"以手抚膺坐长叹"。

第2种含义：古时"膺"字还有气机壅塞的含义。如《释名》对"膺"解释曰："膺，壅也。气所壅塞也。"细观本穴主治，"胸满短气卧不安"，正是胸中气机壅塞不通的表现。

故"膺窗"二字，提示本穴长于疏通胸中气机，能使"胸满短气"之症如同开窗般迅速得以缓解。

十七、乳中

乳中的位置正当乳房正中，故名之乳中。

值得注意的是，此穴不仅禁灸，实际上也禁针。尽管《铜人》记载本穴可以微刺三分，然《针灸大成》不仅在乳中穴条下明确警告："刺乳上，中乳房为肿根蚀。"而且，在本穴条下并未记载本穴的主治之证。

十八、乳根

穴名中的"乳"字，指乳房。

穴名中的"根"字，暗示本穴位于乳房下端的起始部位。如《博雅》对"根"字的解释是："始也。"根在地之部。如《管子·地形篇》曰："地者，万物之本原，诸生之根菀。"乳根穴位于乳房的下部，若以《素问·三部九候论》三而三之的原则三分乳房，本穴的位置正位于乳房之地部。

故"乳根"二字，提示本穴的位置在乳房的正下方。

十九、不容

本穴隶属胃经。胃为水谷之海，主管汇聚、容纳五谷，故有"五谷之府"的称谓。如《灵枢·师传》曰："六腑者，胃为之海，广骸大颈张胸，五谷乃容。"《黄帝内经灵枢注证发微·经脉》之注亦曰："胃者汇聚，何所不容，万物归土之义。"细观本穴主治，"呕吐，不嗜食"，正是胃腑的汇聚功能异常，不容五谷的病症。

《易经·系辞上传》曰："形而上者谓之道，形而下者谓之器。"在古代哲人的眼中，万物一理。所以，"容"与"不容"所针对的不仅仅是有形之物，古代哲人还用"容"与"不容"来说明某人对待某事时的心理状态。如《慎子·民杂》曰："大君不择其下，故足。不择其下，则易为下矣。易为下则莫不容。莫不容故多下。"《荀子·赋篇》之《杜注》亦曰："不咸，不充满人心也。不容，心不堪容也。"细观本穴主治，"心痛，胸背相引痛"，恰恰是思虑过多心气郁结，致"心不堪容"的气血不通之证。

故"不容"二字，提示本穴长于治疗胃腑不容的"呕吐，不嗜食"之症，以及患者的心不堪容所造成的"心痛，胸背相引痛"之症。

二十、承满

穴名中的"满"字，与空相对，指的是容器处于满载的状态。

穴名中的"承"字，有盛物易满，所盛不多的寓意。此字的含义从以下两个方面来解释。

第1个方面："承"与"盛"二字，在某种特定的情形下字义相似、相同，都有盛放之义，只是"承"与"盛"所用的容器深浅不同。如在古代历史传说中，汉武帝曾经建造过非常著名的"承露盘"。"承露盘"之"承"字，既有承接的意思，也有把接来的露水盛放在盘中的意思。

第2个方面："盛"还是古代举行祭祀仪式的重要内容之一。如《尚书·泰誓》中所记载的："牺牲粢盛。"其《传》对此的解释是："黍稷曰粢，在器曰盛。"《说文解字》进一步解释说："黍稷在器中，以祀者也。"用现在的话说，就是将预先选好的牲畜、黍稷盛放在倍显尊贵的器物之中，承献给上帝、先祖的过程。

可见，在以上两处特定的情形之下，"承"与"盛"的字义是相同的，都有承载的含义。两者的区别，只是所用之"器"的深浅不同。

在先哲们的理念中，人体也是一种盛器，是盛载着阴阳、气血、水谷的特殊之"器"。器深则盛多，器浅则盛少。承满隶属胃经，胃为水谷之海，主管盛纳五谷。故而本穴的名称"承满"，从其生理机能来说应视为"盛满"。然细观本穴主治，"食饮不下，肠鸣腹胀，上气喘逆，肩息唾血"，皆属于器浅不能盛水谷，器浅不能盛气血的病症表现。

俗话说"一字值千金"，古代圣人易"盛满"为"承满"，不仅巧借"承""盛"这两个字之间的程度差别，将器浅易满，满而不容的病症入木三分地刻画了出来；更是以"承"字之浅，对应饮食之后胃肠所呈现的"满"，从而在养生防病的层面上提示了"食要七分，不能过饱"的传统理念。

二十一、梁门

穴名中的"门"字，隐指事物的关键之处。如门道、窍门。

穴名中的"梁"字，指的则是常常见诸古文的关梁。早在周代，国家就已有了对边境的管理。如《礼记·月令》曰："孟冬谨关梁。"《史记·货殖列传》亦记载道："汉兴，海内为一，开关梁，弛山泽之禁，是以富商大贾周流天下，交易之物莫不通，得其所欲。"可见，关梁是古时收取关税的地方。陆路称为边关，水路则称为津梁。

值得注意的是，梁门穴直下 1 寸，正是同属胃经的关门穴。两穴上下紧邻。除去两穴名称之中相同的"门"字，剩余的正是"关梁"二字。

此外，"梁"字还提示了本穴的主治。

"梁"字古时与"粱"相通。古时"粱"的注音字是"梁"，故按六书法则两字可以相通。"粱"字提示的是五谷。如《韵会小补》："粱，粟类，米之善者，五谷之长。"

《管子·小匡》曰："食必粱肉，衣必文绣。"细观本穴的主治"食饮不思"，正是粱肉少进的病症；"大肠滑泄，完谷不化"则为食虽得入，但谷物不能被完全消化，水谷精微不能被人体充分吸收的病症。所以，"梁门"二字提示本穴是治疗上述病症的有效穴位，是解决这类病症的关键点。

善假于物的古人，以税收比喻脾胃对水谷精微的吸收，以税收之处的名称暗示本穴的善治之证，这不仅展示了穴名的深刻内涵，也说明了本穴名称"梁门"的由来。

二十二、关门

关门，原义是指负责收取租税的边关之门，简称关门。如《周礼·地官》记载："国凶札，则无关门之征。"郑玄注引郑司农曰："无关门之征者，出入关门无租税。"

先哲以身比国，以脾胃所吸收的水谷精微比喻为国之租税，故尔将本穴所主的功能借喻为关门。在传统中医的理念中，主管纳食的是胃腑，主管运化水谷的是脾脏。细观本穴主治，"不欲食，夹脐急痛，肠鸣卒痛，泄利"，正是胃腑纳食不佳，脾土运化不利的病症。

此外，"关门"二字，还隐指肾脏对水液的调控。如《素问·水热穴论》曰："肾者胃之关也，关闭不利，故聚水而从其类也。上下溢于皮肤，故为胕肿。胕肿者，聚水而生病也。"细观本穴主治之"身肿"，正是属于肾主水功能失常的病症。

故"关门"二字，一是暗示本穴犹如收取租税之边关，长于帮助脾胃恢复收纳水谷，运化精微的功能；二是暗示本穴长于治疗水肿病症。

二十三、太乙

太乙在传统文化中的概念如同阴阳，范围广泛，内容极富变化。与抽象的阴阳概念不同的是，太乙常常代表被神话了的人和具体的事物。

在历史中，太乙代表着商朝的第一位帝王，成汤。在神话中，先秦时期楚国最高的神祇是东皇太乙。在天文上，太乙星是属于紫微垣的古代星官之一。在地理中，现代知名的终南山在唐代被称为太乙山。四渎之一的济水，发源于王屋山上的太乙池。在道教里，太乙救苦天尊能"循声赴感，救苦救难"。此外，太乙神数是古代术数三式中的一种。《周易·乾凿度》中记载了太乙行九宫法。唐代成书的《太乙金华宗旨》是道教全真派秘传的内丹典籍。据说，唐太宗还特命王希明编撰了《太乙金镜式经》。

作为经穴的太乙，其穴名中的"乙"字，隐指大小肠，隐喻的是水谷之变易。

古人称鱼肠为"乙"。如《尔雅·释鱼》曰："鱼肠谓之乙。"以取类比象的方法论之，本穴名称中的"乙"字，隐指人的肠道。从人体解剖来讲，太乙所在的位置，恰恰在胃的下方，大小肠的区域之内。

"肠"字，繁体字写作"腸"。按宋代学者王圣美之"右文说"，"腸"之字义在于其右侧的"昜"字。"昜"在传统文化中代表太极，暗示事与物的性质逐渐发生变易。"昜"在"腸"的字义中，暗示所食入的水谷，在肠道中悄然发生着质的变化。故"腸"字结构中的"昜"，即古文所说的变易。所以说，"腸"字所寓意的，正是水谷之变易耳！

穴名中的"太"字，提示的是太极，是阴阳的变易。太极，自古亦书写为太一。如《易传·系辞上》曰："易有太极。"虞翻《注》曰："太极，太一也。"再如《礼记·礼运》曰："必本于太一，分而为天地，转而为阴阳，变而为四时。"

在郭店出土的楚简中，有一篇名为《太一生水》的古文："四时者，阴阳之所生也；阴阳者，神明之所生也；神明者，天地之所生也；天地者，太一之所生也。是故太一藏于水，行于时，周而或始，以己为万物母，一缺一盈，以己为万物经。"这篇重见天日的古文，非常贴切地道明了本穴长于治疗"癫疾狂走，心烦吐舌"的机理：取穴太乙以生水，从阳引阴，以阴制阳，引水救火，从而达到"壮水之主，以制阳光"之目的。

古时，"太一"与"太乙"还常常同用。如汉武帝所建造的太一坛，亦称为太乙坛。巧合的是，太乙穴，古时恰恰有一个别名，太一穴。故太乙穴的命名，充分说明了古人命名穴位之时的用意之深。

二十四、滑肉门

穴名中的"门"字，首先暗示本穴是治疗某类疾病的关键所在；其次隐喻饮食所入之处——口。口，是饮食进入人体的第一道大门；是人类语言的辅助发声器官——舌的所居之处。

穴名中的"肉"字，是脾所主的肌肉。

穴名中的"滑"字，有两种含义。

第1种含义："滑"字为滑利之义。如《说文》对"滑"字的解释："利也。"《周礼·天官·食医》曰："调以滑甘。"其《疏》解释道："滑者，通利往来，所以调和五味。"在人身百官之中，舌是唯一的、居于形如大门之口中的，且能够滑利自如、调和食饮五味的肌肉。舌同时还有辅助发音功能。

第2种含义："滑"字古时还有"乱"的含义。如《洪武正韵》对"滑"字的解释是："音骨。乱也。"故"滑肉"二字，可理解为"乱肉"。在某些疾病的影响下，舌的辅助发音会出现混乱。一旦出现本穴主治中的"吐舌，舌强"，便意味着原本滑利自如的舌，已然变成了不听指挥的"乱肉"。

《灵枢·忧恚无言》曰："舌者，音声之机也……横骨者，神气所使，主发舌者也。"细观本穴的主治"癫狂"，即为狂言或者是不能言。狂言、不能言均为"音声之机"出现混乱的表现。

舌病本应与脾相关。如《素问·金匮真言论》曰："藏精于脾，故病在舌本。"然脾为脏，理应深藏不露；胃为脾之腑，属阳在外。健康人的舌，是全身唯一没有骨骼支撑、皮肤覆盖、灵活自如、随意伸展、可以显露于外的肌肉。所以，穴名中的"肉"字，提示的是脾，暗示的却是足阳明胃经。

故"滑肉门"三字，暗示本穴隶属胃经，同时长于治疗"癫狂、吐舌、舌强"之证。

二十五、天枢

天枢，不仅是穴名，还是古代天文中的星名。

天枢属北斗七星。北斗七星与四时的变更密切相关，所谓"斗转星移，四时交替"，指的就是随着北斗七星在天空中所处的位置不同，四季也随之变易。

四时者，阴阳也，阴阳者，上下也。《灵枢·阴阳系日月》曰："腰以上为天，腰以下为地。故天为阳，地为阴。"天枢穴位于腰腹，恰好处于"腰以上为天，腰以下为地"的人气相交之处。如《素问·六微旨大论》曰："天枢之上，天气主之；天枢之下，地气主之；气交之分，人气从之，万物由之，此之谓也。"

阴阳者，虚实也。天枢穴隶属胃经，居胃腑之下，位置在大小肠所居的范围之内。而胃与肠，正是更虚更实相互交替之腑。如《灵枢·平人绝谷》曰："平人则不然，胃满则肠虚，肠满则胃虚，更虚更满，故气得上下，五脏安定，血脉和利，精神乃居。"细观本穴主治，"泄泻，霍乱，冬月感寒泄利，赤白痢，水痢不止，伤寒饮水过多，腹胀，烦满呕吐，食不下，水肿胀，腹肠鸣，久积冷气，绕脐切痛"，皆为病在胃肠所出现的寒热虚实气机上下失常的病症。

此外，在传统文化中，天枢星被尊为阳明星的魂神。天枢星是北斗七星的第一星。《黄老经》曰："北斗第一天枢星，则阳明星之魂神也。"

所以说，"天枢"这个穴名暗示本穴隶属阳明，正处于人气之阴阳变更、胃肠之虚实交替之处，且长于治疗胃肠的虚实寒热之证。

二十六、外陵

穴名中的"外"字，指的是外界，提示的是邪气所来的方向。

穴名所使用的"陵"字，隐指外寒侵凌。

"陵"字，古时与"凌"相通。如《史记·秦始皇本纪》曰："陵水经地。"其《注》解释说："陵作凌。"古时，"凌"有寒冷伤人的含义。如三国魏阮籍《大人先生传》："朔风横厉白雪纷，积水若陵寒伤人。"

所以说，"外陵"二字，既有阮籍所歌的寒义，更点明了寒邪是导致本穴主治的病因，同时还说明寒邪是从体外侵凌而来的。

"正气存内，邪不可干"。体内阳气不足，外界之寒则极易侵凌而入。本穴主治主要是腹部疼痛。故"外陵"这个穴名，提示本穴长于治疗素有阳虚，复感外寒所导致的腹痛之证。

二十七、大巨

本穴之名暗含着两层寓意。

第一层寓意：隐指古时君子的品德，形正立方。

穴名中的"大"字，隐指《黄帝内经》所说的常人之形，即健康人的正常体态。

《说文》曰："大，天大，地大，人亦大。故大象人形，古文大也。"按《说文》之解，在汉代以前的古文中，"大"的字形与人的外形相似，所以说，"大"字有"人之形"的寓意。

穴名中的"巨"字，暗示"方形"，隐指正常的步态。

"巨"是"矩"字的古字、本字。如《说文》在"矩"字条目中解释说："规巨也。从工，象手持之。"《荀子·不苟》之《注》曰："矩，正方之器也。"俗话说："没有规矩，不成方圆。"故"矩"，意味着"方"。

在中国古代，"方"与人的行为举止密切相关。如《礼记·曲礼》曰："立必正方。"在传统观念中，人的行为举止必须要方正。在戏曲舞台上，古代官员们迈的也是方步。细观本穴的主治，"偏枯，四肢不收"恰恰是行走、站立均不能方正的病症。

第二层寓意：大型的水渠。

"巨"字古时与"渠"字相通。如《韵会》对"巨"字的解释是："亦作渠。"再如，"渠"在《正韵》中的注音字是"巨"，故按六书法则，两者可以假借。

古代的农耕劳作常常要开"渠"引水。细观本穴主治之"烦渴"，是热在上焦；"小腹胀满，小便难"是"下焦如渎"的功能失利所导致的下焦蓄水之证。以上两种病症均需开渠引水以救火、开渠行水以治胀。

故"大巨"这个穴名，完全是从本穴的功用与主治着眼，暗示本穴长于治疗的三种不同性质的病症。本穴名称与三种不同主证的完美契合也说明，"大巨"二字是古人一词多义、提点临证主证的典范之作。

二十八、水道

水道，不仅是穴名，也是《黄帝内经》中所提到的行水之道。如《素问·灵兰秘典论》曰："三焦者，决渎之官，水道出焉。"再如，《针灸大成》在京门条下记载有"水道不利，尿黄，小腹急肿"。

"水道"作为穴名，有两层含义。

第一层含义：提示本穴有导水的功能。

穴名中的"水"字，首先隐指的是主水的肾脏、行水的三焦，以及蓄水的膀胱；其次提示本穴长于治疗"膀胱有寒""三焦结热"等病证。

穴名中的"道"字，古时与"导"字相通。如《论语·先进》"道千乘之国"句中的"道"字即是"导"字之义。

故"水道"，从字义上来讲可写作"水导"。古文常用倒言，"水导"反过来就是"导水"，意即将人体内的水液"导"向正确的方向。细观本穴主治之"大小便不通"，正是水液以及水谷所化的糟粕不能正常向外导出的病症。

第二层含义：提示本穴长于治疗有关"水道"的病症。

穴名中的"水"字，首先提示的是主水的肾脏；其次提示的是月水，也就是女子胞。

穴名中的"道"字，指的是水谷之道、生殖之道，也就是肾之窍，前后二阴。故穴名"水道"，提示本穴长于治疗"妇人小腹胀满，痛引阴中，胞中瘕，子门寒、大小便不通"等证。

所以说，"水道"二字提示：本穴长于治疗"膀胱有寒""三焦结热"，以及属于前后阴的病症。

二十九、归来

本穴隶属胃经，但细究其主治，"卵上入腹，引茎中痛，七疝"，却与肝经有关。如《针灸甲乙经》曰："肝气悲哀动中则伤魂，魂伤则狂妄，其精不守，令人阴缩而筋挛，两胁肋骨不举。"

可见，阴缩是由肝精损伤，肝精不守所致。肝藏魂，悲哀太过，动中伤魂之后则伤肝，肝伤其精不守则致阴缩。故归来之穴名，是"善假于物"的古代圣人，在定名穴位之时，借用大诗人屈原"魂兮归来"的诗句，以提示后人，此穴能使肝所主之魂归来，能使上缩的睾丸、突入疝囊的内容物回归到原来的地方，从而治疗相关病症。

一词多义是古代文人常常使用的技巧。归来这一穴名还意味着本穴能使"小腹奔豚"向上奔窜的"气"，重新回归到关元和气海。所以说，归来这个穴名是古代圣人巧借文豪名句高度概括经穴主治的典范之作。

三十、气冲

本穴之名有两层含义。

第一层含义：提示本穴长于治疗逆气上冲之证。

穴名中的"气"字，指的是体内上冲的逆气。

穴名中的"冲"字，提示的是冲和之义。古时的"冲"字等同于"冲"，如《韵会》曰："冲，或省作冲，和也，深也。"

细观本穴主治，"小腹奔豚，腹有逆气上攻心；腹胀满，上抢心，痛不得息"，便可以体会出古代圣人之所以选择"气冲"二字作为本穴名称的用意。

第二层含义："气冲"还暗示本穴是冲脉的起始之处。

"气冲"倒而言之读作"冲气"，意即"冲脉之气"的简称，隐指本穴是冲脉的起始之处。如《难经·第二十八难》曰："冲脉者，起于气冲，并足阳明之经，夹脐上行，至胸中而散也。"

故"气冲"二字，一为提示本穴长于治疗逆气自小腹上攻之证；二是提示本穴是冲脉的起始穴。

三十一、髀关

穴名中的"关"字，一是指边关要塞的大门，二是与同属胃经的梁门穴之解相同，隐指事物的关键之处。

穴名中的"髀"字，暗示本穴与"地"相关。按照宋代王圣美之"右文说"，"髀"的字义取决于其右侧的"卑"字，"卑"字有"地"的寓意。如《易经·系辞传》曰："天尊地卑。"地部在《灵枢》中，指的是腰部以下。如《灵枢·阴阳系日月》曰："腰以上为天，腰以下为地。故天为阳，地为阴。"细观本穴主治，"腰痛，痿痹，股内筋络急，不屈伸，膝寒不仁，足麻木"，均是病位在腰、下肢的病痛。

故"髀关"二字，暗示本穴所治疗的病症，位于人身地部的起始——也就是腰部，提示本穴是治疗腰部，以及下肢病症的关键穴位。

三十二、伏兔

本穴名有两层寓意。

第一层寓意：隐指本穴的位置。

本穴隶属足阳明胃经，诚如《针灸大成》所记载的那样，本穴位于"膝上六寸之处"，当人正身跪坐之时，此处恰恰"有肉起如兔之状，因以此名。"

古人之所以选择用伏卧的兔子来命名本穴，是因为"兔"在传统文化中的象征意义。东汉张衡的《灵宪》曰："月者，阴精之宗，积而成兽，象兔。阴之类，其数耦。"兔为阴精所积之象。本穴恰恰位于"膝上六寸"，符合阴类之偶数的位置，故本穴特以"兔"来命名。

第二层寓意：隐指本穴主治的病因。

"伏兔"二字倒而言之是"兔伏"。兔为阴。依据"兔"的阴阳所属，"兔伏"可以看作是"阴伏"。

《黄帝内经》曰："阴平阳秘，精神乃治。"阴伏则阳亢，阳亢则狂邪生。如《素问·宣明五气》曰："邪入于阳则狂，邪入于阴则痹，搏阳则为巅疾。"细观本穴所主的"狂邪"之证，正是由于邪入于阳所导致的阳邪亢盛、阴伏不能制阳之病。

故古人特意用寓意深远的"伏兔"二字命名此穴。

三十三、阴市

本穴之名有两层含义。

第一层含义：隐指本穴主治的病因。

穴名中的"阴"字，指的是阴邪。

穴名中的"市"字，暗喻某类事物数量众多的意思。此处字义的转换共有两个步骤。

第1步，"市"是"巿"的假借字。"市"字，有一个字形非常形似的字："巿"。按六书之法则，二字可形成假借。

第2步，"巿"字指数量繁多。"巿"字在《康熙字典》中的解释是："草木巿巿然。"意思是草木生长得非常繁茂。《集韵》的解说较为直白："巿"，就是"草木盛貌"之义。古人将"巿"字的繁多之义借用到中医领域，指某类事物在数量、比重上占有绝对的多数。细观本穴主治，"腰脚如冷水，膝寒，脚气，脚以下伏兔上寒，卒寒疝，小腹痛，胀满"，正是属于一派阴寒之象，说明寒与冷是上述病症的病因。

所以说，"阴市"暗喻阴阳失衡，阴盛于下。

第二层含义：隐指本穴的位置在腰部以下，隶属足阳明胃经。

穴名中的"阴"字，暗示阴阳上下之义。阴阳者，天地也。依据《灵枢》"腰以上为天，腰以下为地"的原则，穴名中的"阴"字，暗示的是腰以下的位置。

穴名中的"市"字，隐指足阳明胃经。如《素问·刺禁论》："脾为之使，胃为之市。"再如《易经·系辞下传》曰："日中为市，致天下之民，聚天下之货，交易而退，各得其所。"所以说，"市"字有"杂聚之处"的含义。在人身之中，能够集聚五谷、五果、五菜、五肉的"杂聚之处"，唯有五脏六腑之中的胃府。

故"阴市"这个穴名，一为提示本穴隶属胃经，位于腰部以下；二是暗示本穴长于治疗阴寒邪气独盛于下的病证。

三十四、梁丘

梁丘，不仅是穴名、古时的地名，还是一个历史悠久的姓氏。

西汉时期，梁丘贺是今文易学"梁丘学"的开创者。梁丘贺之子梁丘临，在汉宣帝时期曾入朝解说《易经》。所以说，"梁丘"父子为今文易学的传播作出了巨大的贡献。从某种意义上来说，就像玉兔代表月亮一样，梁丘，就代表着易经，等同于变易之道。巧合的是，梁丘穴恰恰隶属于足阳明胃经，胃腑又恰恰处于水谷悄然开始变易的首站。

穴名中的"梁"字，提示本穴隶属足阳明胃经。

古时"梁"与"粱"相通。"粱"字，首先提示的是"膏粱"，如唐代刘禹锡的《武夫词》："今来从军乐，跃马饮膏粱。"其次，指的是黄粱。黄粱是我国传统的五谷之一。膏粱、五谷进入人体以后的首站，是被喻为水谷之海的胃腑。

穴名中的"丘"字，指的是土丘，隐喻乳房。

"粱"字代表膏粱与五谷，故"梁丘"二字暗喻的是"粮食之丘"——乳房。乳汁是由五谷精微变易而成的，对于婴幼儿来说，母亲的乳房就是储存乳汁，赖以生存的"梁丘"。梁丘穴的主治"乳肿痛"，犹如画龙点睛一般，点出了穴名与主治之间的关系。

故"梁丘"二字，一是暗示本穴隶属水谷变易之道的首站——胃经；二是提示本穴长于治疗"乳肿痛"之证。

三十五、犊鼻

本穴的位置在"膝髌下，胻骨上"，其名称的由来，正如《针灸大成》所说的那样，是因为本穴的位置处在"夹解大筋陷中，形如牛鼻，故名。"

古代圣人之所以将本穴定名为犊鼻，还有更深层的含义。"犊"是小牛的专用名。犊鼻，顾名思义就是小牛的鼻子。鼻子是所有动物最敏感的部位。俗话说"初生牛犊不怕虎"。所以，完全可以想象如若用针贸然刺激小牛鼻子的严重后果。故尔，古代圣贤以"犊鼻"之名来命名本穴，暗隐了针灸本穴时必须注意的特殊情况和要求。

《素问·刺禁论》曰："刺膝髌出液为跛。"《备急千金要方》曰："犊鼻肿，可灸，不可刺。"《针灸甲乙经》则曰："犊鼻肿，可灸不可刺，其上坚则勿攻，攻之者死。"《针灸大成》则告诫曰："若犊鼻坚硬，勿便攻，先洗熨，微刺之愈。"细细考量医典中的忠告，便可得出结论，针刺犊鼻切需谨慎，如若犊鼻处肿起，应尽量避免使用刺法，如果确实需要针刺犊鼻，需用药物预先进行洗熨，然后再用微针浅而刺之。

如上所述，犊鼻穴之名提示本穴所在之处形似牛鼻；更为重要的是，穴名隐喻了对针刺本穴的特殊要求。

三十六、足三里

本穴是《黄帝内经》中有明确定位的穴位。如《灵枢·本输》曰："下陵，膝下三寸，胻骨外三里也，为合。"再如《素问·针解》："所谓三里者，下膝三寸也。"在《黄帝内经》的这两条描述中，对足三里的位置记载地非常明确：膝下三寸。

本穴因位于膝下三寸，古人以寸为里，所以将本穴定名为三里。后世为区别于手三里，故称本穴为足三里。

三十七、上巨虚

本穴古称上廉。《针灸甲乙经》称本穴为巨虚上廉。在本穴之下 3 寸，还有一个与本穴密切相关的下巨虚。故本穴名称的含义，可与同属胃经的下巨虚相互参照。

穴名中的"巨"字，在古文中与"渠"字相通，暗示的是运化水谷、引导水流的水渠，隐指的是同属于胃的大肠、小肠。如《灵枢·本输》："大肠小肠皆属于胃，是足阳明经也。"

穴名中的"虚"字，是虚实的"虚"，隐指虚实交替的胃与肠。如《素问·五脏别论》曰："所谓五脏者，藏精气而不泻也，故满而不能实，六腑者，传化物而不藏，故实而不能满也。所以然者，水谷入口，则胃实而肠虚，食下，则肠实而胃虚。故曰实而不满，满而不实也。"

在人身之中，能够像水渠一样自上而下传运水谷，还能与胃更虚更实的，唯有大肠、小肠。以水谷在体内的运化过程来看，饮食首先进入的是胃，然后依次进入小肠、大肠。由于肠道接受食物的顺序是在胃腑之后，故《灵枢·本输》总结道："大肠小肠皆属于胃，是足阳明经也。"细观本穴主治，"大肠冷，食不化，肠中切痛雷鸣，飧泄，伤寒胃中热"，均是病位在胃、在肠的病症，本穴也恰隶属足阳明胃经。

穴名中的"廉"字，与手阳明大肠经上廉穴、下廉穴之解相同，为边、侧之义。

穴名中的"上"字，不仅是方位词，表示位置在上；还暗含有大小排序的寓意。在传统文化的排序中，"大"者为"上"，"小"者为"下"。《灵枢·本输》曰："大肠属上，小肠属下。足阳明胃脉也。"横结肠是大肠的组成部分，其解剖位置恰恰位于小肠的区域之上。

故穴名"上巨虚",或《针灸甲乙经》所称的"巨虚上廉",提示的均是上部肠区,即大肠的意思。本穴名称与大肠的密切相关,完美地诠释了本穴长于治疗"大肠冷,肠中切痛雷鸣,飧泄"等病症。

三十八、条口

条口穴名中的"口"字,古时有治理的含义。"口",是"国"的古字。如《字汇》对"口"字的解释是:"古文国字。"古文的"国"字,指的是古代的诸侯国。诸侯国状况的好坏,依赖于管理者的治理能力。故"国"字后来又引申为治理、管辖。

穴名中的"条"字,暗示人体下肢。此处字义的转换共有五个步骤。

第1步:"条"字,繁体字写作"條"。

第2步:"條"字左侧之"亻",隐指人体。

第3步:"條"字中间部分的"丨",寓意健康人的站立状态。

第4步:"条"字上部的"夂",指正常人的行走状态,后肢推前肢。如《说文》之解:"象人两胫,后有距也。"

第5步:"条"字下部的"木",暗示下肢。

条口位于下肢。细观本穴主治,"足麻木,足下热,不能久立,足寒膝痛,胫寒湿痹,脚痛胻肿,转筋,足缓不收",皆属于下肢的病症。

"条口"二字连用,寓意本穴是管理下肢的穴位。自古管理者均居于其"国"的中间位置,条口穴亦恰恰位于小腿正前方的中间部位。故"条口"二字,暗示本穴的位置在下肢中点,且长于治疗下肢的病症。

值得注意的是,在传统文化中,"條"字指的是树干分生出来的枝条。以取类比象法来看,树木的主干是人体的躯干,枝条则是四肢。在十四条经脉的经穴之中,与"枝条"之义相关的,还有支正和支沟两个穴位。

支正和支沟位于上肢。穴名中的"支"字,古时与"枝"字相通。"枝"字之"木"在"支"字之旁,恰好符合上肢位于躯体之旁的特征。

巧合的是,十四经中与"枝条"有关的条口、支正、支沟三穴不仅均位于四肢,而且"支"字穴均位于上肢,"條"字穴则位于下肢。可见穴名中隐藏的"木",不仅隐喻的是犹如枝条般自躯干延伸而出的四肢,而且暗示着穴位的大体位置。所以说,理解了支正、支沟、条口的命名,我们才得以窥见古人命名穴位时的用字之精,用意之深。

三十九、下巨虚

本穴古称下廉，在《针灸甲乙经》中本穴又称为巨虚下廉。在本穴之上 3 寸，便是穴名穴义均与本穴相关、对称的上巨虚。

下廉穴名中的"下"字，与"小"字相对，提示的是上与下、大与小的对应关系。"廉"字之解与上巨虚相同，暗示的是边、侧之义。"巨虚"二字之解亦与上巨虚相同，隐指虚实交替的胃与肠。

正如《灵枢·本输》所说的："大肠属上，小肠属下。足阳明胃脉也。"下巨虚提示的是小肠；巨虚下廉说的也是位于下部区域的小肠。

值得注意的是，本穴不仅与同属胃经的上巨虚名称相对，所属的脏器对应，且与同名经，手阳明大肠经之上廉、下廉亦有相互对称、对应的关系（参见手阳明大肠经下廉穴之解）。细细品味手与足，肠与胃，上、下廉与上、下巨虚的穴名设置，不仅体现了藏象理论的整体观念，同时还展现了古代圣人对全身经络穴位的整体设计思想。

四十、丰隆

"丰隆"，不仅是穴位名，还是古代神话传说中的雷神。如《淮南子·天文训》曰："季春三月，丰隆乃出，以将其雨。"高诱之《注》曰："丰隆，雷也。"汉代王逸亦在注释《楚辞》时称"丰隆"为雷师。

丰隆穴名中的"丰"字，本身就有雷电之义。如《周易·丰卦·象》曰："雷电皆至，丰。"穴名中的"隆"字，至今还被用来形容连续出现的雷声。

故"丰隆"二字，指的是乌云遮日之时天空中突然出现的雷电。

细观本穴主治，"风痰头痛，怠惰，登高而歌，弃衣而走，见鬼好笑"，恰为风痰上壅，清窍被蒙，清阳被扰之证。善假于物的古人，特将本穴的作用比喻为能够击穿乌云，照亮天空，从而能使云开日出，雨过天晴的雷神。

由于本穴长于治疗人身之天——头部的病症，故"丰隆"之名，暗喻经本穴治疗后的头部，如同雨后的天空一样，晴空万里，阳光普照，能够尽快地重新回到"上天之气清静"的正常健康状态。

四十一、解溪

解溪不仅是穴位名称，还是古代传统文化中的特殊地名，与中国古代音律之始有关。

解溪在上古神话传说中是一个具有特殊意义的地方。《前汉·律历志》记载曰："黄帝使泠纶取竹之解谷，制十二箭以听风之鸣，为律本。"句中的"箭"字，就是竹筒。上面这段古文说的是黄帝命泠纶作律，泠纶取竹于解溪，用竹子制成了十二箭，形状类似竹筒，用来听风鸣的声音。这就是音律的本始。可见，泠纶所制的十二箭，无论是发音原理还是外形，都与现代的竹笛颇为相似。

人体只有下肢像竹子一样由地面直立向上，分节而生。在传统中医的眼中，"地"可以代指人身的足部。如《黄帝内经》云："足方象地。"小腿的胫骨又恰恰是最接近人体地部的长骨。

故"解溪"这个穴名是古人取类比象、善假于物的结果。在古代圣人的巧妙安排下，中医理论人体的双腿就像竹子一样，自泠纶取竹的解溪处拔地而起，直立挺拔。古代圣人以竹喻腿，以泠纶取竹之地暗喻胫骨的起点，故"解溪"这个穴名所提示的正是穴位的位置——胫骨与足腕的连接处。

值得注意的是，与解溪位置相似、穴名寓意相同的还有足少阳胆经的丘墟（详见丘墟穴名之解）。解溪与丘墟的名称，是解剖知识与文化元素完美结合的典范。

四十二、冲阳

冲阳隐含三层不同的寓意。

第一层含义：暗示本穴位于足背高点，动脉搏动处。

穴名中的"阳"字，隐指足背高点。足背属阳，最高处亦属阳。

穴名中的"冲"字，隐指动脉搏动。"冲"字，古时书中的注音是"动"，故按六书之原则，"冲""动"二字可以假借。

第二层含义：暗喻调和过盛之阳。

穴名中的"冲"字，还有冲和之义。细观本穴主治之"腹坚大"，病机属于"诸胀腹大，皆属于热"的范畴。热者为阳，故"冲阳"二字，暗指本穴具有冲和、调和过盛之阳的功能。

第三层含义：暗示主治的病因。

"冲"字还有上冲的含义。细观本穴主治，"久狂，登高而歌，弃衣而走"，皆属阳邪上冲，扰乱神明的病症。"冲阳"二字倒而读之便是阳冲，提示本穴长于治疗阳邪上冲的病症。

故"冲阳"二字，暗示本穴的位置在足背动脉搏动之处，同时还提示本穴长于治疗病机属热、阳气上冲的病症。

四十三、陷谷

陷谷之穴名，有两层含义。

第一层含义：暗示本穴隶属胃经，位于足部。

陷谷穴名中的"陷"字，《说文》的解释是："高下也。"即自高而下之义。《玉篇》之解更加详细："坠入地也。"

穴名中的"谷"字，指的是水谷。人身之中，收纳水谷者，胃也。如《灵枢·营卫生会》曰："故水谷者，常并居于胃中。"胃经自头面部向下循行，直至足部，完全符合自高而下、下至地部的描述。本穴的位置，又恰恰处于"足方象地"的足部。

第二层含义：隐喻本穴长于治疗水邪居上的病证。

古人常倒言，"陷谷"二字倒而言之是"谷陷"。"谷"，即食入之水谷。"陷"为陷下，自高而下之义。所以"谷陷"意味着水与谷俱入于胃，但其中只有谷物得以自高而下，运化下行，而与谷物同时食入的水饮，却独自留滞在体内没有下行。水饮留积于体内化为水气，沿胃经逆而上浮，造成了"面目浮肿及水病善噫"等病症。

故"陷谷"二字，一是暗示本穴隶属胃经，位于足部；二是暗示本穴长于治疗谷物陷下运化而出，水液独留于体内所导致的病症。

四十四、内庭

内庭穴名中的"庭"字，暗示的是宫中。如《说文》对"庭"字的解释是："宫中也。"穴名中的"内"字，指的是皇家大内，宫禁之地。

故"内庭"二字，隐指古时一国之君所居住的后宫，也就是俗称"大内"的地方。如徐干在《齐都赋》中所描写的："后宫内庭，嫔妾之馆。"古时的宫城，前部是帝王视政办公的地方，后部是帝、后，嫔妃们生活居住的地方。具体布局可参见清代的皇宫，紫禁城。可以想见，在过去的封建时代，宫城以内是绝对禁止人们大声喧哗的地方。

细观本穴主治之"恶闻人声"，正是大内宫禁的基本要求之一。故"内庭"二字，非常巧妙地提示了本穴的这一主治。本穴之名，也正是穴位以其自身的功能而赢得其名的最好证明。

四十五、厉兑

缺如。

第五章　足太阴脾经

一、隐白

隐白穴名中的"隐"字，为隐匿、隐藏之义。如《说文》对"隐"字的解释是："蔽也。"《玉篇》亦解曰："匿也。"

穴名中的"白"字，是肺之色。如《素问·生气通天论》曰："西方白色，入通于肺，开窍于鼻。"细观本穴主治，"喘满不得安卧，胸中热"，恰恰是属于肺的病症。

五行之中，能隐匿肺金者，唯有脾土。十二经脉之气血自肺经开始循行，及至脾经主时，理应土旺金退，土来掩金，肺脏之气隐匿退藏。假如金气太盛，反侮脾土，则会出现本穴所主的"喘满不得安卧，胸中热"等病症。早在《黄帝内经》的成书时期，治疗此类疾病的有效穴位就已被中医先驱们记载了下来。如《灵枢·热病》曰："气满胸中，喘息，取足太阴大指之端，去爪甲如薤叶。寒则留之，热则疾之，气下乃止。"句中所说的"足太阴大指之端"，正是脾经的起始穴和井穴——隐白。脾经的穴位理应治疗脾脏的病症。细观本穴主治，"腹胀，呕吐食不下，暴泄"，正是属于脾的病症。

故"隐白"二字，隐含了土能掩金之意，暗示本穴与"土"有关，且长于治疗与"肺""脾"有关的病症。

二、大都

大都，不仅是穴位名称，还是古代的地域名称及官职之称。

作为古代地域名称的大都，直辖于封建帝王，是王畿外围、君主的采食之地，相当于现代所称的京畿地区。作为官职的大都，是周朝设立的五官之一，负责管理诸侯、诸王子采邑之地的事宜。如《淮南子·天文训》记载："何谓五官？东方为田……中央为都。"

大都穴隶属于足太阴脾经，脾在藏象理论中属于土脏，位于中央，为后天之本。如《申子》曰："四海之内，六合之间，曰：奚贵？土，食之本也。"在藏象理论中，脾胃职同"中央为都"之官，担当着采集水谷精微的重任，是《申子》所说的"食之本"。细观本穴主治，"胃心痛，腹胀胸满，腹满善呕，吐逆目眩"，皆为脾胃的病症。

故"大都"二字，是古人以"中央为都"官职的职责比拟脾胃功能，以此提示本穴隶属脾经，长于治疗脾胃的病症。

三、太白

太白不只是脾经穴位的名称，还是古代天文中的星辰名称。

在法象天地的藏象理论中，太白星所对应的是五行属金的肺脏。如《素问·生气通天论》曰："西方白色，入通于肺，开窍于鼻……其应四时，上为太白星。"

太白星对应的是肺，肺所主的是秋季。如《素问·四气调神大论》曰："秋三月，此谓容平……此秋气之应，养收之道也。逆之则伤肺，冬为飧泄，奉藏者少。"再如，《文子·精诚》亦曰："政失于秋，太白不当，出入无常。"

细观本穴主治，"胃心痛，腹胀胸满，腹胀食不化，呕吐，泄泻脓血，气逆，霍乱腹中切痛，肠鸣"，不仅有肺伤邪乘所引起的泄泻病症，也有"政失于秋，太白不当"所引起的饮食"出入无常"相关的病症。从现代流行病统计学来看，上述这些病症恰恰是秋季的多发病。

太白穴隶属足太阴脾经。在十二经气血循行中，经脉中的气血从肺经出发，开始周流。经水自属"金"的肺与大肠，流入属"土"的胃脾时，理应土旺金退，由土脏主时。然因各种原因导致肺金太过反侮脾土，出现俗语所说的"土不掩金"的病症，所以，古人特用金星的名称"太白"命名本穴，暗喻病症之因。

四、公孙

公孙不仅是穴名，还是中国最古老的姓氏之一。例如，据《史记》记载，我们的人文始祖黄帝，姓公孙，名轩辕，是有熊国君之子。

公孙穴是足太阴脾经别走足阳明胃经的络穴。如《灵枢·经脉》曰："足太阴之别，名曰公孙，去本节之后一寸，别走阳明。其别者，入络肠胃。厥气上逆则霍乱，实则腹中切痛，虚则鼓胀，取之所别也。"古代圣人以黄帝的姓氏"公孙"命名本穴，有以下两点因素。

首先，据《史记·五帝本纪》记载，我们的人文始祖黄帝是为土德。本穴隶属于脾经，脾在五行之中属土。在藏象理论中，脾的位置位于中焦，对应古代帝王所居住的城之中央，脾所主之色也正是帝王所应有的黄色（五脏在藏象理论中的调整，详见《解读中医——让中医融入生活》）。

其次，本穴所主之病，如"不嗜食、喜呕、多饮、霍乱"等，都是脾胃功能失常所引发的疾病。脾胃，五行属土。

故"公孙"二字，提示的是黄帝，暗示的是本穴隶属于脾经；隐指的则是本穴的所主之证，皆是属于脾胃的疾病。

五、商丘

商丘，不仅是穴名和地名，商丘在中国传统文化和古代神话传说中还具有特殊的意义。

商丘是上古燧人氏出生和生活的地方，火正阏伯的居住地。如《左传》记载："陶唐氏之火正阏伯居商丘，祀大火，而火纪时焉。"商丘还是火正墓冢的官方名称。火正墓冢的别名又叫火神台。由此可见商丘与火的关系。

仔细分析本穴的诸多主治，如"脾虚令人不乐，身寒善太息，腹胀，肠中鸣，食不消，溏瘕泄水，面黄，体重节痛，怠惰嗜卧，小儿慢风"等等，均属脾气不足，脾阳衰微的表现。正因本穴有振奋脾阳，以火助土之能，所以古人特以与火神有关的"商丘"二字命名本穴，以隐喻本穴长于治疗脾阳不足的病症。

六、三阴交

三阴交位于内踝之上"三"寸，"内"为阴。本穴又恰是足太阴脾经、足少阴肾经、足厥阴肝经这三条足阴经的交会穴。如《素问·水热穴论》曰："三阴之所交结于脚也。"所以古人特以"三阴交"简而称之，暗而示之。

七、漏谷

漏谷穴名中的"漏"字，指的是古代的计时工具漏刻、沙漏；穴名中的"谷"字，指的是每日所纳的饮食，水谷、五谷。

胃主纳谷，脾主运化，二者功能正常则水谷中的精微物质才能生肌长肉，濡养四肢百骸。细观本穴主治，"食饮不为肌肤"，暗示每日所食用的五谷虽然已经入胃，但其中的精微物质却未被脾胃所化，未被人身肌肤所用。食入的五谷犹如古代计时的沙漏一般，自中焦直漏而出。

所以，"漏谷"二字暗示，本穴长于治疗"食饮不为肌肤"的病症。

八、地机

地机穴名中的"机"字，暗示病位在腰。如《黄帝内经灵枢注证发微·经脉》之注曰："臀，尻也。夹腰髋骨两旁为机，机后为臀。"《素问·厥论》则曰："机关不利者，腰不可以行，项不可以顾。"细观本穴主治，"腰痛不可俯仰"，恰恰是影响行走的病症，且病位在腰。

穴名中的"地"字，提示的是"土"，暗示本穴隶属于脾经。细观本穴主治，"腹胁胀，水肿腹坚，不嗜食，溏泄"，皆为病位在脾的病症。

此外，"地"字还暗示本穴的位置位居于腰部以下。如《灵枢·阴阳系日月》曰："腰以上为天，腰以下为地。故天为阳，地为阴。"

故"地机"二字，一是提示本穴隶属脾经，位置在腰部以下；二是暗示本穴长于治疗病位在腰、脾的病症。

九、阴陵泉

缺如。

十、血海

血海在传统中医的范畴里，有广义和狭义之分。

最早出现在《黄帝内经》中的是广义的血海。如《灵枢·海论》曰："血海有余，则常想其身大，怫然不知其所病，血海不足，则常想其身小，狭然不知其所病。"其后，又出现了狭义的血海概念。如王冰在注释《素问·上古天真论》时说道："冲为血海，任主胞胎。"血海无论广义、狭义，其要素是"血"。血海名称中的"海"，意为血的汇聚之处。

从藏象理论的视角来看，血从生成到运行，与多个脏腑有关。简单来说，血在中焦生成，然后行于脉中，脾主统血，肝主藏血，心主身之血脉。但在手足十二经中，则是由胃经主血所生之病。如《灵枢·经脉》曰："胃足阳明之脉……是主血所生病者。"

血生成于中焦。如《灵枢·决气》曰："中焦受气取汁，变化而赤，是谓血。"中焦虽然是血的生成之处，但如寻根求源，仔细分析血生成的物质之源，我们可得出这样的结论：中焦所受之气，是血得以在中焦形成的关键要素。

中焦所受的气，是胃腑所收纳的水谷之气。如《灵枢·五味》曰："胃者，五脏六腑之海也。水谷皆入于胃，五脏六腑皆禀气于胃。"所以从根本来说，胃才是血的生成之源。

胃为脾之腑，在传统的中医理念中，胃主受纳水谷，脾主运化水谷中的精微物质。脾还有一项重要的职责，主管统血。所以，这也正是《针灸大成》在足太阴脾经血海条下引用脾胃派创始人李东垣治疗妇人崩漏的原因："东垣曰：女子漏下恶血，月事不调，暴崩不止，多下水浆之物，皆由饮食不节，或劳伤形体，或素有气不足，灸太阴脾经七壮。"

综上所述，血海穴之命名基于以下三方面理由：第一，本穴隶属于足太阴脾经，脾胃为生血之源。第二，本穴之主治"女子漏下恶血，月事不调"，是属于冲脉的病症，冲脉自古即有"冲为血海"之说。第三，血在人身之中无处不在，量不可谓不多。所以，圣人特以血海寓意体内之血的广泛分布；以奇经八脉之别称寓意病位所在；以血的生成之源暗喻本穴隶属脾经。

此外，血海还与其他四个海字穴一起，暗合《灵枢·海论》中的四海，用以隐喻气与血、精与气的相互转化，以及阴中有阳、阳中有阴，阴升阳降的整体理念。

十一、箕门

箕门穴名中的"门"字，寓意的是能够开合自如、顺利通行有形之物的正常状态。同时亦如足阳明胃经梁门穴之解，寓意解决问题的关键所在。

穴名中的"箕"字，提示的是簸箕，暗示的是形如簸箕的骨盆，隐喻的是前阴。

在传统文化中，簸箕不只是家庭常用的器具，还是一组形似簸箕的星辰的名称。如《诗经·小雅·大东》歌曰："维南有箕，不可以簸扬。"按照天人相应的藏象原理，用"箕"来比喻人体的骨盆，可谓更加形象，从藏象理论和人体骨骼形态上来看，骨盆的形状和功能像是用来簸谷弃糠的簸箕。

形如簸箕的骨盆，其下端是排泄糟粕的前、后二阴。其中前阴不仅是尿道的出口，还是男性的生殖之门。《韵会》曰："箕者，万物根基。"在古代封建社会中，王公贵族的家族代表都是男性，他们的生殖活动称之为开枝散叶。如康熙帝，不算女儿和女儿们的后代，他共有三十多个儿子，九十多个孙子。这个速度完全可以用"万物之根基"来形容。

细观本穴主治，"淋，小便不通，遗溺"，恰恰是前阴尿液排泄失常的病症，是中老年男性的常见病。

故穴名中的"箕"字，以男根隐指前阴。穴名中的"门"字，则暗示本穴长于治疗尿液排泄失常的病症。

十二、冲门

冲门穴名中的"冲"字，隐含有两种含义。

第1种含义：按宋代王圣美之"右文说"，"冲"字的字义在其右侧的"中"字。"中"，即为中间、中点之义。

第2种含义："冲"字与足阳明胃经冲阳穴之解相同，暗示本穴的位置在动脉的搏动之处。

穴名中的"门"字，提示循摸扪按的"扪"字。"门"，古时字书的注音字是"扪"。故按六书法则，两字可以假借。故"冲门"二字，暗隐的是循摸扪按寻找动脉。

冲门位于腹股沟，仰卧取穴时，双足自然外展，此时本穴的位置正如《针灸大成》所描述的那样，位于"横骨"之端，约在大腿外侧最高点至大腿内侧根部的中间位置，动脉的搏动之处。

所以说，"冲门"这个穴名提示的是如何寻找、确定本穴位置的方法。

十三、府舍

缺如。

十四、腹结

腹结穴名中的"腹"字，不仅提示本穴的位置在腹；同时隐指本穴的主治内容涉及气与水谷两条通路。此处的字义转换共有两个步骤。

第1步：据宋代王圣美之"右文说"，腹之字义在于其右侧的"复"字。

第2步："复"，指的是复道。在古代宫殿建筑，以及古代大型建筑群中常常设有复道。如隋末唐初的著名学者颜师古对"复道"的解释："上下有道，故曰之复。"故"复"字，暗含"上下有道"，路有两途的寓意。

人身之中，肺司呼吸，肾主纳气。一呼一纳，气机随之出入，此是中医理论人体中的"气"之道。此外，还有一条胃纳水谷，脾主运化的"水谷"之道。

"气"与"谷"的路径不同，道有两条，恰似古代建筑中的复道。所以古人特将胃、脾、肾之居所命名为"腹"。细观本穴主治，"咳逆，腹寒泄利"，恰恰是气道不利，水谷之道失常的病症。

穴名中的"结"字，提示气机郁结。肾处下焦，肺居上胸。腹中之气郁结不通，上下气机不能通畅，肺气不得下降于肾，肾失纳气之职，正是"咳逆"的病机。气结于腹，脾主运化失利，故出现"绕脐痛，腹寒泄利"的病症。

故"腹结"二字，一为提示本穴位于腹部；二是提示本穴长于治疗上下气机在腹部郁结所造成的病症。

十五、大横

大横不仅是穴名，还是历史故事中的关键词汇。

据记载，在汉文帝继位的曲折过程中，刘恒和母亲薄姬在万般无奈的境况下，采用龟卜的方法，将母子的命运交与上苍，结果兆遇大横，文帝顺利地登上了帝位。

大横穴名中的"大"字，隐指"人"。如《说文解字》曰："大，天大，地大，人亦大。故大象人形。"其后徐铉也在"大"字条中明确地补充说："本古文人字。"再看"大"字的甲骨文"↑"，所刻画的就是人的形状。

穴名中的"横"字，是横竖的"横"，隐喻横卧的状态。

在传统习惯上，物体的长轴与地面垂直曰竖，与地面平行曰横。故穴名"大横"，隐指的是人处于与地面平行的状态，也就是现代所说的平卧状态。细观本穴主治，"大风逆气，四肢不可举动"，可见"大横"二字，正是病人因为"四肢不可举动"，只能处于卧床状态的精准描述。

治疗疾病的目的是使患者恢复健康。所以说，向好的方向争取是医者与患者的共同愿望。故穴名大横在暗示病情危重的同时，还包含了"兆遇大横"这一积极向好的共同愿望。

十六、腹哀

腹哀穴名中的"腹"字，提示本穴的位置在人的腹部。

穴名中的"哀"字，共有两种不同的含义。

第1种含义："哀"字指的是冬季主管收藏的"哀气"。如汉代董仲舒在《春秋繁露·阴阳义》中曰："春，喜气也，故生；秋，怒气也，故杀；夏，乐气也，故养；冬，哀气也，故藏。"故"哀"字提示，本穴与收藏水谷精微有关。

第2种含义：“哀”字隐喻脾气已衰的征象。此处的字义转换共分为两个步骤。

第1步：“哀”是“衰”的假借字。从字形上来看，“哀”与“衰”的字形相似。按六书之法则，“哀”与“衰”二字可形成假借。

第2步：“衰”字，提示的是“脾气衰”。如《难经·第十五难》之曰：“脾者，中州也，其平和不可得见，衰乃见耳。”唐代王冰在《素问·生气通天论》之注中也说道：“长夏善病洞泄寒中，以土主于中，脾气衰也。”

脾脏平和，水谷运化正常，水谷精微能够得以正常的输布收藏。如若后天失养，脾脏受病，水谷运化失利，则会出现“衰乃见”的病症。细观本穴主治，“寒中食不化，大便脓血，腹中痛”，不仅是“脾气衰”所引发的结果，同时也是造成脾气进一步衰败、病情逐渐加重的病因。

所以古人以“腹哀”命名本穴，一是提示本穴位于腹部，有帮助脾气恢复收藏水谷精微之功能；二是提示本穴所主之证是脾气已衰之后所出现的脾失运化之证。

十七、食窦

缺如。

十八、天溪

天溪穴名中的“天”字，指人身中部之天，胸中的肺脏。如《素问·三部九候论》曰：“帝曰：中部之候奈何？岐伯曰：……天以候肺。”细观本穴主治，“胸中满痛，咳逆上气，喉中作声”，均为病位在肺的病症。

穴名中的“溪”字，提示的是溪水、水流。天溪位于胸部。胸前能似溪水流出之处，唯有母亲的乳房。对于哺乳期的婴儿来说，源源不断的乳汁，恰似来自天上的、永不枯竭的溪水。细观本穴主治之“妇人乳肿癀痈”，正是乳房的病痛。

故“天溪”二字，暗示本穴位于胸部，长于治疗肺部，以及妇人乳房的病症。

十九、胸乡

胸乡穴名中的“胸”字，指的是胸部。

穴名中的“乡”字，是古代窗牖的别名。如《仪礼·士虞礼》之《注》曰：“乡，牖一名也。”其《疏》进一步解释说：“北牖名乡，乡亦是牖，故云一名也。”古代建筑中的“牖”是“窗”的一种，用途亦与“窗”相同。如《说文》

对"牖"字的解释是:"牖,穿壁以木为交窗也。"

所以说,"胸乡"这个穴名,是"胸部之窗牖"的含义。细观本穴主治,"胸胁支满,引胸背痛不得卧,转侧难",证属肺失肃降,胸部之气机壅塞不通的病症。由于本穴长于肃降胸部壅塞之肺气,能使壅塞之肺气如同打开了窗牖一般地消散,所以能迅速地使肺重新恢复司呼吸的功能。

故"胸乡"二字,一是提示本穴位于胸部,二是暗指本穴长于治疗肺部气机壅塞的病症。

二十、周荣

周荣之穴名,暗含有两层寓意。

第一层寓意:穴名寓意的是气血在经脉中环流不息、周行不已的循行状态。

周荣穴名中的"荣"字,是营运,运行的意思。此处字义的转换共有两个步骤。

第1步:"荣"是"营"的假借字。"荣"字在古代字书中的注音是"营",故按六书的法则,"荣"与"营"可以假借。

第2步:"营"即营运,运行的意思。如马莳在《黄帝内经灵枢注证发微·五十营》的题首是这样注释的:"'营'者,运也。脉之营行有五十度,故名篇。"

穴名中的"周"字,为周流、环流一周的含义。人身之气血在经脉中的循行,就像二十八宿在天空中的循行一样,如环无端,周流不息。如《灵枢·五十营》曰:"黄帝曰:余愿闻五十营奈何?岐伯答曰:天周二十八宿,宿三十六分。人气行一周,千八分,日行二十八宿。人经脉上下左右前后二十八脉,周身十六丈二尺,以应二十八宿。"再如《灵枢·本脏》曰:"人之血气精神者,所以奉生而周于性命者也。"

第二层寓意:穴名隐喻脾所运化的水谷精微对周身的滋养。

周荣穴名中的"周"字,提示的是周身、周全之义。

穴名中的"荣"字,提示本穴隶属于足太阴脾经。"荣"有荣养的含义,如《灵枢·邪客》曰:"五谷入于胃也,其糟粕、津液、宗气分为三隧。故宗气积于胸中,出于喉咙,以贯心脉,而行呼吸焉。营气者,泌其津液,注之于脉,化以为血,以荣四末。"再如《素问·痹论》:"荣者,水谷之精气也,和调于五脏,洒陈于六府,乃能入于脉也,故循脉上下,贯五脏,络六府也。"

根据藏象理论，五谷入胃之后，是由脾主管水谷精微的运化。故"周荣"二字，一是提示气血在十二经中的周流营运；二是暗示本穴位于负责荣养周身的脾经。

二十一、大包

大包是《黄帝内经》明确定位的穴位之一。如《灵枢·经脉》曰："脾之大络，名曰大包，出渊腋下三寸，布胸胁。实则身尽痛，虚则百节皆纵。此脉若罗络之血者，皆取之脾之大络脉也。"

在手足十二经与任督二脉这十四条经脉中，唯有脾经拥有两个络穴，大包便是这两个络穴中的一个。大包完全不同于其他位于四肢末端、只单纯负责联络其他经脉的络穴——如脾的另一个络穴，公孙。大包不仅是手足十二经中唯一的远离四肢的络穴，而且早在《灵枢》的成书时期便被冠名为"脾之大络"，故而可知本穴与其他十四络穴有明显的不同。

古代圣人将本穴定名为大包，至少有以下三个方面的原因：

第一：在藏象理论中，脾属土，居中央，"以灌四旁"，滋养四肢百骸。《黄帝内经》只用了数语就概括了脾对全身的滋养功能。脾经"起于隐白，终于大包"，大包是脾经的最后一个穴位，这便意味着脾经循行至本穴时已经完成了"中央土以灌四旁"，也就是滋养全身四肢百骸的重任，所以本穴被命名为"大包"。

第二：细观本穴主治，"实则身尽痛，泻之；虚则百节尽纵，补之"，亦从本穴主治的角度说明了"大包"二字对于周身的作用和意义。

第三："大包"之名还有更深层的人文与哲学含义。在古代哲人的眼中，人是天地万物之一，与自然同理。人之身体，按《素问·三部九候论》的划分，大之，如同天地之理；小之，则每个分部之中还可以反复再度划分为天、地、人。人身就如《无能子·明本》所说的那样："大之可以包天壤，细之可以入眉睫。"

故"大包"这个穴名，隐喻脾所运化的水谷精微对身体内每一个细微之处的滋养。脾的滋养之功，如同于水，等同于道。其无私，诚如《文子·道原》之所说："万物不得不生，百事不得不成，大苞群生而无私好，泽及蚑蛲而不求报。"所以，"大包"这个名称的含义，正如《针灸大成》之所言："脾之大络，总统阴阳诸络，由脾灌溉五脏。"《针灸大成》所说的"总统阴阳诸络"即总统全身。"灌溉五脏"，即灌溉五脏六腑。五脏六腑是四肢百骸的总代言。所以，"灌溉五脏"，即灌溉周身。大包，即大包周身四肢百骸骨也。

第六章 手少阴心经

一、极泉

极泉穴名有两层含义。

第一层含义：暗示的是最高的泉，隐指心脏。

《说文》对"泉"的解释是："泉，水原也。象水流出成川形。"泉是水的源头，百川的源头。古代哲人以经脉比喻江河，以水流比喻气血。在人身之中，能够像"泉"、像"水原"一样源源不断、喷涌不已的唯有心脏。血从心脏奔流而出，布散到全身的主要动脉分支，正像水从泉中喷涌而出所形成的河川之形。此种藏象之意，正符合《素问·痿论》所说的观点："心主身之血脉。"

极泉穴隶属手少阴心经。心经，顾名思义，与心相关。如《灵枢·经脉》曰："心，手少阴之脉，起于心中。"所以说，"心"是一身血脉之主，十二经水的源头。

穴名中的"极"字，古时有最高的含义。如《说文》对"极"的解释："栋也。"其后徐锴对此补充道："极者，屋脊之栋。今人谓高及甚为极，意出于此。"可见，古时的"极"字是用来形容高度的最高等级。

故"极泉"二字寓意最高的泉。在藏象理论中，功能状态与泉最为相像的脏器是心脏。心为君主之官，其地位不可谓不高。细观本穴主治，"心痛，目黄"，正是属于心的病症。

第二层含义：隐指本穴的位置即将到达源头——心脏。

穴名中的"泉"字，隐指的是心脏。穴名中的"极"字，古时有将至、几乎达到的含义。如《诗经·大雅·崧高》歌曰："崧高维岳，骏极于天。"

古时，手足十二经均起自手足（参见《针灸大全·周身经穴赋》）。若按古时的经脉循行路线，极泉是手少阴心经自手起始之后，在体表循行线路上的最后一个穴位。经气至此，行将进入心中，所以本穴的位置正可谓是"极泉"。即使换作现代的视角，以本穴的解剖位置来看，极泉穴也是心经之中最接近心脏的穴位。这一近水楼台先得月的独特位置，正是本穴得以命名为"极泉"的重要因素之一；亦是《针灸大成》的作者特以"臂内腋下筋间，动脉入胸"来描述本穴位置的真正用意。

故"极泉"这个穴名，暗示本穴隶属心经，位置距离心脏最近，且长于治疗与心有关的病症。

值得注意的是，不独极泉穴，先圣们对步廊、灵墟、俞府、灵台等穴名的设置，更是充分展现了古代中医先驱们对心脏泵血功能的深刻了解。

二、青灵

青灵穴名中的"灵"字，是灵验之义。寓意选取此穴，便会取得理想的治疗效果。

穴名中的"青"字，共有三种含义。

第1种含义："青"字隐指"痛"症。"青"是五色之一。如《素问·举痛论》曰："五脏六腑，固尽有部，视其五色，黄赤为热，白为寒，青黑为痛，此所谓视而可见者也。"可见，青色是病人患有疼痛之证的病色。细观本穴的所主之证，均为头、胁、肩臂的"痛"症。

第2种含义："青"还有"冷"的含义。此处字义的转换共有两个步骤。

（1）"青"等同于"清"。古时"青"与"清"的字义相同，如《释名》曰："清，青也。"

（2）"清"有寒、冷的含义。古时"凊"字与"清"同，都有"寒"之义。《增韵》也说：冷为"凊甚也。"细观本穴主治之"振寒胁痛"，不仅胁"痛"，而且振"寒"。

第3种含义："清"字在《黄帝内经》中与金秋季节之急速降温有关。如《素问·五常政大论》曰："审平之纪……其类金，其政劲肃，其候清切，其令燥，其脏肺。"王冰注曰："清，大凉也；切，急也，风声也。"细观本穴主治，"肩臂不举，不能带衣"，与手太阳小肠经养老穴的主治类同，皆属于秋季降温时的常见病、多发病。

故"青灵"二字，提示本穴长于治疗痛症，尤其是对寒冷敏感的痛症。

三、少海

少海穴名中的"少"字，与手少阴经之"少"字暗合。少海穴还与其他带有"少"字的穴位一样，都隶属于肢体边侧的经脉。

少海穴名中的"海"字，提示的是定时之潮汐，隐指潮汐的制造者——心脏。此处字义的转换共有两个步骤。

第1步："海"，古时又被文人们称为朝夕池。如枚乘《谏吴王书》曰："游曲台，临上路，不如朝夕之池。"其后之注解释曰："苏林曰：以海水朝夕为池。"

第2步：心是经脉气血潮汐波动的制造者。在人身之中，如潮水般奔涌、如大海般涨落起伏的，只有周身之血脉。心主身之血脉。周身之血脉自心出发，又回流于心。心，是血脉搏动起伏、血流潮汐奔涌的制造者和推动者。

所以穴名中"海"字，提示本穴与心有关。细观本穴主治，"目眩发狂，心疼，手颤健忘"，恰恰是属于心的病症。

故"少海"二字暗示本穴位于肢体的边侧，隶属心经，且长于治疗与心有关的病症。

值得注意的是，与心经相表里的小肠经有一个同在肘部且位置相近的小海穴。小海穴名中的"小"字，与"少"同义。如唐代贺知章《回乡偶书二首·其一》："少小离家老大回，乡音无改鬓毛衰。"所以说，少海不仅与小海位置相近，名称相似，且穴名的含义亦两相近同。

四、灵道

灵道穴名中的"道"字，与足阳明胃经水道穴之解相同，为"导"字之义。

穴名中的"灵"字，提示的是神灵，隐指总管一身阴阳之精气的心脏。《大戴礼记·曾子天圆》："阳之精气曰神，阴之精气曰灵。"故神灵总指阴阳之精气。

本穴隶属心经，心为形体之君，五脏六腑之大主，人身阴阳之总管，故曰心主神明。细观本穴主治之"心痛"，正是病位在心的病症；"悲恐"恰为心火不足，金水克侮所导致的心神不明之证；"相引瘛疭"则属于心血不足，筋脉失养之证；"暴喑不能言"，则是心气郁结，心窍不通之证。

"灵道"倒而言之是为"道灵"，也就是"导灵"义。穴名提示本穴有引导心所主的神灵重新回归本位之能，能够帮助遭受病邪困扰的心君重主神明。

值得注意的是，本穴与督脉之神道穴名称相对，名称之义相近，且均长于治疗心神异常之证，故欲要了解"灵"与"神"之区别，宜将灵道与神道二穴相互参看。

五、通里

通里穴名中的"通"字，是通畅之义。穴名中的"里"字，隐指经脉。如《灵枢·脉度》曰："经脉为里，支而横者为络，络之别者为孙。"故"通里"这个穴名是使经脉畅通的意思。

经脉为心所主。如《素问·痿论》曰："心主身之血脉。"《素问·平人气象论》曰："脏真通于心，心藏血脉之气也。"

心不仅"主身之血脉"，在藏象理论中被尊为五脏六腑之大主，被尊为形体之君的心，还是情志的总管。如《灵枢·本神》曰："所以任物者谓之心，心有所忆谓之意，意之所存谓之志，因志而存变谓之思，因思而远慕谓之虑，因虑而处物谓之智。"细观本穴主治，"热病先不乐，数日懊憹，数欠频呻悲"，皆为邪伤心神，心气不舒之证。

传统文化认为，言为心声。如汉代扬雄之《法言·问神》曰："故言，心声也；书，心画也。声画形，君子小人见矣。"细观本穴主治，"暴喑不言，苦呕喉痹"，正是心气郁结，语音不出之病症。而"目眩头痛，面热无汗，热病先不乐，数日懊憹，数欠频呻悲，目痛心悸"，亦皆为病位在心的病症。

所以说，"通里"二字暗喻的是通血脉、通心气。由于本穴善通经脉，经脉通则心气通，心气通则心神畅，如此心神才能得以安定。经脉得通，心经"从心系上夹咽"之支者，气血亦得通畅，如是语音才能得出，诸症才能得除。

六、阴郄

缺如。

七、神门

神门穴名中的"神"字，其一是指心所藏的神，心所主的神明。其二是指人的正气。

穴名中的"门"字，为正邪出入之门，解决问题的关键。

《灵枢·小针解》曰："上守神者，守人之血气，有余不足，可补泻也。神客者，正邪共会也。神者，正气也。客者，邪气也。在门者，邪循正气之所出入也。"细观本穴主治，"心性痴呆，健忘，大小人五痫"，均为正气不足，邪扰神明，心气虚衰，心神不宁之证。"面赤喜笑，狂悲狂笑，恐悸"，则正符合《灵枢·本神》所说的："心藏脉，脉舍神，心气虚则悲，实则笑不休。"

故"神门"这个穴名，提示本穴隶属心经，长于治疗心气不足，心神被扰之证。

八、少府

少府不仅是穴名，在中国历史上，少府还是古代官职的名称。自春秋战国时期开始，各国诸侯便开始设置少府这一官职，一直沿用到秦汉时期。少府贵为九卿，其职责之一，是掌管直供皇宫的手工业制造，属于一国之君的私府。细观本穴主治之"手卷不伸"，是不能做精细动作的临证表现，其所对应的正是古代少府的职责，"掌百工技巧之政"。

人类社会的君主是一国之君，人身的君主则是藏象之心。古代的少府是国君的私府，穴位少府则隶属心经。

此外，少府穴名中的"少"字，不仅与手少阴之"少"暗合，还如同其他"少"字穴一样，提示本穴隶属肢体边侧的经脉。

故"少府"二字，一是暗示本穴隶属位于肢体边侧的经脉；二是暗示本穴隶属形体之君，心经；三是暗示本穴长于治疗"手卷不伸"之证。

九、少冲

少冲穴名中的"少"字，不仅与手少阴之"少"两相符合；而且与手太阴经少商穴之解相同，提示本穴所属的经脉位于肢体的边侧。

穴名中的"冲"字，隐指藏象之心。此处的字义转换共有两个步骤。

第1步："冲"字与足阳明胃经冲阳穴之解相同，隐指"动"。

第2步：按宋代王圣美之"右文说"，"冲"与"中"的字义相近、相同。

故少冲穴之"冲"字，与手厥阴心包经中冲穴之解相同，隐指藏象之心在体内有规律的搏动。

细观本穴主治，"热病烦满，目黄，悲惊寒热，胸心痛"，皆是属于心的病症。所以"少冲"二字暗示：本穴隶属心经，位于肢体侧面，且长于治疗属于心的病症。

值得注意的是，在早期经络发展史上，曾有一个只有心包经，没有心经的历史阶段（详见《解读中医——让中医融入生活》）。少冲穴与手厥阴心包经的中冲穴一样，都是井穴，都代表着本经所属脏器的特征。对心与心包络而言，最明显的特征就是"动"。

少冲与中冲的命名，与两穴隶属的经脉，两穴出现的早晚，以及两穴所处的位置有关。从两穴所属的经脉来看，手厥阴心包经的出现明显早于手少阴心经，故中冲的命名应早于少冲的命名。从两穴的位置来看，中冲位于"手中指之端"；而少冲位于手小指。如此这般，从而使得属于心君之经的本穴，最终以"少冲"命名。

第七章　手太阳小肠经

一、少泽

少泽穴名中的"少"字，一是提示数量少、程度弱；二是与其他的"少"字穴一样，暗示本穴位于肢体外侧之经脉。

穴名中的"泽"字，一是与手太阴肺经尺泽穴之解相同，为恩泽的"泽"，提示本穴与"心"有关；二是有润泽之义。

本穴隶属小肠经。《灵枢·经脉》曰："小肠……是主液所生病者。"小肠为心之腑，故马莳在《黄帝内经灵枢注证发微·经脉》中注解说："小肠……是主心液不足而为之生病也。"细观本穴主治，"喉痹舌强，汗不出，口干心烦，瘈疭"，恰恰皆为心液不足，润泽濡养失常之证。

故"少泽"二字，暗示本穴位于肢体的外侧，隶属与"心"有关的经脉，且长于治疗心液不足的病症。

二、前谷

前谷穴名中的"前"字，一是特指母亲的胸前；二是隐指小儿开始正常饮食之前的婴幼儿时期。穴名中的"谷"字，指的是"五谷"。

五谷自古以来就是中国人的传统主食，乳汁则是由五谷精微所化。对嗷嗷待哺的婴幼儿来说，出自母亲胸前的乳汁，是他们健康成长的最好食粮。

此外，古人喜倒言，"前谷"倒而言之是"谷前"。在婴幼儿开始正常食用五谷之前，所食用的自然是母亲的乳汁。细观本穴主治，"产后无乳"，恰恰是婴幼儿"谷前"食物匮乏的情况。

故前谷之穴名，一是提示本穴位于胸前；二是暗示本穴长于治疗"产后无乳"。

三、后溪

缺如。

四、腕骨

腕骨穴之名，得自于其穴的独特位置。如《针灸大成》对腕骨穴位置的描述是："手外侧腕前起骨下陷中。"

《释名》对"腕"字的解释是："腕，宛也，言可宛屈也。"所以，"腕前起骨"的意思是说，这个位于"腕前"的"起骨"，是由于手腕转动之时，此骨宛转、宛曲的状态而得名的。

此外，"宛"字古时还有"小"的含义。如《诗经·小雅·小宛》歌曰："宛彼鸣鸠。"其后之注解释说："宛，小貌。"

古人以"宛"名腕，是言其可以宛屈；以腕名骨，则暗示此骨是一块"小骨"，是在"手外侧腕前"，且能够随着手腕的转动而宛转的腕中小骨。由于此穴位于腕骨的下陷之中，故而因之得名为"腕骨"。

五、阳谷

阳谷，不仅是穴位名称，也是隋文帝时期所设的县城之名，还是上古神话传说中太阳升起的地方。古时"湯"字音陽，与暘同。暘谷，日所出也。如《淮南子·天文训》曰："日出于湯谷。"

"阳谷"自身的这些文化特性，暗示了本穴与"阳""热"的关系。

取类比象、参天则地是藏象理论的特征之一。完全可以想象，日出阳谷之时，火热之气随之向上蒸腾的景象。细观本穴主治，"癫疾狂走，热病汗不出，颈颔肿，耳聋耳鸣，齿龋痛"，皆属于阳邪亢盛，干扰于上的病症。火与热正是本穴主治的病因病机。

所以说，古代圣人以日出之处命名本穴，目的是暗喻本穴长于治疗火邪上扰所引起的诸多病症。

六、养老

养生防病自古以来一直是传统中医所重视的内容之一。故"养老"穴名中的

"养"字，指的是"养生"。

穴名中的"老"字，有两种含义。

第1种含义：指的是"老年"。老年是人体机能逐渐出现衰退的年龄阶段。如《灵枢·天年》曰："五十岁，肝气始衰，肝叶始薄，胆汁始减，目始不明。"细观本穴的所主之证，"目视不明，肩臂酸疼，肩欲折，臂如拔，手不能自上下"，均为步入老年之后的常见病症。

第2种含义："养老"穴名中的"老"字，还有秋季的寓意。此处字义的转换共有两个步骤。

1. "老"等同于"酉"。如《白虎通义·五行》中记载："酉者，老也。"《史记·律书》也说："酉者，万物之老也。"故在特定的语境中，"老"与"酉"是同义词。

2. "酉"字提示的是秋季。"酉"字是十二地支之一。在传统农历的十二个月份中，"酉"所代表的是八月这个金秋季节。

金秋八月，秋季始至，夜风始凉，昼夜温差明显增大，加之人到老年，阳气渐衰，卫气不足，稍有疏忽，风寒就极易由外而入，侵经袭络，引发肩颈不适、肩臂疼痛、手臂不能抬举等等病症。

值得注意的是：细观本穴主治，"肩臂酸疼、肩欲折、臂如拔、手不能自上下"，恰恰与现代常见疾病"肩周炎"，又称为"五十肩"的病症表现极为类似。众所周知，五十就是半百，半百是即将步入老年的特殊时期。

故"养老"二字，一是提醒人们中年以后要注意养生防病，二是暗示本穴长于治疗老年人，尤其是老年人在秋季容易出现的常见病。

七、支正

支正穴名中的"支"字，隐指人体四肢。"支"字古时与"肢"字相通。如《周易·坤卦》："美在其中，而畅于四支。"其《疏》解释曰："四支犹人手足。"

穴名中的"正"字，是官长、长官之义。如《尔雅·释诂》对"正"字的解释是："正，长也。"《郭注》对此补充道："谓官长。"《墨子·尚同上》也记载道："诸侯国君既已立，以其力为未足，又选择其国之贤可者，置立之以为正长。"

穴名中的"支"通"肢"，"正"为官长之义。故"支正"的职能，犹如古代分别管理五种行业的"五正"，是主管四肢的官长。下属不力，责之官长。细观本穴主治，"四肢虚弱，肘臂挛难屈伸，手不握，十指尽痛"，正是四肢的病症。

此外，"支正"二字还有多重与本穴主治有关的古义。

其一，"正"字的反字是"乏"。如《说文》在"乏"字条中说道："《春秋传》曰：'反正为乏。'"自古"乏"字就有缺乏、空乏之义。细观本穴主治，恰有"四肢虚弱"之证。

其二，"正"字古时还有不能屈伸的含义。如《新书·道术篇》之解："方正不曲谓之正。"细观本穴主治，"肘臂挛难屈伸，手不握，十指尽痛"，即肘臂、手指不能屈曲之证。

由此可见，古代圣人选用"支正"来概括本穴的职能、暗示本穴的主治堪称是神来之笔。"支正"这个穴名，正是古代圣人因能而设位、因能而命名的样板之作。

八、小海

小海穴名中的"小"字，是大小的小。"小"恰与其所属的经脉——小肠经之"小"相暗合。

穴名中的"海"，古时有朝夕池的别称，故"海"字所隐指的，正是波涛起伏之池。在人身之中，有潮汐之能者，心也。心主身之血脉，血脉之搏动，其形状正如大海的潮汐起落。本穴所属之小肠经，恰为心之腑也。

细观本穴主治之"癫疾狂走"，是属于阳邪亢盛上扰之证；本经循行部位上的诸痛疮疡之证，不仅在病机十九条中皆属于心，而且是热毒之证。能克火者，水也。善假于物的古代圣人，以小海之名命名本穴，象征本穴具有丰量之水，具有以水灭火之能，故尔长于治疗癫疾狂走，以及诸痛疮疡之证。

值得注意的是，手太阳小肠经之小海穴是手足十二经中唯一的"小"字穴，穴名中的"小"字恰恰与小肠经之"小"字相符；与小海穴名称字义相似、位置相近的是手少阴心经少海穴，其穴名中的"少"字，亦恰恰与少阴经之"少"字相符。"少"与"小"是同义字，小海亦与"少"字穴一样，隶属于肢体侧边的经脉。所以，从少海穴与小海穴之命名，足以窥见古人命名经穴时的选字用意之深。

九、肩贞

肩贞穴名中的"肩"字，指的是肩部。

穴名中的"贞"字，提示的是"桢"，暗喻的是双臂。此处的字义转换，共有两个步骤。

第1步："贞"是"桢"字的假借字。"贞"字古时有一个读音相同的字，

"桢"。据六书之法则，"贞"字可以成为"桢"的假借字。

第2步："桢"是古代建筑墙壁时，墙体两端必须使用的木柱。如《尚书·费誓》有言："峙乃桢干。"《孔传》对句中"桢干"一词解释曰："题曰桢，旁曰干。桢当墙两端者也，干在墙两边者也。"清代王先谦在《尚书孔传参正》中对"桢干"的解释更为具体："凡筑墙及城者，以绳束板置于两旁，更竖木于其端首，乃取土实其中而筑之，桢是其端首之木。"这段话的意思是说，在砖还没有出现的古代，古人用土直接夯筑墙体。具体的建造过程有点类似于现代建筑工程中的现浇水泥。夯筑前首先要搭建由木桩和木板组成的大型模具。立在墙体两边较小的木桩犹如竖版古文的正文，叫作"干"；竖在墙体两端非常粗大的木桩，则如竖版古文的题目，叫作"桢"。

第3步："桢"字隐指的是人的双臂。在人体结构中，最像城墙的部分是胸廓，双臂居于胸廓两端，恰似筑墙时使用的"桢"木。本穴的位置，恰恰位于被比喻为墙的胸廓和被比喻为"桢"的上臂之间，也就是腋后纹头上1寸的地方。

故"肩贞"二字，提示本穴位于肩部，处于上臂与胸廓相连接的中间位置。

十、臑俞

臑俞穴名中"臑"字，一是暗示本穴与"饮食之道"有关；二是提示本穴的位置是在肩部。如《古今韵会举要》对"臑"字的解释是："肩脚也。"

穴名中的"俞"字亦有两种含义。

第1种含义："俞"字古时与"输"相通，是传输之意。如《黄帝内经灵枢注证发微·本腧》的题下注曰："输、俞、腧三字，古代通用。"

臑俞穴隶属小肠经。《素问·灵兰秘典论》对小肠功能总结的简单明了："小肠者，受盛之官，化物出焉。"水谷首先纳入于胃，随后进入小肠。小肠泌其清浊，然后再将水谷之化物传入大肠。简而言之，小肠位于胃与大肠之间，负责传输水谷与化物。

第2种含义：穴名中的"俞"义同"揄"字，暗示本穴与上肢的持重举物有关。

以宋代王圣美的"右文说"观之，穴名中的"俞"字与"揄"的原始字义相近、相同。更重要的是，"俞"是单体字，是"揄"字的主要构成部分，故在特定的语境中"俞"可以替代、隐指"揄"字。在《诗经》中，"揄"字恰恰与双臂频繁收放、抬举，将米取出臼窝的动作有关。如《诗经·大雅·生民》曰："或舂或揄，或簸或蹂。"其《疏》对"揄"字的解释是："揄，抒米以出臼也。"

以中国文化作为根基的传统中医，强调的是根源，重视的是整体。在整个舂米的过程中，没有舂就没有揄，故言揄，便隐含了舂的动作。且无论舂或者是揄，都需要双手持物、上举前伸。

故"臑俞"二字，暗示本穴位于肩部，长于治疗"臂酸无力，肩痛引胛"等上臂抬举失常的病症。

十一、天宗

缺如。

十二、秉风

秉风穴名中的"风"字，指的是风邪。

穴名中的"秉"字，隐指四肢的"支"。此处的字义转换共有三个步骤。

第1步："秉"有一个字形非常相似的字，"秉"。按六书之法则，"秉"与"秉"可形成假借的关系。

第2步：《集韵》对"秉"的解释是："支，古作秉。"这就是说，"秉"是"支"的古字。

第3步："支"字与同属小肠经的支正穴之解相同，提示"肢"。

故"秉风"，隐指的是"支风"，隐喻肢体遭受了风邪的侵袭。联系本穴唯一的主治"肩痛不能举"，便可理解本穴主治之证的病因，以及本穴名称的含义。

所以"秉风"二字，提示本穴长于治疗因肢体受风所导致的肩痛，手臂不能抬举之证。

十三、曲垣

曲垣穴名中的"垣"字，指的是矮墙。

在古汉语中，有"卑曰垣，高曰墉"之说，故"垣"的意思就是比较矮小的墙。众所周知，支撑墙壁的是石头，而支撑身体的是骨头。全身的骨骼有206块之多，但真正符合古文"垣"之原义的，只有肩胛骨上的肩胛冈。

穴名中的"曲"字，指曲胛。如《针灸大成》对曲垣穴位置的描述是"肩中央曲胛陷中"。"曲胛"是古代针灸典籍中的专用名词。"曲胛"的"胛"，正是"垣"之矮墙所在的肩胛骨。

此外，穴名中的"曲"字，还暗示本穴与"心"有关。如《诗经·秦风·小戎》歌曰："言念君子，温其如玉。在其板屋，乱我心曲。"可见自古便有"心曲"一说，俗话也说："曲为心声。"细观与肩胛骨有关的所有经脉，唯有手太阳小肠经与心相关。

故"曲垣"二字暗示，本穴位于肩胛骨上的肩胛冈，隶属与心有关的手太阳小肠经。

十四、肩外俞

肩外俞穴名中的"肩"字，指的是肩部。穴名中的"俞"字，即腧穴、经穴之义。穴名中的"外"字，一是与肩中俞的位置相比，位置靠外；二是隐指本穴的所主之证属于外经之病症。

细观本穴主治，"肩胛痛，周痹寒至肘"，正是属于外经的病症，所以古人以"肩外俞"三字以提示之。

值得注意的是，紧邻本穴之后，还有一个穴名相对的肩中俞穴。两穴虽然同属小肠经，名称相似，位置紧邻，两穴之间的距离也只隔一椎、只差一寸，但两穴的主治特点，却有显著的不同。肩外俞主治外经，肩中俞主治内脏，两穴的名称与两穴的主治相呼应。肩中俞的"中"，暗示的是"内"，是"脏"；肩外俞的"外"，指的是外经之证。肩外俞、肩中俞名称的设立，说明古人命名穴位的用意之深、用字之精。

十五、肩中俞

肩中俞穴名中的"肩""俞"二字与肩外俞的穴名之解相同。

本穴名称之"中"字，暗含着两种含义。

一是与"外"字对应，表示本穴的位置在肩外俞的内侧，其所主的病症均与人体"内部"的五脏有关。如《素问·脉要精微论》曰："五脏者，中之守也。"

二是与"肩"字合在一起，提示本穴的位置及其所主的病症均在肩背部的中间位置。

两肩中间是背的上部。《素问·脉要精微论》曰："背者，胸中之府。"胸中，是心肺的居处。肺司呼吸；心开窍于目，目为心之使。如《灵枢·大惑论》曰："目者，心之使也。"《素问·解精微论》亦曰："夫心者，五脏之专精也；目者，其窍也。"细观本穴主治，"咳嗽，上气唾血、目视不明"，正是属于心肺的病症。

故"肩中俞"三字，一是提示本穴位于两肩之间；二是提示本穴长于治疗疾病根源在背的内部，也就是胸中的疾病。

十六、天窗

天窗穴名中的"天"字，一是指天地之天；二是指人身的天部。

穴名中的"窗"字，指的是烟囱。如《集韵》《韵会》对"窗"字的解释是："音忽。通孔也，灶突也。"灶突就是现代的炉子上安装的烟囱。

烟囱的作用是通气，通的是室外的空气，也就是天气。在中医理念中，通天气的是肺，主天气的是喉。如《素问·太阴阳明论》曰："喉主天气，咽主地气。"然细观本穴主治，"喉中痛，暴喑不能言"，恰恰皆为"喉主天气"的功能失常。

故"天窗"二字，提示本穴位于人身的天部，且长于治疗喉部的病症。

十七、天容

天容是《黄帝内经》中明确记载的有具体主治的穴位之一。如《灵枢·刺节正邪》曰："岐伯曰：振埃者，阳气大逆，上满于胸中，愤瞋肩息，大气逆上，喘喝坐伏，病恶埃烟，餲不得息，请言振埃，尚疾于振埃。黄帝曰：善。取之何如？岐伯曰：取之天容。"仔细品味上述病症，其所描述的是肺所主的天气不能安静地容纳于胸中的临证表现。细观本穴主治，"胸满不得息，胸痛"，与《黄帝内经》所描述的病症非常相似。可见天容所治疗的病症，自古就与肺通天气的功能有关。

肺司呼吸，所通的是天气。天气的所居之处，自然应在天空。倘若将天空看成是一个大型的容器，那么它所容放的就是大气。人与天地相应，以三部九候的观点来看，肺正位于中医理论人体的中部之天。如《素问·三部九候论》："帝曰：中部之候奈何？岐伯曰：亦有天，亦有地，亦有人。天以候肺，地以候胸中之气，人以候心。"

本穴所在的位置亦与"天"有关。天容位于"耳下曲颊后"，位置恰恰属于人身天部。所以说，天容穴名中的"天"字，一是提示本穴位于人身天部，二是隐指能通天气的肺脏。

天容穴名中的"容"字，是容纳之义。如《尚书·君陈》："必有忍其乃有济，有容德乃大。"

故"天容"这个穴名，暗示本穴长于治疗天气不能安静地容纳于胸中的病症。

十八、颧髎

颧髎穴名中的"髎"字，与手阳明大肠经肘髎穴之解相同，为骨空之义。

穴名中的"颧"字，指颧骨。如《黄帝内经灵枢注证发微·骨度》之注曰："目下高骨曰颧。"

"颧"，古时又称为頄。如《广雅》对"颧"字的解释是："頄也。"所以，《针灸大成》在本穴主治中说："主頄肿齿痛。"

故"颧髎"二字，一是指本穴的位置在颧骨下缘的骨空处；二是提示本穴长于治疗颧肿齿痛之病症。

十九、听宫

听宫穴名中的"听"字，指的是听觉器官，耳。如《说文》对"耳"字的解释是："主听也。"《黄帝内经》则明确地指出了"听"的受体。如《灵枢·五癃津液别》曰："五脏六腑，心为之主，耳为之听。"

穴名中的"宫"字，为室、穴之义。如《白虎通义》曰："黄帝作宫室，以避寒暑。"《墨子·辞过》曰："古之民未知为宫室时，就陵阜而居，穴而处。"

故"听宫"提示本穴与听、与耳有关。细观本穴主治，"聤耳，耳聋如物填塞无闻，耳中嘈嘈憹憹蝉鸣"，恰恰皆是病位在耳，影响听力的病症。

此外，"宫"字还有位居中央，为四声之纲的含义。如《前汉·律历志》曰："宫，中也。居中央，畅四方，倡始施生，为四声纲。"

值得注意的是，在耳屏前，共有上、中、下三个穴位，本穴之上是手少阳三焦经耳门穴，本穴之下为足少阳胆经听会穴，本穴恰恰位于两穴的中间，正所谓位居中央也。巧合的是，本穴所主的"失音"之证，也恰恰是虽语而音不得出，声音不能畅于四方的病症。

故"听宫"二字，一是提示本穴的位置在"耳"，与"听"有关；二是暗示本穴是耳屏前三穴的中间穴位；三是暗示本穴长于治疗听不到声音、不能发出声音的病症。

第八章　足太阳膀胱经

一、睛明

穴名暗隐两层含义。

第一层含义，"睛明"不仅是穴位名称，还是《黄帝内经》中多次提到的，能够辨别黑白，分辨五色的正常视力。

穴名"睛"字，古时的注音字是"精"，按六书法则，两字可以假借。故"睛明"，可以看作是"精明"。

《素问·脉要精微论》曰："夫精明五色者，气之华也……夫精明者，所以视万物，别白黑，审短长，以长为短，以白为黑，如是则精衰矣。"以上这段文字说明，眼睛明亮能够视清五色，是体内"气之华"的反映，通过了解双目能不能辨别五色、审清黑白，便能间接地了解其人的健康状况。所以，"睛明"二字，指的是眼睛明亮、视力良好的意思。

第二层含义，是指外观健康、明亮的眼睛。

穴名中的"明"字，是明亮、清楚的意思。

穴名中的"睛"字，隐指眼球正中黑色的瞳孔。"睛"字由"目""青"两部分组成。"青"为黑色，"目"指的是眼睛。尽管世界上的人种不同，虹膜的颜色有着或明显或细微的差别，但健康人的瞳孔无一例外均呈明亮的黑色。

细观本穴主治，"白翳，大眦攀睛努肉侵睛"，相当于现代所称的白内障、翼状胬肉等疾病，这类疾病不仅会改变、遮盖瞳孔应有的黑亮色泽，更会使病人丧失视物的功能。

故"睛明"二字，提示本穴的位置在目之旁，长于治疗眼球本身的疾病。

二、攒竹

攒竹穴名中的"竹"字，指的是草本植物竹子。

穴名中的"攒"字，为聚居、聚集之义。如《仓颉篇》对"攒"字的解释是："攒，聚也。"

攒竹位于"两眉头陷中"。双眉，由一根根眉毛聚集在一起所组成。单根眉毛的外形与细嫩的竹笋非常相似。所以，为本穴定名的古人，肯定是一位具有超凡想象能力的人。这位古人把每一根眉毛都想象成春天刚刚窜出地面、枝叶还未伸展的一根根嫩竹。这些眉毛化成的嫩竹齐齐的聚在一起，就像是一片初春时节刚刚萌发的竹林。每根眉毛根部所指向的眉头，就是本穴的位置。

故"攒竹"这个穴名，暗示的是本穴的位置。

三、眉冲

眉冲穴隶属于足太阳膀胱经。足太阳经的经气，起于前额之下的睛明穴，经由眉头处的攒竹穴，向上直冲，及至前额上方的发际处，即是本穴。其后，膀胱经便由本穴向外侧旁开，继续向颠顶循行。可见，"眉冲"暗喻的是膀胱经自眉头循行到本穴的这一小段直冲向上的经气。

故"眉冲"二字，在暗喻膀胱经的经气自眉头处直冲本穴的同时，还提示了如何定位本穴的方法。

四、曲差

曲差穴名中的"差"字，为偏差之义。如《韵会》对"差"字的解释："差错之义。"再如《汉书·东方朔传》："失之毫厘，差以千里。"

曲差穴隶属膀胱经，然其主治"鼻塞，衄血，鼻疮"，却是病位在鼻，影响发音的病症。鼻为肺之窍，是肺通天气的孔道。倘若病人患有鼻塞、鼻疮等鼻腔内部的病症，便会造成鼻部通气不利，说话时声音重浊，语音嗡嗡，唱歌时的曲调也会因此出现偏差。

曲差穴名中的"曲"字，提示的是心曲，暗示的是属心之证。如晋代葛洪在他的著作《抱朴子·论仙》中说道："百忧攻其心曲，众难萃其门庭。"可见，一个人的"心曲"极易因各种外界因素的干扰而出现偏差，从而导致出现"心烦满，汗不出，身体烦热"等等病因在心，烦扰心神的病症。

故"曲差"二字，一是暗示本穴长于治疗与心相关的病症；二是提示本穴长于治疗鼻部的疾病。

五、五处

五处这个穴名，暗含多层有关藏象理论的深刻含义。

第一层含义：五处之穴名隐指脑髓是人体五行的本始、居处。

穴名中的"五"字，指的是五行。如《说文》对"五"字的解释是："五，五行也。"

穴名中的"处"字，指的是处所、所归之处的意思。如《左传·襄公四年》曰："民有寝庙，兽有茂草，各有攸处。"《三国志·邓艾传》："每见高山大泽，辄规度指画军营处所。"再如《灵枢·本神》："故智者之养生也，必顺四时而适寒暑，和喜怒而安居处，节阴阳而调刚柔，如是则僻邪不至，长生久视。"

本穴位于人身之天——头部。头颅之内是人的脑髓，脑髓是人的本始之处。如《灵枢·经脉》曰："人始生，先成精，精成而脑髓生。"这句话的意思是说，人类个体在母体中开始生长发育的时候，脑髓是人体中最早出现和形成的器官。

如若单看本穴的名称之解，似乎很难将居于头部的本穴与"五行之居处"相联系，但如果同时参考足少阳胆经本神穴名的解释，即可了解人身"由本而始"的缘由，理解本穴所居的头部被称为"五行之居处"的深刻寓意。

第二层含义：穴名中的"处"字，指的是处所。穴名中的"五"字，指的是阴阳在天地之间的交午，暗示的是膀胱经在循行过程中的多重阴阳交午。

第一，"五"字的古体，刻画出了膀胱经在人体中左右交午的循行路线。《说文》对"五"字的解释是："五，五行也。从二。阴阳在天地间交午也。"参看"五"字的小篆"𠄡"，其字形恰似"阴阳在天地间交午"的抽象表达，亦如膀胱经循行线路的图示。《灵枢·经脉》详细描述了足太阳膀胱经的循行路线："膀胱，足太阳之脉……其直者，从巅入络脑，还出别下项，循肩髆内……其支者，从髆内左右，别下贯胛，夹脊内，过髀枢，循髀外，从后廉，下合腘中，以下贯腨内，出外踝之后，循京骨，至小指外侧。"如上所述，膀胱经"从巅入络脑"，"从髆内左右"，最后"至小趾外侧"。其循行路线自天至地，左右交叉，充分体现了"阴阳在天地间交午"的含义。所以说，"五"字小篆的字形，更像是左右两条膀胱经在人体中循行路线的简笔示意图。

　　第二，"五"字隐指本穴及其隶属的膀胱经所特有的多重阴阳交午。在任督二脉纳入十四正经之前，膀胱经是最接近颠顶中心的经脉。本穴的位置在颠顶前侧，颠顶为阳；足太阳经"从巅入络脑"，所入、所络之脑属阴。膀胱经自头循行至足，是自阳入阴。及至足部，足之本身为阴；穴在小足趾的外侧，足之外侧为阳。可见，本穴名称之中的"五"字，正是"阴阳在天地间交午"的准确表达。

　　在古代哲人的眼中，人身如器。所以说，"五处"这个穴名所要提示的，正是本穴所属的足太阳经在人身这个大的容器之中的交午。换句话说，人身如器，人身是足太阳膀胱经交午的处所，也是体内的阴阳五行之气交午的容器。

　　第三层含义：五处这个穴名还暗隐邪气自外传入之后，在体内停留的五个阶段。此处字义的转换共有两个步骤。

　　第1步，"五处"这个穴名从字义上来说等同于"五舍"。在古文中，"处"与"舍"同义。如《荀子·议兵》："处舍收藏，欲周以固。"

　　第2步，"五舍"在《黄帝内经》中，被用来说明邪气自外而入的传入顺序。如《素问·缪刺论》曰："夫邪之客于形也，必先舍于皮毛；留而不去，入舍于孙脉；留而不去，入舍于络脉；留而不去，入舍于经脉；内连五脏，散于肠胃，阴阳俱感，五脏乃伤。此邪之从皮毛而入，极于五脏之次也。"可见，在《素问·缪刺论》中，邪气传入途径共有五个层次：即皮毛、孙脉、络脉、经脉、五脏。这五个层次是邪气由外而内传入过程中的五个停留之处，也是疾病由浅入深的五个发展阶段。

　　综上所述，"五处"这个穴名，不仅暗含了本穴所在的头部是"五行之居处"；寓意阴阳之气在人身之内的交午；更重要的是，"五处"还暗隐了邪气从体外入侵脏腑所必须经过的五个理论阶段。

　　值得注意的是，《易经·说卦传》曰："乾为天，为圜，为君。"在人身之中，只有头部是圆形，头部之中的脑髓，恰恰位居"三部九候"所划分的天部之天。更加巧合的是，脑髓正是人体的神经中枢，人体的实际控制者，也就是人体的实际君主。

　　在藏象理论中，心是君主之官，脑为奇恒之腑。古代圣人将具有特殊含义的本穴与本神、神庭、五处、正营、百会、承灵、悬颅、上星等穴一起集中设置在近乎圆形的头顶，高居在三部九候中的天部之天，目的是隐喻脑髓才是人身九州的真正主人、管理人身由表及里之五舍的总部。五处、正营、百会、神庭等穴的名称说明，人身的真正主宰是被藏象理论刻意隐藏于字面以下，同时又被有意高尊为天部之天的脑髓，即现代所称的大脑。

六、承光

承光穴名中的"承"字，为承接、承受之义。穴名中的"光"字，提示的是光线、光亮。

本穴主治之"目生白翳"，是眼科的常见病症。在"目生白翳"的初期，如果医治不得其法，病情持续发展加重，在无法进行手术治疗的情况下，最终将会出现白翳遮睛的后果。瞳孔一旦被翳膜覆盖，病眼的情形就像古时白纸所糊的窗户一样，病人的终生看不到清晰物体，仅能感知白天与黑夜，处于现代所说的只有光感的凄惨境况中。病至其时，真可谓是只能承天之光，不能明辨人间的斑斓五色了。

另外，"承光"这个穴名还暗示本穴禁灸。承光穴名中的"光"字，为明亮之义。如《说文》曰："光，明也。"穴名中的"承"字，与足阳明胃经承满穴之解相同，为盛放之义。

古时夜间照明必须点火燃灯。燃灯所用的灯油盛放在灯碗之中，点燃油中的灯芯之后，其情景宛如是将"光"盛放在了灯碗之中。从字面上来看，本穴已经处于"承光"的状态之中了，故无需再用火点燃什么了。

故"承光"二字，一是提示本穴的主治是"目生白翳"，二是提醒"目生白翳"失治之后的严重后果；三是暗示本穴禁灸。

七、通天

通天穴名中的"通"字，为通气之义。穴名中的"天"字，一是指肺所通的天气；二是提示本穴位于人身之天，头部。

细观本穴主治，"鼻衄，鼻疮，鼻窒，鼻多清涕"，皆为鼻窍通气不畅所致之证。鼻为肺之窍，肺司呼吸，通于天气。如《素问·阴阳应象大论》曰："天气通于肺，地气通于嗌。"倘若出现鼻塞，肺所主之天气则不通利矣。故穴名"通天"提示本穴长于治疗鼻窍不通之证，寓意本穴能使阻塞的鼻窍得以通利，呼吸得以通畅。

此外，由于本穴能使病人的呼吸通畅，能使天气正常地通达于肺，正是治疗"尸厥，暂起僵仆，喘息"这类忽然昏仆、昏不知人、呼吸微弱或呼吸剧烈起伏等病症所要达到的目的。所以，穴名"通天"，暗示本穴具有调整病态呼吸频率，使肺气得以通畅，使肺主呼吸的功能得以恢复，让尸厥的病人得以清醒的作用。

故"通天"二字，提示本穴位于头部，长于治疗与肺所通之天气相关的疾病。

　　值得注意的是，本穴以《素问·生气通天论》篇名中的"通天"为穴名，有暗喻生气便是生阳，生气便可通天之义。同时，"通天"这个穴名还暗喻本穴具有生气通天、调理阴阳的功效。如《素问·生气通天论》曰："夫自古通天者，生之本，本于阴阳。"故尔可知，古人以"通天"命名本穴的用意之深。

八、络却

　　络却之穴名提示，按照古代足太阳经自足上行至头的循行路线，本穴正处在膀胱经由颠顶向下循行的回转之处。

　　络却穴名中的"络"字，提示的是络脉。经脉是络脉之纲。如《灵枢·脉度》曰："经脉为里，支而横者为络，络之别者为孙。"穴名中的"却"字，为后退、回还之义。如《广韵》对"却"字的解释是："退也。"

　　古时，手足十二经皆由指、趾起始，向上循行至头部，然后向下退却回还，周而复始，如环无端。这种古代的经络循行线路，至今仍可见于《针灸大全·周身经穴赋》的歌诀之中。

　　现存的古典医籍之中也有这种古代经络循行路线的留存。如《黄帝内经》《难经》均有"所出为井"之说，流传至今的手足十二经的井穴均位于指、趾之端。《灵枢·邪气脏腑病形》亦曰："十二经脉，三百六十五络，其血气皆上于面而走空窍。"句中的"上"字，即上行的意思，可见《灵枢·邪气脏腑病形》中的"十二经脉"，皆能上行于面部的空窍。

　　络却穴位于头部，隶属足太阳膀胱经。膀胱经从循行的长度、循行的部位和管辖范围来说，都可以说是手足十二经脉中的代表。其理由有二：首先，膀胱经是十四经中循行线路最长的经脉；其次，在任督二脉正式归入十四正经以前，膀胱经的循行路线，不仅是手足十二经中最接近头部正中线的经脉，也是最接近颠顶中央的经脉。

　　故"络却"二字，一是寓意古时膀胱经之经气上行到达头顶之后，转而向下继续循行；二是隐含古时手足十二经中的经、络，亦皆自头部开始逐层向下退却；三是隐喻人身十二经之气，如同天地间的阴阳之气一样，遵循的是地气上升、天气下降的自然之理。

九、玉枕

　　玉枕穴名中的"枕"字，指的是脑后枕骨。如《素问·骨空论》曰："头横骨为枕。"

穴名中的"玉"字，暗喻的是"骨"。此处字义的转换共有两个步骤。

第1步：穴名中的"玉"字，提示的是"石"。"玉"指的是在中国传统文化中占有特殊地位的文化之石，玉石。玉之本身就是石。如《说文》对"玉"的解释是："石之美者。"

第2步："石"为"骨"。古代文人将石比喻为山之骨。如《增韵》对"石"的解释是："山骨也。"这便是说，玉，在特殊的语境中可以是"骨"的代名词。

故玉枕，换而言之就是骨枕，倒而言之，就是枕骨。故"玉枕"二字提示，本穴位于脑后的枕骨。

十、天柱

天柱是传统文化中经常出现的词汇。如在古代星象中，天柱是天上的星名；在古代地理中，天柱是一座山的名称；在上古神话传说女娲补天的故事中，则有"天柱折，地维绝"之句。

在古代中医的概念里，天柱不仅是穴位之名，还是颈椎的名称。如《黄帝内经灵枢注证发微·经脉》之注曰："肩胛上际处为天柱骨。"

作为穴位的天柱，是《黄帝内经》中明确提到的穴位。如《灵枢·厥病》曰："厥头痛，项先痛，腰脊为应，先取天柱，后取足太阳。"

天柱穴位于项后发际，脊柱上侧的起始处。天柱穴所在的解剖位置，约为竖脊肌上部的起点。竖脊肌纵贯枕骶，是辅助脊柱，维持站立姿势的主要肌肉，也是人体唯一的、与地面垂直的、贯穿躯干背部的、最长的肌肉。脊柱，不仅是人体的支柱，而且从外观来看，更像是支撑头部的支柱。所以说，天柱穴名中的"天"字，指的是人身之天，头部。穴名中的"柱"字，指的是支撑人体的脊柱。细观本穴主治，"项如拔，项强不可回顾，肩背痛欲折，足不任身体"，以及《灵枢·厥病》所说的"项先痛，腰脊为应"，正是属于脊柱及其附属肌肉范围内的病症。

本穴位于头部之下，脊柱的上端。贯通于人身正中的脊柱，恰恰是人体能够站立的根本，支撑头部的支柱。故"天柱"之名，充分包含了古代圣人在《黄帝内经》中所提出的"骨为干，肉为墙""皮有部，肉有柱"的概念；也指出了脊柱是支撑人体站立的根本，是让人类的头部真正成为人身之天的支柱。

十一、大杼

大杼这个穴名是古人善假于物的杰作，穴名中隐含着多重信息。

第一层含义：大杼提示了本穴的大体位置。

穴名中的"大"字，与足太阴脾经大横之解相同，隐喻的是人之形体。

穴名中的"杼"，指的是古代织布机上使用的织具。如《韵会》对"杼"字的解释是："杼柚，织具也。杼受经，柚受纬。"杼，受的是经线。

足太阳膀胱经自睛明穴循行至大杼穴，再由大杼穴这个穴点，分发出两条相互依附、并行的经脉，这两条经脉犹如古代织布机上的两条经线。大杼穴恰恰位于这两条经脉的分流处。所以大杼穴被古代圣人比喻为一只大大的杼，连接着足太阳膀胱经在背部的这两条经线。巧合的是，在手足十二经中，唯有膀胱经在背部分布有两条经线，而且本穴又恰恰是十四经中唯一的"杼"字穴。故穴名中的"杼"字，提示本穴隶属足太阳膀胱经。

第二层含义：大杼这个穴名从另一个角度提示本穴与膀胱经有关。

"杼"字，古时与水有关。如《集韵》对"杼"字之解："音署。泄水槽也。"《管子·禁藏》也说："钻燧易火，杼井易水。"可见古时"杼"字与"水"的关系。

在藏象理论中，与"水"有关的脏腑是肾与膀胱。所以古代圣人在"杼"字之前又加了一个"大"字，隐喻大者为阳，小者为阴，暗示本穴隶属与"泄水"有关的阳经，也就是足太阳膀胱经。

第三层含义：大杼这个穴名还从椎骨的角度再次提示了本穴的位置。

穴名中的"杼"字，提示的是椎骨。古时称椎骨为杼骨。如《灵枢·背腧》："岐伯曰：胸中大俞在杼骨之端。肺俞在三椎之傍；心俞在五椎之傍……"

穴名中的"大"字，古时还有排序第一的意思。如家中的长子，古时又称为大子，意即现代常说的老大。大杼穴正位于第一椎下，旁开1.5寸之处。

故"大杼"二字，提示本穴隶属足太阳膀胱经，在第一椎下，位于膀胱经在背部的一经分流为两行的关键点位。

十二、风门

风门穴名中的"风"字，指的是六淫邪气之一，风邪。如《素问·脉要精微论》曰："风成为寒热，瘅成为消中。"穴名中的"门"字，指的是风邪出入之门、解决问题的关键之处。

风邪入侵皮毛，正邪相搏于肌表，身热则由是而生。所以，风门穴还有一个别名——热府。也正是因为如此，古代还有把左右风门叫作"左风门，右热府"的说法。

细观本穴主治，"伤寒头项痛，多嚏，鼻鼽出清涕"，正是风邪袭表之证；"身热，上气喘气，咳逆胸背痛"则是风邪犯肺，郁而发热的临证表现。

故"风门"二字，寓意本穴长于祛除风邪，疏风散热。

十三、肺俞

肺俞穴名中的"肺"字，指的是肺脏。"俞"，即腧穴之义。

肺俞是五脏位于背部的大腧之一。人身有阴气、阳气，卫气、营气，脏腑亦有自身的所属之气。五脏在背部均有腧穴。如《灵枢·背腧》曰："岐伯曰：胸中大俞在杼骨之端。肺俞在三椎之傍；心俞在五椎之傍，膈俞在七椎之傍，肝俞在九椎之傍，脾俞在十一椎之傍，肾俞在十四椎之傍，皆夹脊相去三寸所。"

背部的五脏之俞，是五脏之气由里向外、向后，输行透达于背的孔穴。如《灵枢·卫气》曰："气在胸者，止之膺与背腧；气在腹者，止之背腧。"再如《素问·长刺节论》所说的："迫脏刺背俞也。"刺的即是透达于背的五脏之气。

五脏六腑之背俞穴皆位于背部。由于肺在三部九候中的理论位置最高，位居人部之天；肺在藏象理论中被喻为五脏六腑之华盖；肺又有五脏之长的称号，如《素问·痿论》曰："肺者，脏之长也。"所以，肺俞在背俞穴中的位置也最高，位居背俞穴中的第一个穴位。最为重要的是，"肺俞"二字提示，本穴长于治疗病位在肺的各种疾病。

十四、厥阴俞

厥阴俞穴名中的"厥阴"二字，不仅是穴位名称，也是手足厥阴经的简称。细看位于膀胱经背部第1行的诸脏、诸腑之俞，唯独没有心包络的俞穴。然细观本穴主治，"咳逆，心痛，胸满"，不仅皆为病位在胸之症，且"心痛"，恰是属于心的病症。但是，"心痛"的病位只能在理论上归咎于心包络。

由于在藏象理论形成的早期，有心不能容邪之说，所以代心受邪的只能是臣使之官心包络（详见膻中穴之解）。如《灵枢·邪客》曰："少阴，心脉也。心者，五脏六腑之大主也，精神之所舍也，其脏坚固，邪弗能容也，容之则心伤，心伤则神去，神去则死矣。故诸邪之在于心者，皆在于心之包络。"

心为形体之君，居于至尊之位，其病犹如人世间的帝王犯了错误一样，遭责罚的是周围的臣子。心包络作为君主之宫城，必须代主受过。所以说，本穴的名称厥阴俞，隐指的是手厥阴心包络。

值得注意的是，早在明代，《针灸大成》的作者杨继洲便已言明此事。杨继洲在厥阴俞条下说道："或曰：脏腑皆有俞在背，独心包络无俞，何也？曰：厥阴俞即心包络俞也。"

由于本穴长于治疗"心痛"，所以古人借心包络之寓意，特以心包络之经名命名之。

十五、心俞

理同肺俞之解。

十六、督俞

督俞穴名中的"俞"字，与"孔""穴"之义相同。穴名中的"督"字，不仅有督统、督率的寓意，且有中央、正中的含义。如《周礼·冬官·考工记·匠人》之《疏》曰："中央为督，所以督率两旁。"

在传统文化的理念中，位居国之中央，且有督率之能的是人间的帝王。在任督二脉正式纳入十四经以前，膀胱经的第一行是最接近背部中央的经脉。胸椎共有十二节，督俞穴的位置正位于第6胸椎之旁、胸椎的中间位置。这个位置最接近胸部的正中，也就是中医理论人体的中心部位，藏象之心的位置（详见《解读中医——让中医融入生活》）。

细观本穴的主治，"寒热心痛"恰恰是病位在心的病症。故"督俞"二字，隐喻的是心，暗示本穴位于胸椎正中第6节之旁，且长于治疗病位在心的病症。

十七、膈俞

古代写作鬲俞。穴名中的"俞"字，即俞穴之义。

穴名中的"鬲"，是古代的一种蒸煮器。河南安阳殷墟妇好墓出土了一个由三个鬲组合而成的甗。这是一个由六足支撑的长方形联架和三件大甑组成的商代宫廷蒸煮器（现藏于中国社会科学院考古研究所）。三联甗的甑和鬲与现代的炉灶一样，是可以组合拆分的联合体。

取类比象是藏象理论的特点之一，是古代圣人借助世间之物说明脏腑间功能关系的方法，这种方法充分展现了古人超常的想象力和丰富的联想力。如果将三联甗改成二联甗，那么联体炉灶的鬲与人体膈肌的相似性就更加显而易见了。两个甑，可分别比喻成膈肌之上的心与肺，而"鬲"，则担负着为心肺加温增气的作用。细观本穴主治，"心痛，咳逆"，正是病在心肺的病症。

《难经》曰："血会膈俞。"其《疏》解释说："血病治此。"心主血，肺主气；血为阴，气为阳；故血与气即阴与阳也。阴阳依存而生，互根而长；无气则血不流通，无血则气失所依。所以古人云：血为气母，气行则血行。膈俞穴的位置在心肺之下，针灸此穴，便是调其气治其血也。

《针灸大成》从另一个角度，就膈俞穴的特殊位置进一步解释道："盖上则心俞，心生血，下则肝俞，肝藏血，故膈俞为血会。"《针灸大成》的这一解释，也暗合了血得热则行，得寒则凝的特性，暗合了上古时代"鬲"的加热保温作用。

"鬲俞"现代写作"膈俞"。依据古文字义从右之说，"鬲"等同于"膈"。所以说，鬲俞可看作是膈肌之俞，提示本穴位于膈肌的体表位置，第七肋间隙。但值得注意的是，鬲俞之"鬲"，如同藏象理论中的心与肺，绝不单单是解剖学的概念，而是已经升华了的中医理论之概念，故尔"鬲俞"穴名中的"鬲"，不仅仅代表膈肌，还肩负着藏象理论所赋予的特殊职能。

十八、肝俞

理同肺俞之解。

十九、胆俞

五脏为六腑之主，言五脏喻六腑，故胆俞穴名之解亦与肺俞相同。

二十、脾俞

理同肺俞之解。

二十一、胃俞

五脏为六腑之主，言五脏喻六腑，故胃俞穴名之解亦与肺俞相同。

二十二、三焦俞

五脏为六腑之主，言五脏喻六腑，故三焦俞穴名之解亦与肺俞相同。

二十三、肾俞

理同肺俞之解。

二十四、气海俞

五脏为六腑之主，五脏六腑统领四肢百骸，故气海俞之解详见肺俞及任脉气海穴之解。

二十五、大肠俞

五脏为六腑之主，言五脏喻六腑，故大肠俞穴名之解亦与肺俞相同。

二十六、关元俞

五脏为六腑之主，五脏六腑统领四肢百骸，故关元穴之解详见肺俞及任脉关元穴之解。

二十七、小肠俞

五脏为六腑之主，言五脏喻六腑，故小肠俞穴名之解亦与肺俞相同。

二十八、膀胱俞

五脏为六腑之主，言五脏喻六腑，故膀胱俞穴名之解亦与肺俞相同。

二十九、中膂俞

中膂俞穴名中的"俞"字，是孔、穴之义。

本穴名称的"中"字，在本穴的命名中具有多种含义。

第1种含义："中"字指的是内、是里，寓意的是上下贯通。《说文》对"中"的解释是："中，内也。从口；丨，上下通。"这句话的意思是说："中"字，表示位置在内、在里；同时具有上下贯通的含义。

第2种含义："中"字还隐指身体正中，以及暗喻《后汉书·张衡传》中所说的"中有都柱"之义。

第3种含义："中"字还暗指人身腰部。如《灵枢·阴阳系日月》曰："腰以上为天，腰以下为地。"腰部正处在人身之天地之间，故与"中"字相应。

穴名中的"膂"字，亦有两种含义。

第1种含义："膂"字隐指的是脊骨。古时"膂""吕"二字字义相同。如《玉篇》对"膂"字的解释是："古与吕同。"《说文》对"吕"字的解释是："吕，脊骨也。象形。"骨骼是支撑人体形态的支架。脊柱位于腰背正中，是支撑人体骨骼的中坚力量。

第2种含义："膂"字隐指脊柱的主要附属肌肉——竖脊肌。中膂穴隶属膀胱经。膀胱经在腰背循行时"夹脊""入循膂"。故明代张介宾对膀胱经循行路线中的"膂"字解释说："膂、吕同，脊骨曰吕，象形也。又曰夹脊两旁肉也。"所以说，穴名中的"膂"字，指的是脊柱，以及纵贯枕骶、辅助脊柱维持站立姿势的竖脊肌。

古医籍对本穴主治的描述，也与"中膂"所隐喻的病症相符合。细观本穴主治，"腰脊强不得俯仰"，以及《明堂针灸图》所云："腰痛侠脊里痛，上下按之应者，从项至此穴痛，皆宜灸。"均为病位在脊柱，及其附属肌肉的病症。

故"中膂"之穴名，指的是"中吕"二字的古义，隐指身体的正中，有如"都柱"般的、贯通上下的脊骨，及其附属肌肉。同时暗示本穴长于治疗病在脊柱的病症。

三十、白环俞

"白环"，不仅是穴位名称，还是《尚书》《竹书纪年》中就已出现的玉器名称。如《尚书大传》记载，在舜帝从尧帝手中承接帝位时，"西王母来献白环五块"。《尚书》所说的"白环"，是用白色玉石制作的玉环。数量较多的玉环可以罗列、排放在一起收藏。

玉的本质是石，"石为山之骨"，白为骨之色。故本穴名称中的"白环"，隐喻的是白色的、形如玉环之状的骨骼。

从仰卧的角度观看人体骨骼，紧紧排列在一起的椎体，恰似摞成一行的玉环。巧合的是，西王母所献的白环是五块，腰椎恰恰也是五节，而且由于没有肋骨附着，腰椎的椎体也更加规整圆滑，更像白色的玉环。细观本穴主治，"腰脊痛，腰髋疼，脚膝不遂，腰脊冷疼，不得久卧，腰背不便"，恰恰皆为病在腰椎的病痛。

故"白环"二字隐喻的是腰椎，隐指本穴长于治疗腰椎的病症。

三十一、上髎

上髎穴名中的"髎"字，与手阳明大肠经肘髎穴之解相同，隐指骨孔。

上髎穴属腰骶八髎之一。腰骶部的这八个髎穴集中排列于骶骨，分为两行、四排，共8个骨孔。故八髎，就是八个骨孔的意思。

八髎穴名中的"上、次、中、下"，是传统的排序方法。八髎穴以督脉为界，每行四穴，自上而下按顺序分别命名为上髎、次髎、中髎、下髎。

八个骨孔同在一骨，故其主治亦有相同之处。所以早在明代，《针灸大成》就总结说："八髎总治腰痛。"

三十二、次髎

同上髎穴之解。

三十三、中髎

同上髎穴之解。

三十四、下髎

同上髎穴之解。

三十五、会阳

在沿用至今的手足十二经循行线路成形之前，最早的手足十二经均起自于手足的井穴。如是才有《难经》《灵枢经》记载的"所出为井"之说，如是也才有流传至今的"俱自井荥而始"的《针灸大全·周身经穴赋》。

若按古时的经脉循行路线，足太阳膀胱经从足部起始，循行至本穴处，恰恰是膀胱经与督脉的第一次交会。古人谓督脉为"阳脉之海"。《奇经八脉考》说："督脉为阳脉之都纲。"膀胱经亦为阳经。两条阳经在此相会，本穴因此得名为"会阳"。

三十六、附分

附分隶属膀胱经，是足太阳在背部自大杼穴一分为二之后，在第二条循行线路上的第一个穴位。

附分穴名中的"分"，是分开、分支之义。穴名中的"附"，是依附、附和的意思。如《广韵》对"附"字的解释是："寄附。"《玉篇》之解是："附益也。"细观膀胱经在背部的这两条循行路线上的穴位，相平的穴位在名称上、字义上多有共同的指向性和相关联系。这充分说明，膀胱经背部的这两条并行的经脉是分属依附，虽分而支行，却相附而相益的对应关系。

故先圣以"附分"命名第二条循行路线上的第一个穴位，意在说明背部的这两条膀胱经的循行经脉虽然是分而别之，但是却依而附之的特殊关系。

此外，穴名"附分"暗喻的是"腑分"之义。古时"附"字通腑。如《汉书·楚元王传》曰："臣幸得托肺附。"句中的"肺附"，在《晋书》作"肺腑"。

膀胱为六腑之一。在经脉循行过程中，一经分为两条并行的经脉，后又合二为一的，唯独只有足太阳膀胱经。故"附分"二字提示，本穴隶属足太阳，是位居膀胱经第二条循行路线上的第一个穴位。

三十七、魄户

魄户是十四经中唯一的"魄"字穴。"魄"为肺之所藏。如《灵枢·九针论》曰："心藏神，肺藏魄，肝藏魂，脾藏意，肾藏精志也。"本穴不仅与肺俞相平，还与肺俞一样同属足太阳膀胱经。其所主之证，"喘息咳逆，虚劳肺痿"等，亦与肺主气，司呼吸的功能密切相关。

魄户穴名中的"魄"字，指的是人之形体。"魄"在古汉语中代表的是"阴"，是"形"，是"器"。如《左传·昭公七年》所说的："人生始化曰魄，既生魄，阳曰魂。"再如《楚辞·大招》中王逸的注释："魂者阳之精也；魄者，阴之形也。"

故在传统医学的语境中，"魄"专指有形之体，承载着人体的神与气。用现代语言来说，"魄"是神与气的载体，是必须依赖呼吸而生存的、生命的载体。所以，在以阴阳哲学为基础的藏象理论中，古代圣人特将气的载体"魄"，指定为肺之所藏。如《素问·六节藏象论》曰："肺者，气之本，魄之处也。"可见，古人只用了"气"与"魄"两个字，便精确地刻画出了肺所主的呼吸，对人的生存所具有的决定性的作用。正如《青华秘文》所说的："一息不来身是壳。"呼吸一旦停止而不复，人体也就只是一具毫无生命价值的躯壳了。

穴名中的"户"字，与足阳明胃经气户穴之解相同，指的是与"户"相类似的"门"。但细究"户"字，其虽与"门"同义，是无形之气、有形之物的出入口，然而由于"户"是单扇，通气的面积小，所以容易造成拥塞。细观本穴主治，"喘息咳逆，呕吐烦满，虚劳肺痿"，正是肺部气机壅塞所造成的病症，是无形之气、有形之物不能遵循常规道路运行的病症。

所以说，"魄户"这个穴名，一是从呼吸与生命的角度充分展示了阴与阳、形与气之间时刻存在着的、相互依存的、不可分离的哲学关系。二是从阴阳互根的层面暗示，本穴与维持生命所必须的"气"密切相关，且长于治疗呼吸方面的疾病。

值得注意的是，古人特在与肺俞相平的膀胱经第二条循行线路上设置与"肺主气"意义相对的魄户穴，不仅说明了气与魄的相互依赖，更体现了传统中医的哲学观念和人文精神。

在人身十四条经脉中，与魄户穴概念相对的是同属膀胱经的魂门穴。古人对魄户、魂门的设立，体现了气与质、有形与无形的有机统一。魂与魄两个字，代表着气与血，灵魂与生命载体之间的古朴哲学理念。

三十八、膏肓

膏肓，是古代典籍提到的人体器官。如《针灸大成》的作者杨继洲在《针道源流》中谈到《存真图》时说："崇宁间泗州刑贼于市，郡守李夷行遣医并画工往，亲决膜摘膏肓，曲折图之，尽得纤悉。"文中不仅提到了"膏肓"，而且在"膏肓"之前所用的动词是"摘"。这充分说明，"膏肓"是作为一个整体，被李郡守从犯人的体内"摘"出来的。"摘膏肓"之前，还需要先完成"决膜"这一步骤。其后，杨继洲还说道，"介校以古书，无少异者"。这句话的意思是说，"亲决膜摘膏肓"，然后与古书相比较，发现没有什么不同的地方。

杨继洲在《针灸大成》中所说的并非个案。成书于西汉时期的《史记·扁鹊仓公列传》亦说道："揲荒爪幕。"其《注》对此句解释是："荒，膏肓也。"句中的"揲"字，《说文》的解释是："阅持也。"其后的各家之《注》解释说："爪"字通"抓"；"幕"与"膜"字相同。可见，《史记》中的"膏肓"，亦是可阅、可持的人体器官，而且在阅持之前亦需"爪幕"，也就是抓开薄膜。

"爪幕"和"决膜"，是《史记·扁鹊传》和《针灸大成》中所记述的获取膏肓之前的动作，这个动作恰恰说明膏肓是一个独立的人体器官。从现代解剖的角度来看，独立的人体器官表面，都包裹有一层几乎透明的浆膜层。

综合上述内容便可得出一个结论：膏肓是一个人体器官；膏肓在明代以前的古书中有图示说明。鉴于现有的穴位名称绝大多数定名于唐宋以前，故"膏肓"这个名称所指的，正是明代以前古书中有图示说明的人体器官之一。

从古文字的字义和构成角度来说，膏肓穴名中的"膏"字，指的是脂肪，或类似于脂肪的人体组织。如《说文》曰："膏，肥也。"

穴名中的"肓"字，暗含着"消失了的肉"的意思。"肓"由"亡""月"两部分组成。

（1）"月"，是肉字的变体，统指人体的组织和器官。

（2）"亡"，即丢失、消失了的意思。如《家语》曰："楚人亡弓，楚人得之。"所以"肓"字，指的是消失了的肉。

故"膏""肓"二字连用，意即"丢失了的肥肉"，或"已经丢失了的、类似肥肉的东西"。

值得注意的是，藏象理论中的五脏六腑与现代人体解剖中胸腹部的主要脏器大致相同。然两者相较，藏象理论中的五脏六腑多了颇具抽象概念的三焦与心包，却唯独少了腹部的重要脏器，胰腺。巧合的是，以解剖知识见长的《难经》，在论述脾脏的时候，提到了位于脾脏附近的"膏"。如四十二难曰："脾重二斤三两，扁广三寸，长五寸，有散膏半斤，主裹血，温五脏，主藏意。"胰腺是人赖以生存的重要器官之一，其位置正位于脾脏之下，其质地、色泽又恰恰与"膏"，也就是肥肉的质地、色泽非常相似。

胰，即现代所称的胰腺。"胰"字由肉之变体"月"，以及"夷"两部分组成。"夷"，恰恰亦有消失、不见了的含义。如《道德经》第十四章曰："视之不见名曰夷，听之不闻名曰希。"故"胰"，与"肓"一样，所寓意的都是"丢失""不见了"的肉。

此外，古时不仅有"胰"这个脏器，而且"胰"还有一个别称，"脾息肉"。古时"胰"字与"胒"相同。如《类篇》对"胒"字的解释是："亦作胰。"《广韵》对"胒"字解释曰："音饴。豕息肉也。又谓之猪胒。"《正字通》对"胒"字的解释则简单明了："豕脾息肉。"

巧合的是，豕息肉的"息"字，亦有消失、不见了的含义。古时，"息"与"熄"互为注音，故两者可以假借。如《孟子·离娄下》曰："王者之迹熄而《诗》亡。"句中的"熄"字，就是消亡的意思。故"脾息肉"，指的亦是脾旁消失了的肉。

古时"胒"与"胰"二字相同，所以猪胒即现代所称的猪胰。猪是上古人类较早驯养的家畜之一。隋唐时期，猪胰已经入药。如《备急千金要方》中就有多处使用猪胰的药方。

综上所述，我们可以得出以下结论：①"膏"与记载于《难经》之中的"散膏"有关；②"肓"与"胰"，以及"脾息肉"均有视之不见、消失了的含义；③藏象理论中的人体脏器，唯独缺少了维持生命必不可少的"胰"；④胰腺的色泽、质地恰恰与"膏"非常相似。所以说，"膏肓"隐指的是《难经》中的"散膏"，隐喻的是现代所说的胰腺。故膏肓，即胰俞。

三十九、神堂

神堂穴名中的"神"字，隐指心所藏的神。如《黄帝内经》曰："心藏神。"

穴名中的"堂"字，提示的是前胸。"堂"与"室"都是古代大型建筑的组成部分，即所谓前堂后室。如《尔雅·释宫》曰："古者有堂。自半已前虚之，谓之堂，半已后实之，谓之室。"本穴的位置在后背，故穴名中的"堂"字所提示的，正是厚实的背部之前，相当于前堂的胸腔。

胸腔是心君的居所。故"神堂"二字，提示本穴是心神的所藏之处。

值得注意的是，本穴与同属膀胱经第一行的心俞、督脉的神道相平，足见"神堂"与心脏本身、心的所居之处以及心所藏之神的关系。此外，本穴与隶属任脉的玉堂穴是十四正经中仅有的两个"堂"字穴。两穴不仅名称之解相同（详见玉堂穴之解），而且两穴分别居于胸、背，其前后相应的位置，构成了类似于封建君主的前呼后拥的态势。两穴一前一后，紧紧地围护着胸部正中的传统中医之心、传统哲学之心、传统文化之心。

四十、譩譆

譩譆，不仅是经穴名称，也是病人疼痛时的轻呼声，在《诗经·颂》中，还有一首名为《噫嘻》的颂诗，第一句便是："噫嘻成王，既昭假尔。"

"譩"字不仅与"噫"相同，还被用来形容疼痛时的呼声。如《集韵》对"譩"字的解释："痛声也。"巧合的是，"噫"还是《黄帝内经》中所说的"五病"之一，心之病。如《素问·宣明五气》："心为噫，肺为咳，肝为语，脾为吞，肾为欠为嚏，胃为气逆为哕为恐，大肠小肠为泄，下焦溢为水，膀胱不利为癃，不约为遗溺，胆为怒，是谓五病。"

再看"譆"字，古时亦与"嘻"字相通。《说文》对"譆"的解释："痛也。"徐氏对其补充道："痛而呼之言也。"而且，值得注意的是，"譆"字右侧的主体是"喜"，而"喜"恰恰是心气虚弱邪气乘机而入的病证表现。如《素问·宣明五气》："精气并于心则喜，并于肺则悲，并于肝则忧，并于脾则畏，并于肾则恐。是谓五并，虚而相并者也。"

"医者，意也，在人思虑。"经穴"譩譆"，不仅古时与"噫嘻成王"之"噫嘻"字义相通，与"心为噫""精气并于心则喜"两相呼应，而且譩譆的位置恰与督脉之灵台相平。"灵台者，心也。"心为君主之官，君主是国之王者。可见，"譩譆"二字从多个层面暗示了本穴与心君之间的相互联系。本穴一是与心脏有关；二是定位本穴时需要按压以寻找痛点。

四十一、膈关

旧时写作鬲关。穴名中的"关"字，指的是边关、关卡，故穴名中的"关"字，有关闭、以关相隔的寓意。穴名中的"鬲"字，其义与同属膀胱经，并与本穴相平的膈俞穴之解相同，指的是膈肌。

在古文中，"鬲"字通"隔"，为隔开、隔绝之义。如《荀子·大略》曰："鬲如也。"其《注》解释说："谓鬲绝于上。"饮食入口，须经食管穿过膈肌进入胃府。但由于某些疾病的原因，食物在经过食管的过程中会出现不能顺利通过的病症表现，这种情形犹如在膈肌处设置了关卡，造成食物不能正常下送而被"鬲绝于上"。细观本穴主治，"食饮不下，胸中噎闷"，正是食物入口之后不能顺畅下达入胃，出现了疑似噎膈的病症。

故"鬲关"二字提示，本穴位于膈肌的体表位置，且长于治疗胃上如有关隔，阻碍食物下行的病症。

值得注意的是，藏象理论出于对脏腑功能的重视，以及临证辨证时的方便实用，主动放弃了只有通道作用的食管、气管、尿道等器官在藏象理论中的位置（请参考拙作《解读中医——让中医融入生活》之"先圣们精心设计的藏象理论"一节），但丝毫没有忽视食管等方面的疾病。

四十二、魂门

魂门穴名中的"门"字，为出入，开合，关闭，保护之义。穴名中的"魂"字，隐指肝脏。

"魂"是五脏所藏的五神之一。在藏象理论中，"魂"的所居之处是肝。如《素问·六节藏象论》曰："肝者，罢极之本，魂之居也。"魂门穴的位置也恰与同属膀胱经的肝俞穴相平。细观本穴主治之"尸厥"，也正是魂去形厥的病症。

故"魂门"二字，不仅提示本穴与肝有关，还暗示了本穴长于治疗的病症。

值得注意的是，在手足十二经中还有一个与魂门对应的、同属膀胱经的魄户穴（详见魄户穴之解）。魂门、魄户穴名中的魂与魄，犹如阴阳一样，是一对缺一不可的哲学概念。《灵枢·九针论》曰："肺藏魄，肝藏魂。"魂与魄两个字，代表着气与血，灵魂与生命载体之间的相合相融，相互依存。魂是气，无形属阳；魄是血，有形属阴。魂门、魄户的设立，不仅体现了气与血、阴与阳、有形与无形在人身之中的有机统一，更是《周易参同契》："魂之于魄，互为室宅。"的具体写照。

所以说，魂门、魄户的命名，不仅从穴名的设计上强调了人是一个整体的概念；同时还说明，肺所主之气与肝所藏之血，是维持"人"这个生命载体所必须的、缺一不可的要素。

四十三、阳纲

"阳纲"穴名中的"阳"字，一是提示本穴位于属阳的背部；二是提示本穴隶属阳经，足太阳膀胱经。

穴名中的"纲"字，提示的是纲纪四方，暗示的是胆腑。《诗经·大雅·棫朴》曰："勉勉我王，纲纪四方。"诗句中的"纲纪"，与"我王"有关，而"我王"一词，隐指胆腑在藏象发展史中曾经拥有过的辉煌地位。

在藏象理论形成的初期，胆的地位曾经位居脏腑之首。如《素问·六节藏象论》曰："凡十一脏，取决于胆也。"及至藏象理论发展成熟以后，胆被划归于六腑，其后便与其他脏腑一样，都归属于五脏六腑之大主，心君的统一管理之下。

阳纲穴与同属膀胱经的胆俞穴相平，分别位于膀胱经的第1行和第2行。由于膀胱经在背部的这两行经脉是相附相依、相互附益的关系，故"阳纲"二字，除了隐含本穴的所属之经、所在之位、相关之腑以外，还隐含了胆在藏象理论发展史上曾经拥有过的至尊之位。

四十四、意舍

意舍穴名中的"舍"字，指的是脾脏之神的所归、所居之处。如《鬼谷子·本经阴符》曰："神归其舍。"

穴名中的"意"字，是脾脏的所藏之神，故在此隐指脾脏。如《灵枢·九针论》曰："心藏神，肺藏魄，肝藏魂，脾藏意，肾藏精志也。"细观本穴主治，"腹满虚胀，大便滑泄，食饮不下，呕吐"，正是病位在脾的病症。

故"意舍"二字，隐指的是脾脏，暗示的是本穴长于治疗脾主运化功能失常所出现的一系列病症。

四十五、胃仓

胃仓穴名中的"胃"字，指的是六腑中的胃腑。穴名中的"仓"字，与足阳明胃经地仓穴的解释相同，寓意五谷的所藏之处。

本穴与同属膀胱经的胃俞穴相平，故本穴之功能，与主管受纳水谷、运化水谷的脾胃相关。细观本穴主治，"食饮不下，腹满虚胀，水肿"，正是病在脾胃，有关水谷运化的病症。

在藏象理论中，脾胃的职能是受纳运化水谷。细而论之，胃为脾之腑，胃先受纳，其后再由脾主管运化。故"胃仓"二字，强调的是五味入口，藏纳于胃。所以说，胃仓这个穴名正是《素问·刺法论》所说的"胃为仓廪之官"的简称。

值得注意的是，在十四经中共有地仓、胃仓两个"仓"字穴。这两个"仓"字穴均与水谷有关。地仓位于口旁，所主之证与水谷的受纳相关；胃仓与背俞穴胃俞相平，所主之证与水谷的运化相关。

四十六、肓门

缺如。

四十七、志室

志室穴名中的"室"字，与"处""舍"之解一样，为孔穴的代名词。穴名中的"志"字，隐指肾脏所藏的神。如《灵枢·本神》曰："肾藏精，精舍志。"

《灵枢·本神》曰："恐惧而不解则伤精，精伤则骨酸痿厥，精时自下。"细观本穴主治之"梦遗失精"，恰恰是肾的藏精功能受到了损伤的结果。

故"志室"二字，隐指的是肾的藏精功能，是"精舍志"的简写替换版。本穴与同属膀胱经第一行的肾俞穴相平，所以古人特以"志室"二字命名本穴，一是暗示本穴所处的位置与肾有关；二是隐指本穴长于治疗肾不藏精，以及与肾有关的其他诸多病症。

四十八、胞肓

胞肓穴名中的"胞"字，指的是膀胱。此处的字义转换共有两个步骤。

第1步：古时"胞"字与"脬"相通。如《集韵》对"脬"字的解释是："通作胞。"

第2步："脬"字即古时的膀胱。如《说文》对"脬"字的解释是："膀胱。"

本穴名称中的"肓"字，与同属膀胱经的膏肓之解相同，隐喻的是消失了的肌肉。

膀胱壁本身没有丰厚的肌肉层，加之遭受"癃闭、腹坚急，不得小便"之苦，致使膀胱极度膨胀。在这种情况下，膀胱壁甚至可以薄到几乎透明的状态，此时，肉眼已经看不到常态的肌肉，只能看到菲薄的筋膜。古代文字非常精简，古人常常使用寥寥几个字，甚至是一两个字来说明极其复杂的情况。所以说，假如规定只能使用一个字来描述上述情况的话，则非"肓"字莫属。

故"胞肓"二字，一是提示膨胀的膀胱；二是暗示本穴长于治疗能使膀胱极度膨胀的病症。

四十九、秩边

缺如。

五十、承扶

承扶穴名中的"承"字，有两种含义。

首先，是被服侍、被托举之义。如，商代"承"字的甲骨文是一个被双手举起的人。

其次，暗示的是"成"字。如《集韵》对"成"字的解释："辰陵切，音承。"按六书法则，"承"字应是"成"的假借字。

穴名中的"扶"字，隐指的是能够相合相分，相符相随的左右下肢。此处的字义转换，共有三个步骤。

第1步："扶""符"二字在古代字书中是互为注音的关系。故按六书法则，"扶"字理应与"符"字假借相通。

第2步："符"是古代的一种信物，名曰符节，使用时分为两个部分，验证时两者相合在一起，分毫不差。如《说文》曰："符，信也。汉制以竹，长六寸，分而相合。"再如《玉篇》曰："符，符节也。分为两边，各持一以为信。"

第3步：在人身之中，唯有左右下肢如同古代君王交付给臣下的符节，分为两侧，左右相符，行走相随，虽分而行之，亦能相合而并立。"扶"字所隐指的两腿，正如《六书音义》之所言："符之为言扶也，两相符合而不差也。"

巧合的是，承扶穴恰恰位于臀横纹之中点，也就是下肢的最高点。细观本穴主治，"腰脊相引如解"，正是病在腰脊，双下肢无力，行走不利，站立不能，左右两腿不能分和自如，甚至需要扶杖以帮助行走的病症。

所以说，"承扶"这个穴名隐喻的是"成符"二字。古人之所以改"符"为扶杖的"扶"，将"成"字改为需要被服侍、被托举的"承"，一是暗示本穴的位置在人体下肢；二是隐喻健康人的双下肢左右对称，如符成对；三是隐指本穴长于治疗病在腰脊，影响行走的病症。

五十一、殷门

殷门穴名中的"门"字，隐指的是有形之物的出入之处。

穴名中的"殷"字，在传统文化中具有多种不同的含义。

第1种含义："殷"字古时有"中也，正也"的含义。如《尔雅·释言》之解曰："殷，中也，正也。"

第2种含义："殷"字古时还有雷声、水声之义。如《诗经·召南》："殷其雷，在南山之阳。"再如李白《梦游天姥吟留别》："熊咆龙吟殷岩泉。"

在人体的正中线上，能够发出像雷之声，且像岩泉奔流之水声的只有人身之下窍，二阴。细观本穴主治之"泄注"，正是通过人体正中线上的后阴所表现出来的，能够听到声响、如水流之注泻的病症

第3种含义："殷"字还有隐指陈旧之血的含义。如《左传·成二年》："左轮朱殷。"其后的《杜注》解释道："血色久则殷。殷音近烟。今人以赤黑为殷色。"细观本穴主治之"恶血"，正是"殷"字所形容的血色。

故"殷门"二字暗示本穴长于治疗通过二阴所表现出来的"恶血，泄注"之证。

五十二、浮郄

浮郄穴名中的"郄"字，为孔穴之义。古时"郄""隙"相通。"隙"即为间隙、间孔之义。如《史记·货殖传》之《注》曰："隙者，间孔也。"

穴名中的"浮"字，隐指的是腹中的水府，也就是膀胱。此处的字义转换共有两个步骤。

第1步："浮"字与"脬"相通。穴名中的"浮"字，按宋代学者王圣美之"右文说"，字义应与"脬"字相近相同。

第2步："脬"字指的是腹中的水府，膀胱。如《说文》对"脬"字的解释是："膀胱。"《广韵》解释"脬"字时曰："腹中水府。"

《史记》中的记载亦印证了"脬"即膀胱之说。如《仓公列传》中有这样一段话："风瘅客脬，难于大小溲，溺赤。"其《注》对句中的"脬"字解释道："脬，膀胱也。言风瘅之病，客居在膀胱。"细观本穴主治，"小便热，大便坚"，正是《史记》所说的"难于大小溲""风瘅客脬"的病症表现。

所以说，"浮郄"暗喻的是"膀胱之郄"的含义，也就是膀胱穴的意思。

五十三、委阳

委阳穴名中的"阳"字，提示本穴的位置在阳经、肢体的外侧。

穴名中的"委"字，暗示本穴位于下肢的膝部。此处字义的转换共有两个步骤。

第1步："委"字有屈曲之义。如《说文》曰："委，逶迤。由女、由禾会意。"其后的徐铉补充解释说："曲也。从禾垂穗委曲之貌。"

第2步："委"字正如《说文》之所说，是由"禾""女"两部分所组成。在人身之中，只有下肢似"禾"，直立于地面之上。"女"在传统文化中，隐含有曲、下的含义。故穴名中的"委"字，暗示本穴的位置在下肢，在能够屈曲的地方，也就是膝部。

所以，"委阳"二字暗示，本穴隶属阳经，位于下肢外侧，能够屈曲的地方。

值得注意的是，在手足十二经中，共有委阳、委中两个"委"字穴。这两个"委"字穴位置相连、同属足太阳膀胱经，且集中于膝部之后的腘横纹上。故尔，从两穴的位置特点和穴名的设置便可以看出，"委"字与如"禾"的下肢、可以屈曲的膝部之间的相关联系。从委阳、委中两穴的命名更加说明，古代圣人设置此类穴名以提点穴位位置的深意。

五十四、委中

委中穴名中的"委"字，与委阳穴之解相同，暗示本穴的位置在下肢，能够屈曲的地方。

穴名之"中"字，为正中之义。一是暗示本穴的位置在腘横纹的中点；二是隐指本穴位于"禾秆"的正中，即大腿与小腿的中间位置。

故"委中"二字，暗示本穴居于下肢，位于肢体屈曲之处的中点。

五十五、合阳

纵观全身，一条经脉自分为二，复又合二为一的，唯有足太阳膀胱经。足太阳膀胱经起于头部，自背部分为两行，分别向下循行，及至小腿上端，在本穴处重新合为一条经脉继续向下循行。本穴是足太阳自背部一分为二之后的相合之处，故名曰合阳。

五十六、承筋

承筋穴名中的"筋"字，是筋骨的筋。穴名中的"承"字，不仅有承载、承担之义，还有承续、接续，使其延长的含义。如《楚辞·招魂》："朱明未承夜兮。"其《注》对"承"字的解释是："续也"。

本穴隶属膀胱经，左右膀胱经夹脊柱而行。在任督二脉没有正式纳入十四正经以前，膀胱经的循行路线是最贴近脊柱的经脉。如《灵枢·经脉》曰："膀胱，足太阳之脉……其直者，从巅入络脑，还出别下项，循肩髆内，夹脊抵腰中……其支者，从腰中下挟脊，贯臀入腘中……"可见，膀胱经的循行线路，自上而下，夹脊而行。

脊柱是人身的支柱，是人身骨节最多的地方。如《释名》对"脊"字的解释是："积也。积续骨节脉络上下也。"可见，"脊"的原始字义，是积续骨节的意思。在人体组织中，有能力将骨节连结成一个有机整体的物质是筋。如《素问·五脏生成》曰："诸筋者皆属于节。"

筋的作用是保持周身骨节稳固，以维持健康身形。故《释名》对"筋"的解释是："筋，力也，肉中之力气之元也，靳固于身形也。"

足太阳膀胱经自头下项，夹脊抵腰，循膂抵腘至足，经过的骨节最多，故《灵枢·经脉》对此总结道："膀胱足太阳之脉……是主筋所生病者。"细观本穴主治，"腰背拘急，腰痛"，病位在脊。而脊正是骨节积续、筋络最为集中的地方。再看本穴主治之"霍乱转筋"，正是筋失濡养从而出现短缩的病症。

故"承筋"二字，提示本穴归属足太阳膀胱经；同时暗示本穴长于治疗腰背疼痛、拘急，以及霍乱转筋等病症。

五十七、承山

承山穴名中的"承"字，一是与承扶穴名中的"承"字解释相同，为"成"字之义；二是与承筋穴名之解相同，为承载、承担之义。

穴名中的"山"字有两重含义。

首先，"山"字暗示了本穴的位置。本穴的位置在腓肠肌下端的中间，腓肠肌内侧与外侧两块肌腹在下端的凹凸形状，恰如"山"字的金文"ᗡ"。

其次，穴名中的"山"字，金文的另一种字体写作"↓"。其形恰恰如同人体骨骼的背面，脊柱与骨盆关系的简笔示意图。细观本穴主治之"战栗不能立"，正是双腿不能承受如山之躯体的临证表现。

所以说，"承山"二字，隐指本穴的位置处在凹凸如山的腓肠肌下端；同时暗示本穴长于治疗身重如山，足不任身的病症。

五十八、飞扬

飞扬是《黄帝内经》明确记载的穴位之一。如《灵枢·经脉》曰："足太阳之别，名曰飞阳，去踝七寸，别走少阴，实则鼻窒，头背痛，虚则鼽衄，取之所别也。"

穴名中的"飞"字，隐指腓肠肌。此处的字义转换共有三个步骤。

第1步：穴名中的"飞"隐指的是"非"字。在古代字书中，"飞"与"非"是相互注音的关系，故按六书法则，"飞"字可以假借为"非"。

第2步："非"隐指"腓"字。按宋代王圣美之"右文说"，"非"与"腓"的字义相近相同。

第3步："腓"即腓肠。"腓"字古时即有腓肠之义。如《易经·咸卦》曰："六二，咸其腓。"其《疏》对"腓"字的解释是："腓，足之腓肠也。"巧合的是，本穴的位置恰恰位于腓肠肌的下缘。

穴名中的"扬"字，隐含有两种寓意。

第1种："扬"字暗隐的是"肠"，隐指的也是腓肠肌。此处的字义转换共有两个步骤。

1. "扬"的繁体字写作"揚"。

2. "揚"是"腸"的假借字。腓肠之"肠"，繁体字写作"腸"。细细比较"揚"与"腸"，两字不仅右侧相同，而且字形相似，故按六书法则，两字可形成假借的关系。

第2种：穴名中的"扬"字，暗示的是"阳"。阴在内，阳在外，故穴名隐指本穴位于腓肠肌外侧。此处的字义转换共有三个步骤。

1. 穴名中的"扬"字，繁体字是"揚"。

2. 阴阳的"阳"，繁体字写作"陽"。

3. "揚"是"陽"的假借字。"揚"与"陽"不仅右侧相同，且字形相近，故按六书法则，两字可形成假借。

故飞扬这个穴名隐指本穴位于腓肠外侧。巧合的是，膀胱经在腓肠肌附近的穴位，只有飞扬位于腓肠肌的外侧。

值得注意的是，飞扬穴不仅是十四经中唯一的"飞"字穴，也是唯一的"扬"字穴，还是十四经中唯一的，穴名与腓肠肌有关的穴位。而且，穴名中的"飞""扬"，均能与"腓肠"一词曲折相连。巧合的是，该穴位恰恰位于腓肠肌的外侧。诸多的巧合只能说明这是一种精心设计的，非常巧妙的安排。所以说，从穴名用字隐匿的线索和穴位位置的对应关系上来看，飞扬穴的命名是古代圣人殚精竭虑，有意为之的结果。这样做的目的显然是为了提点后人，根据穴名提供的线索推知本穴的位置。

五十九、跗阳

穴名中的"阳"字，寓意的是"外"，是"上"。

"跗"在古文中是"足背"的意思。如《仪礼》："乃履綦结于跗，连絇。"其《疏》对句中的"跗"字解释曰："谓足背也。"《素问·针解》在谈到足三里等穴位时说："所谓三里者，下膝三寸也；所谓跗之者，举膝分易见也。"

故"跗阳"二字，提示本穴的位置在足背的外上，"举膝分易见"的地方。

六十、昆仑

昆仑不仅是穴位名称，昆仑一词还在祖国的传统文化中占有非凡的地位。

在古代神话传说中，昆仑是非常著名的，具有特殊意义的山峰。这座上古神话中的大山是《山海经》详细描述的大山。这座神话中的大山所支撑的是传统文化之天、抽象意义上的万物之天。

在古代地理中，昆仑是大河之水的源头。汉代以前的神话传说已经确认昆仑山是黄河的源头。例如，汉武帝根据张骞从西域带回来的所见所闻，将出产玉石的和田河源头山脉命名为昆仑山。如《史记·大宛列传》云："汉使穷河源，河源出于寘，其山多玉石，采来，天子案古图书，名河所出山曰昆仑云。"

在古代传统文化中，昆仑山被尊称为地之首。如《搜神记·火浣布》曰："昆仑之墟，地首也。是惟帝之下都，故其外绝以弱水之深，又环以炎火之山。"

此外，昆仑还是圆形物体的雅称。如古人谓："物之圆浑者曰昆仑，圆而未剖散者曰浑沦。"

《灵枢·邪客》曰："天圆地方，人头圆足方以应之。"作为穴位的昆仑，位于足跟。足方像地，足跟相对于足趾显著高起，正可谓是地之首。足跟的外形近乎浑圆，正符合昆仑的定义。足跟的两侧有属水的膀胱经、肾经环绕，恰恰犹如黄河之绕昆仑。

值得注意的是，昆仑这个穴名还隐喻了多重藏象理论与传统文化之间的呼应关系。如昆仑山支撑的是传统文化之天，足跟支撑的则是以藏象理论为纲领的人之整体。足跟的外形浑圆像昆仑，昆仑穴正好位于足跟。昆仑山是大河的起源，足跟之前是肾经的起源。更加巧妙的是，肾经绕足跟内侧向上循行；肾脏之腑——膀胱，则绕足跟外侧向下循行。肾与膀胱，一脏一腑，一上一下，环绕的是足跟之昆仑，比拟的是山与水的相对，展示的是地气上升与天气下降之理，喻意的是阴与阳的互根关系。

所以说，如果将足跟比喻为昆仑山，将主水、藏精的肾脏，比喻为十二条大河的源头，则昆仑穴名称之意似乎已近明了矣。

六十一、仆参

仆参穴名中的"仆"字，对应的繁体字是"僕"，提示的是需要被别人服侍、出行需要车马代步的患病状态。

"僕"，是为君主或主人服务的僕役。如《礼记·礼运》曰："仕于公曰臣，仕于家曰僕。"古时的"僕"，还有驾驭马车之义。如古书谓"御车曰僕"。此外，古代还专门设有管理众僕、掌管舆马的官职，称为司僕，或太僕。如《五代史·百官志》记载："唐龙朔中，改太保曰司驭，又改为司僕。齐职仪众僕之长曰太僕，掌舆马。"可见，穴名中的"僕"字，隐喻的是行动已经不能自如的状态。

穴名中的"参"字，暗指的是"骖"字，隐指的是古代的"骖乘"人员，隐喻的也是行动不便的功能状态。

"参"字，古时的注音是"骖"。按六书法则，二字可以假借。古时，专门设有"骖乘"这一官职。如《汉书·文帝纪》颜师古之《注》曰："乘车之法，尊者居左，御者居中，又有一人处车之右，以备倾侧。是以戎事则称车右，其余则曰骖乘。"句中所说的"骖乘"，其职责只是单纯地乘坐在车的右侧，以防马车侧翻。

综上所述，穴名中的"僕"与"参"，都与单纯地乘车，以及需人服侍有关。细观本穴主治，"足痿，失履不收，足跟痛不得履地，脚气膝肿"，均为行走不便，必须以车代步，甚至不能自理，日常生活需要别人服侍的病症。这种状况，正是日常生活不离"僕""参"的准确写照。

故"僕参"二字提示，本穴长于治疗病在下肢，行走不便的病症。

六十二、申脉

申脉穴名中的"申"字，有两种含义。

首先，"申"字提示本穴隶属足太阳膀胱经。"申"字，指的是十二时辰中的"申时"。在十二经脉子午流注中，膀胱经所主的时辰正是申时。故"申脉"，意即申时主时的经脉——足太阳膀胱经。

其次，"申"字隐指本穴长于治疗脚膝屈曲难伸的病症。"申"是"伸"字的古字。如毛氏对"伸"字解释曰："古惟申字，后加人以别之。"《素问·脉要精微论》曰："膝者，筋之府；屈伸不能，行则偻附，筋将惫矣。"细观本穴主治之"脚膝屈伸难"，正是病位在"筋"的病症。而本穴隶属的膀胱经，所主的正是"筋所生病者"。

穴名中的"脉"字，有两种含义。

第1种含义：指穴位。如《素问·气穴论》曰："孙络之脉别经者，其血盛而当泻者，亦三百六十五脉。"

第2种含义：指本穴所在的经脉。"脉"字与"申"字相合，提示的是"申"时主时的经脉。

故申脉这个穴名，一是隐指足太阳膀胱经，二是暗示本穴长于治疗膝关节屈伸困难的病症。

值得注意的是，除了带脉穴、瘈脉穴、申脉穴这三个"脉"字穴以外，《黄帝内经》还提到了一个急脉穴。但由于古人在正定经穴时的整体考虑，以及数额的限制和急脉穴自身的特点，因此将急脉穴列为了经外奇穴。

在十四正经之中，"脉"字穴之所以最终定名为三个，取决于"三"这个数字所暗含的文化寓意。如《灵枢·九针论》曰："三者，人也。人之所以成生者，血脉也。"可见，"三"这个数字与"人之所以成生"的必要因素——"血脉"有关。

不仅"脉"字穴的个数与数字文化暗合，"海"字穴、"府"字穴、"骨"字穴等等，均暗含数字文化之深意。古代圣人的这种精心设置和布局，不仅表明了人身是一个整体，也体现了人与自然相应的道理。

穴名的数字文化，从一个侧面说明，传统中医所具有的人文属性；穴位名称是传统文化知识与深奥医理相互融合的产物；穴名的设置是古人殚精竭虑暗藏医学奥妙的结果。三个"脉"字穴的设置，更是充分说明穴位的定名过程绝非一朝一夕之功。

六十三、金门

金门穴名中的"门"字，指有形之物的出入之处。

穴名中的"金"字，暗含有两种寓意。

其一，"金"字指的是肺，暗示的是大肠。

其二，"金"字暗隐的是"禁门"。在传统文化中，金和鼓，与阴和阳一样，是一对字义相反的词汇。古代军队有"闻鼓则进，闻金则止"之令。如《汉书·李陵传》曰："闻金声而止。"故《释名》在解释"金鼓"时说道："金，禁也，为进退之禁也。"所以，"金门"从古字的本义来说，有不能随意进退、行走必须止于此门的含义。

细观本穴主治之"暴疝"，是腹腔中的大肠等有形之物，猛然突出于皮下的病症。故"金门"，暗喻本穴具有禁止腹中有形之物突出于腹壁缺口，从而治疗"暴疝"的能力。"金门"意即古代所称的"禁门"。

六十四、京骨

京骨穴的位置在《针灸大成》中的记载简单明了："小指本节后大骨名京骨，其穴在骨下。"由此可知，本穴的名称与足外侧小指本节之后的京骨有关。

京骨穴名中的"骨"字，一是提示本穴的位置在"京骨"之下；二是借用《仪礼·乡射礼》之《注》所说的古义："以骨名肉，骨贵也。"本穴以"骨"名穴，正是因为本穴所居之京骨，"骨贵"而得其穴名。

京骨穴名中的"京"字，是聚集、居中之义。"京"字，自古就是"京师""国都"的代称。如《诗经·曹风·下泉》曰："念彼京师。"句中的"京"字，指的是周代的国都镐京。唐代白居易的《琵琶行》中亦有"辞帝京"之句。国之都城是一个国家的行政中心，是官员民众聚集的地方，故其义不可谓不大，位置不可谓不居中。

在全身的骨骼当中，唯有脊柱是最大的、居于身体正中的、对人体起主要支撑作用的、由数十块椎骨聚集在一起的集合体。细观本穴主治，"颈项强，腰背不可俯仰，腰痛不可屈伸，身后侧痛"，都是脊柱本身的病痛。

脊柱，位于躯干正中、为骨之聚；京师，是国之都、位居都城的中间，为人之所聚。穴名中的"京"字，暗示"聚"与"居中"。所以，"京骨"二字隐指的，正是上连头颅、下达骨盆的脊柱。

六十五、束骨

束骨穴名中的"骨"字，为筋骨的骨。

"束"字则通"朿"字，隐指骨刺。此处字义转换共有两个步骤。

第1步："束"有一个极为形似的古字"朿"。按六书法则，两字可互为假借。

第2步："朿"，是"刺"的古字。如《说文》对"朿"字的解释是："木芒也。象形。凡朿之属皆从朿。读若刺。"徐锴对此解释补充道："草木之朿。"用现代的话说，"束"是草木之刺、荆棘之刺的古字。细观本穴主治，"腰脊痛如折，髀不可曲，腘如结，踹如裂"，均为腰椎骨质增生，俗称腰椎"骨刺"所引起的常见症状。

所以说，"束骨"这个穴名暗示"束骨"二字。"束骨"的字义是"刺骨"，倒而言之则是"骨刺"，"骨刺"是"腰脊痛如折，腘如结，踹如裂"的病因。

春秋战国时期的中医先驱们对人体解剖相当熟悉（参见《解读中医——让中医融入生活》）。古人以"束骨"命名能够治疗"骨刺"的本穴，也反映出古人非常了解骨骼，以及骨骼的细微变化所引起的各种病症。

故本穴名称"束骨"，一是暗示骨刺是造成本穴所主之证的病因；二是提示本穴长于治疗因骨刺所引起的腰腿疼痛之症。

值得注意的是，在十四经中以"骨"命名的穴位有七个，而在传统文化的表达中人身只有六骸。如《庄子·德充符》曰："将求名而能自要者，而犹若是，而况官天地，府万物，直寓六骸，象耳目，一知之所知，而心未尝死者乎！"针对句中的六骸，成玄英之《疏》的解释是："六骸，谓身首四肢也。"

细观七个"骨"字穴的布局，完骨穴在头，巨骨穴在肩，腕骨穴在腕，横骨穴、曲骨穴在躯干与腿的连接处，京骨穴、束骨穴在足，正与"身首四肢"相符。然再细究《针灸大成》对七个"骨"穴位置的描述，其中六个"骨"字穴的位置均与其穴所临近的"骨"密切相关，唯有束骨穴的位置是在"足小指外侧本节后，赤白肉际陷中"，与"骨"无关。

所以说，"束骨"之"骨"，并非与生俱来之"骨"，而是引发"腰脊痛如折，髀不可曲，腘如结，踹如裂"的骨刺。

六十六、足通谷

在十四经中，名为通谷的穴位有两个。一个隶属足太阳膀胱经，位置在足；另一个隶属足少阴肾经，位置在腹。后世医家为了区别这两个同名穴，故将两穴分别称为足通谷与腹通谷。

穴名中的"谷"字，指的是每日所食用的水谷。穴名中的"通"字，为通行、上下通畅的含义。细观本穴主治，"留饮胸满，食不化"，正是属于水液留滞、五谷不化，每日所食纳的水谷不能为人所用，不能被人体吸收的病症。

故穴名"通谷"，隐指本穴能使水谷正常运行、通畅无阻。客观务实的古人，以《黄帝内经》提出的易用难忘，好记易懂为宗旨，特以"通谷"二字命名本穴，提示本穴长于治疗水液停留与五谷不化所导致的病症。

六十七、至阴

至阴不仅是穴名，在《黄帝内经》中，至阴几乎是肾的代名词。如《素问·水热穴论》云："肾者，至阴也，至阴者盛水也……地气上者属于肾，而生水液也，故曰至阴。"《素问·解精微论》则曰："水宗者积水也，积水者至阴也，至阴者肾之精也。"

古代圣人以至阴作为本穴的名称，至少考虑了以下三个主要因素。

第一个因素：至阴在《黄帝内经》中几乎等同于肾。本穴隶属的膀胱经则是肾之腑。

第二个因素：从气血流注的角度来看，至阴穴是膀胱经循行线路上的最后一个穴位，经气至此即将流注入足少阴肾经。

第三个因素：也是最重要的因素，从临证的角度上看，本穴所主的"失精，小便不利"，正是与肾之精、肾之窍有关的病症。

此外，从至阴穴所在位置来看，这个穴名还暗含有三层"至阴"的含义。

第一层含义：本穴位于足之小趾，隶属足太阳膀胱经。足太阳之经气自头部而降，循行至足之小趾，正可谓是由阳而至阴。

第二层含义：《灵枢·阴阳系日月》曰："腰以上者为阳，腰以下者为阴。"至阴穴位于足部，以阴阳上下论之，足趾可谓是阴中之至阴。也就是下部之最下、阴中之极阴。

第三层含义：至阴穴居于足之小趾，以"大者为阳，小者为阴"论之，"至阴"二字，寓意本穴位于足趾的至阴，也就是最小的足趾之处。

故至阴这个穴名，隐指本穴是足太阳膀胱经的最后一个穴位，位置在足之小趾，长于治疗与肾有关的病症。此外，由于《黄帝内经》中的"至阴"几乎是肾的代名词，所以古代圣人以至阴二字命名本穴，还暗含着膀胱经的经气循行至此，行将进入"至阴"之经——也就是肾经。

第九章　足少阴肾经

一、涌泉

涌泉不仅是穴名，还是古代的泉名。如《公羊传·昭公五年》中有这样一句话："直泉者何，涌泉也。"可见，《公羊传》所说的"直泉"，亦称为"涌泉"。故"涌泉"在特殊的语境中等同于"直泉"。

穴名中的"泉"字，隐指健全、全面的"全"。"泉"字，古时的注音是"全"。按六书之法则，"泉"与"全"假借相通。"全"字，指的是全身、全面、健全之义。如在庖丁解牛的故事中有这样一段话："三年之后，未尝见全牛也。"此句中的"全"字，指的是全牛，也就是牛的全身。

"涌泉"的代称是"直泉"，暗喻的是"直全"，隐喻的是健康人骨骼直立、形体健全的体态。

"直泉"这个名称中的"直"字，从藏象理论的角度来说，指的是"骨直"。本穴隶属肾经，是肾经的井穴，也是肾经的代表穴。肾主骨，骨骼是人体的支架。人只有骨骼强健直立，身体才能够站立、行走。人只有站立、行走自如，才是健康的体态。如《周礼·冬官考工记》曰："骨直以立。"《素问·脉要精微论》亦曰："骨者，髓之府，不能久立，行则振掉，骨将惫矣。"

"骨直"不仅是肾脏充实、功能健全的外在表现，也是五脏功能健全的标志。人体骨骼的主要组成部分是头、背、腰、膝，这些部分的外在表现，与五脏的功能状态密切相关。如《素问·脉要精微论》曰："夫五脏者，身之强也。头者，精明之府；头倾视深，精神将夺矣。背者，胸中之府；背曲肩随，府将坏矣。腰者，肾之府；转摇不能，肾将惫矣。膝者，筋之府；屈伸不能，行则偻附，筋将惫矣。骨者，髓之府，不能久立，行则振掉，骨将惫矣。得强则生，失强则死。"
可见，唯有五脏功能正常，人身才能筋骨强健，骨骼之机能才能健全，人身也才
能直立自如，行走自如。

本穴隶属足少阴肾经，位于足底，是肾经的井穴。肾经"起于涌泉"，"根于
涌泉"，可见涌泉穴在肾经中的地位之重。故涌泉穴可被视为足少阴肾经的标志
性穴位。在藏象理论中，肾不仅主骨，而且主水。所以古代圣人以"涌泉"命名
本穴，寓意肾脏所主之"水"，自人身之地部，喷涌上达，流行全身，循行不已。
故"涌泉"二字隐含了肾与肾经所具有的，在全身范围以内的，全部的功能。

二、然谷

然谷见于《黄帝内经》。如《灵枢·本输》曰："然谷，然骨之下者也，为
荥。"然谷穴的位置在然骨的下方。从然谷穴的位置可以看出，本穴名称与位于
其上的然骨密切相关。

在"然谷"与"然骨"这一穴一骨的名称当中，都有一个相同的"然"字。
"然"，与火有关。如《说文》对"然"字的解释是："然，烧也。"

穴名中的"谷"字，暗隐两种不同的含义。

第1种含义："谷"字提示本穴与水有关。如《说文》对"谷"字的解释是：
"谷，泉出通川为谷。从水半见，出于口。"可见"谷"与水的关系。

第2种含义：穴名中的"谷"字，与骨有关。如《素问·阴阳应象大论》
曰："溪谷属骨，皆有所起。"

所以说，"谷"字暗示本穴与主骨、主水的肾脏密切相关。细观本穴主治，
"足跗肿不得履地"，正是肾脏主水不利的病症。

然谷穴名中的"谷"字与水有关，"然"字为火之类。所以说，"然""谷"
二字隐含着非常明显的水、火之意。巧合的是，然谷穴隶属肾经，肾不仅有水脏
之称，肾还是藏象之中唯一内藏水火的脏器。本穴在五输穴中，还恰恰处在荥火
之位。细观本穴的所主之证，或为相火内动的"淋沥白浊，男子精泄"；或为阳
不化水，水气凌心的"足跗肿不得履地，寒疝，洞泄，心恐惧如人将捕"；又或
为阴阳俱虚的"胻酸不能久立，足一寒一热，消渴，自汗，盗汗出"，如此等等，
皆属于水火、阴阳失衡的病症。

沉而思之，细而究之，探寻穴名用字之古意推而理之，我们便可探知然谷这
个穴名所具有的藏象寓意。

首先，"然""谷"二字暗含肾主水、藏精，同时蕴藏元真之火的寓意。

其次，然谷穴的位置紧接涌泉穴之后，其水火共存、居泉之后的特征，正是《孟子·公孙丑上》所说的"若火之始然，泉之始达"的完美体现。水火者，阴阳也。只有在阴阳平衡，水火共济的情况下，肾所主的真阴真水才能"火然而泉达"，如溪如水般地运行于人身九州之天下，滋养四肢百骸。

故"然谷"二字，暗喻本穴隶属肾经，位居荥火之位。其穴之功，有助火燃而使真泉之水流行通达于人身九州之能。其穴之治，有振奋肾阳、调济水火之用。

值得注意的是，在周身十四条经脉的穴位之中，共有七个以"骨"字命名的经穴。然谷穴的命名虽然与其紧邻的然骨有关，然而却不在七个"骨"字穴之列。在然谷穴定名的前期，其称呼亦曾取决于与其临近的然骨。如《素问·缪刺论》曰："人有所堕坠，恶血留内，腹中满胀，不得前后，先饮利药，此上伤厥阴之脉，下伤少阴之络，刺足内踝之下，然骨之前，血脉出血。"由于本穴的位置与然骨有关，故根据上文可以得出这样一个结论，然谷穴的定名，有一个舍弃临近的骨骼之名，转而选择通水之谷的过程。

所以说，从然谷穴以"谷"易"骨"的命名过程可以推知，一个穴位的命名与经络体系的整体设计密切相关。从然谷穴的命名还可以推知，经穴的命名绝非一朝一夕之功，一人一时所为。然谷穴的命名更是说明，古人在正定经络，命名经穴时的选字之精、寓意之深。

三、太溪

太溪穴名中的"溪"字，指的是溪水，即大河之水形成之前的细小水流。

穴名中的"太"字，古时有指事物最早的开始、事物最初之本原的含义。如《文子·道原》曰："夫无形者，物之太祖。"后世将此义延伸，用来专门称谓一个国家的创始人、一个朝代的开创者。如古代常常将开国皇帝尊为太祖。

穴名"太溪"二字，暗隐两层含义。

第一层含义：太溪隐喻的是肾。

参照"太祖"之义，"太溪"二字寓意的是溪水之源。溪水、溪流最早开始的地方，是溪水的本原之地。在参天则地的藏象理论中，肾主水，藏精。肾所藏的先天之精是下一代生命体的本原。故"太溪"二字暗示的是肾脏所藏的先天之精，隐喻的是新生命开始的本原，隐指的是本穴隶属肾经。

第二层含义："太溪"还有心脏的寓意。

溪中流动的是水。古人常称十二经脉为十二经水。经水，是经脉的代称。经脉始自于灵台（详见督脉灵台穴之解）。灵台者，心也。心是周身经脉的发源地（详见手少阴心经极泉穴之解）。故从经脉起始的角度看，"太溪"亦可隐指心脏。细观本穴主治，"心痛如锥刺，心脉沉，手足寒至节"，正是病位在心的病症。

故"太溪"二字，暗示本穴隶属肾经，长于治疗病位在心的病症。

四、大钟

大钟穴名中的"大"字，暗喻"人"之形体。"大"的字形"象人形"，如《说文》对"大"字的解释："大，天大，地大，人亦大。故大象人形。"

穴名中的"钟"字，指的是悬挂起来的、能够撞击出声的铜钟。"钟"字，有两个对应的繁体字，"鐘"与"鍾"。古人训解曰："按《周礼》皆作鍾，古字通用。"《释名》曰："鐘，空也。内空受气多，故声大也。"细观本穴主治，"喉中鸣，咳唾气逆，胸胀喘息"，均为气机壅阻，呼吸时的声音明显增大，甚而发出异响的病症。

善假于物的古人将人身比喻为器、为鐘。"大钟"是形容肺通天气的功能，在遭受病邪侵袭之后出现了病变，从而发出异响的症状。

此外，穴名"大钟"隐指"大吕"，暗喻脊柱。

古时庙宇中的"大钟"，又称为"大吕"。如《史记·平原君传》曰："使赵重于九鼎大吕。"其《注》解释说："正义曰：大吕，周庙大钟。"古时的"吕"字，还有脊骨的含义。如《说文》曰："吕，脊骨也。象形。"细观本穴主治，"腰脊痛，腹脊强"，正是病位在腰、在脊的病症。

故"大钟"二字，一是提示本穴长于治疗呼吸系统出现异响的病症；二是暗示本穴长于治疗病位在腰部、在脊柱的病症。

五、水泉

水泉这个穴名，有两层含义。

第一层含义："水泉"二字提示的是膀胱，隐喻的是肾，隐指本穴长于治疗"水泉不止"的病症。如《素问·脉要精微论》曰："水泉不止者，是膀胱不藏也。得守者生，失守者死。"细观本穴主治之"小便淋沥"，正是水泉不止，膀胱不藏的外在表现。

穴名中"水"字，其一暗示的是主水的肾脏；其二隐指的是"小水"，也就是小便的意思。

穴名中的"泉"字，指的是水之源泉，亦暗示本穴隶属肾经。如《说文》对

"泉"字的解释是："泉，水原也。象水流出成川形。"

第二层含义：水泉暗示本穴长于治疗妇科疾病之停经。

古时称月经为月水。故穴名中的"水"字，隐指月水。穴名中的"泉"字，古时的注音是"全"。故按六书法则，"泉""全"可以假借。

如若将生育期妇女的月水按时来至，看作是"水""全"的表现。则本穴的主治"月事不来"，即是属于"水"已不"全"的病症。

故"水泉"二字，一是提示本穴隶属肾经。二是提示本穴长于治疗小便淋沥之症。其三是提示本穴长于治疗月经拖后，迟迟不来的病症。

六、照海

照海这个穴名，寓意真阳之气温煦如海。

"海"字比喻的是数量众多的同类物质聚集在一起的状态。如人海、林海、沙海。

"照"字，指的是早晨太阳初升时的景象。如《说文》对"照"字的解释是："日明也。"故"照"字所表达的含义是：太阳初生，阳光初照，既光芒万丈照亮天地，又温暖和煦透照深远。所以，穴名中的"照"字，寓意的是体内的阳气如同阳光初照，和煦温暖，四肢百官毫无毁伤的温煦状态。

照海穴隶属肾经，位于"足方象地"之足跗，故"照海"寓意本穴之作用——犹如太阳自海平面上初升，温暖经水与人身之九州大地，从而使肾所藏的阴精，顺利地"精化为气"，完成"地气上为云"的过程，从而治疗真阳不足，不能温煦脾土，以及阴津不能上承之证。细观本穴主治之"咽干"，正是属于肾阳不足，津不上承之证；"四肢懈惰，呕吐嗜卧"则为真阳不足，不能温煦脾土，脾失主管四肢之能的病症。

故"照海"二字，隐含的是阳气温煦如海的寓意。

值得注意的是，在周身穴位之中，共有五个"海"字穴：气海穴、血海穴、小海穴、少海穴、照海穴。在这五个海字穴中，照海穴之解见上，为阳气之海。气海穴、血海穴之含义等同于穴名用字的明示，提示为气、血之海。至此，三个"海"字穴中的气、血以及阳气之海已有所指。

细研五个"海"字穴中的小海、少海两穴，无论从字义上，还是从经络所属上都可看作是连属的一体两穴，可视为与心有关的共同体。其理由有二。

第一，少海与小海位置相近，名称相似，穴名中有所区别的只是"少""小"二字。从字义上来讲，"少"与"小"的字义相同。如脍炙人口的古代诗句"少小离家老大回"，诗句中的"少""小"二字，既是同义、又是连用。

第二，从位置和名称上来看，少海与小海两穴的位置相邻，名称之义也颇为相近。况且，少海穴属手少阴心经，小海穴属手太阳小肠经。小肠为心之腑，两经为表里经的关系，可见少海穴与小海穴所属的经络均与心君有关。

心为形体之君，主"身之血脉"。《素问·平人气象论》曰："脏真通于心，心藏血脉之气也。"脉中之血为阴，血无气则不行。故"血脉之气"，即营气。营气，意即阴气也。故少、小之海所寓意的是阴气之海。

少、小之海寓意的是阴气之海，照海穴寓意的是阳气之海。故少、小海两穴一体，亦能与照海穴形成相互对称、相互依赖的关系。其中的道理共有三点。

第1点：从穴位所属的脏腑上来讲，少、小海归心，照海属肾。心属火，肾主水。水火相对。

第2点：从脏腑所属的五行上来讲，少、小海所归之心，五行属火，照海所归之肾，五行属水，正符合藏象理论中的阴阳互根、心肾相交、水火既济的理论安排。

第3点：从穴位所处的位置上来讲，少、小海二穴在上肢归阳，照海穴在足跗归地，亦正符合阳中有阴、阴中有阳的易学观念。

所以说，少海、小海、照海的命名，体现了阴中有阳，阳中有阴，水火既济，阴阳互根，上下一体的整体思想。

传统中医是人文医学。四海首先是文化概念，其后才延伸为医学概念。在传统文化中，四海不仅是指环绕古代中国的大海，帝王所君临的天下，亦被称为四海。如《尚书·禹贡》曰："四海会同。"所以说，寓意为天下的四海，其义等同于九州。

传统中医讲究的是法天则地。中医理论中的四海，如同传统文化中的四海一样，亦有两种不同的含义。

第1种含义：藏象理论中的四海，指的是髓海、血海、气海、水谷之海。如《灵枢·海论》曰："人有髓海、有血海、有气海、有水谷之海，凡此四者，以应四海也。"

第2种含义：穴名中的四海，从穴名整体设计的角度体现了人身九州所承载的气血阴阳。在古代哲人的眼中，人身如器，犹如自然之天地。在人身这个与自然同理的生命体内，同时承载着气海、血海，阴气之海、阳气之海，这四个两两相对的理论之海。

可见，古代圣贤充分利用了气海、血海、少海、小海、照海这五个经穴的功用与经脉所属，将人身的四海完美地嵌进了十四经的穴位名称之中。

天下有四海，人身亦有四海。古代帝王拥有的是天下之四海；形体之君，心主所拥有的则是人身之四海。天下四海所藏者为水，人身四海所藏的是气、血、阴、阳。人之四海如同天下之海一样，均需先化其所拥有的物质为云、气，然后才能遍行于天下。故《灵枢·玉版》曰："海之所行云气者，天下也。"

所以，这五个以"海"字命名的穴位，不仅暗含了藏象理论的整体思想，表明了经络穴位的整体设计理念，古人更是通过这五个"海"字穴与人身四海并非完全对称、并非一一对应的命名方式，将传统中医不可拘泥于病、不可拘泥于临证表现、不可拘泥于形式的告诫，一并嵌入到了这五个海字穴的命名当中。

七、复溜

复溜穴名中的"溜"字，暗喻的是水液流动、流而行之。如《黄帝内经灵枢注证发微·九针十二原》之注曰："溜，流同。《难经》以流代之。"

穴名中的"复"字，是重新、恢复之义。如《易经·复卦》曰："反复其道，七日来复，天行也。"

复溜穴隶属肾经，肾所主的水，是五行之中唯一可以流动的。细观本穴主治，"腹胀如鼓，四肢肿，五种水病"，恰恰是由于体内之水不流而停，从而产生的病症。

此外，复溜这个穴名还隐指本穴具有恢复经脉运行而温暖骨髓的作用。

穴名中的"溜"字，隐指的是经水流行。穴名中的"复"字，古时的注音字是"伏"。故以六书之法则论之，两字可以通假。

复溜穴隶属足少阴。《难经·第二十四难》曰："少阴者，肾脉也，伏行而温于骨髓。"故句中之"伏行而温于骨髓"，从"复"字的假借角度上来说，可以写为"复行而温于骨髓"。细观本穴主治，"胻寒不自温"，正是肾经不能温于骨髓所造成的经水凝泣之证。本穴长于治疗此证，具有"复行而温于骨髓"的功能作用。

故"复溜"二字，一是提示本穴能够帮助凝泣的经水恢复流行，从而长于治疗"胻寒不自温"的病症；二是能够帮助体内停留的水液重新流动，从而长于治疗水肿的病症。

八、交信

交信穴名中的"信"字，指的是月经。古时，妇女的月经又称为月信。

穴名中的"交"字，隐指的是校正之意。"交"字，按宋代学者王圣美的"右文说"，应与"校"字之义相同。"校"，即校对、校正的意思。如《汉书·张安世传》："后购求得书，以相校，无所遗失。"

细观本穴主治，"月水不来，小腹偏痛，女子漏血不止"，均为月经不能按期而至，以及与此相关的妇科病症。

故"交信"二字，实为"校信"之义，提示本穴长于治疗妇人月信失常的病症。

九、筑宾

筑宾穴名中的"筑"，是春秋战国时期的一种乐器。如《说文》对"筑"的解释是："筑，以竹曲。五弦之乐也。"

穴名中的"宾"字，是宾客之义。如《玉篇》对"宾"的解释是："客也。"这就是说，古时的"宾"字与后来的"客"字含义相同。

在中国古代的历史人物中，能把"筑"和"宾"联系在一起的是春秋战国时期的高渐离。

高渐离是历史上著名的刺客，荆轲的好友。他的击筑水平非同一般。据《史记·刺客列传》记载："荆轲嗜酒，日与狗屠及高渐离饮于燕市。酒酣以往，高渐离击筑，荆轲和而歌于市中，相乐也，已而相泣，旁若无人者。"

高渐离酒后与荆轲"歌于市中""已而相泣""旁若无人"的行为，在养生知常的先圣们看来，是"癫狂"的表现。"癫狂"恰恰是本穴的主证之一。

在荆轲刺杀嬴政失败，秦灭掉燕国之后，高渐离隐姓埋名，靠给别人作"庸保"生存了下来。不一般的人，注定要做不一般的事。当时身为下人的高渐离，听到堂上之客击筑，便凭借自己高超的技艺，顷刻间便从一个为主人服务的佣人，秒变让众人尊敬的上客，也就是"上宾"。

故"筑""宾"二字连在一起，隐指春秋战国时期的名士高渐离。因为高渐离是历史上独一无二的"一筑成宾"的人，关键的是，高渐离有类似"癫狂"的表现。巧合的是，考古发现春秋战国时期的筑只有五根弦，而筑宾穴的位置，恰恰位于"内踝上五寸"。

故"筑宾"二字，提示本穴位于内踝上5寸；同时隐指本穴长于治疗"癫狂"之病症。

十、阴谷

阴谷穴是《黄帝内经》中有明确定位的穴位之一。如《灵枢·本输》曰："阴谷，辅骨之后，大筋之下，小筋之上也，按之应手，屈膝而得之，为合。"

阴谷穴的名称，具有两层含义。

第一层含义：提示本穴居于下肢内侧，隶属与骨有关的阴经，也就是肾经。

穴名中的"阴"字，有为下、为内之义。穴名中的"谷"字，暗示本穴与"骨"有关。如《素问·阴阳应象大论》曰："气穴所发，各有处名，溪谷属骨，皆有所起。"

第二层含义：提示本穴长于治疗与二阴相关的病症。

阴谷穴名中的"阴"字，指的是阴窍。穴名中的"谷"字，指的是泉水流出之谷。如《说文》对"谷"字的解释是："谷，泉出通川为谷。"细观本穴主治，"溺难，小便黄，小便急引阴痛，阴痿，妇人漏下不止"，均为与"水"有关、属于阴窍的病症。

在藏象理论中肾主水，开窍于二阴。所以，"阴谷"这个穴名提示，本穴位于下肢内侧，隶属肾经，长于治疗与"水"相关的、属于阴窍的病症。

十一、横骨

横骨不仅是穴名，还是一个专门用于描述人体横向骨骼的名词。

在传统文化中，"纵"与"横"所指的是两个特定的、相互垂直的方向。"南北曰纵，东西曰横"。古代标准的定位姿势是面南而立。当人面南而立的时候，身体的横轴自然与东西平行。故广义的"横骨"一词，指体表可见的、横向的骨骼。如《素问·骨空论》曰："头横骨为枕。"再如，《灵枢·忧恚无言》曰："咽喉者，水谷之道也……横骨者，神气所使，主发舌者也。"《针灸大成》对缺盆穴的描述是，穴在："肩下横骨陷中。"

横骨穴亦与其所在的横骨有关。如《素问·气府论》曰："冲脉气所发者，二十二穴：侠鸠尾外各半寸至脐寸一，侠脐下傍各五分至横骨寸一，腹脉法也。"上段条文所说的脐下之横骨，即现代的耻骨联合。耻骨联合是下腹部明显可见的横向骨骼。横骨穴所在的位置，恰恰就在耻骨联合上缘中点旁开 0.5 寸处。

作为穴名，"横骨"隐喻的是阴阳平衡，隐指的是肾脏。

穴名中的"骨"字，暗示的是肾脏，隐指的是肾中所藏的水火，即先天之精和先天元阳。

穴名中的"横"字，有两种含义。

第1种含义：如上所述，本穴所在的位置与横向的骨骼有关。

第2种含义："横"字，隐喻的是阴阳平衡。在古文中"横"与"衡"相同。如《前汉·刑法志》曰："合纵连衡。"师古《注》曰："战国时齐、楚、韩、魏、燕、赵为纵，秦国为衡。秦地形东西横长，故为衡也。"

肾是藏象之中唯一内藏水火的脏腑。水火者，阴阳也。细观本穴主治，"目赤痛从内眦始，五脏虚竭，失精"，是为素日"不知持满，不时御神"所导致的肾精受损、阴阳失衡、阴虚火旺的结果。

故"横骨"实为"衡骨"之义。古人以"横骨"二字命名本穴，以"骨"喻肾，以"横""衡"喻平。"横骨"这个穴名，一是暗示本穴位于横骨之上缘；二是隐指本穴长于治疗由于素日失养所导致的阴阳失衡之证；三是隐含了肾所藏的先天之精只能"满而溢"不能"竭而取"的养生原则。古代圣贤用看似简单的"横骨"二字作为足少阴肾经的穴位名，展现的正是穴名与其所在位置、所属经络、相关主治，以及古代圣人所倡导的养生观念之间的联系。横骨这个穴名正是《灵枢经》"易用难忘"实用原则的样板之作。

十二、大赫

大赫穴名中的"赫"字，为火炙、日晒之义。如《说文》的解释是："赫，火赤貌。"《正字通》补充说道："火炙、日暴皆曰赫。"

穴名中的"大"字，有"过之"的含义。如《论语·雍也》曰："居简而行简，无乃大简乎？"句中的"大"字之义，即为过之、太过之义。

故"大赫"，隐喻为日晒、火炙过度。

日晒、火炙过度则伤阴。细观本穴主治，"男子阴器结缩，茎中痛，妇人赤带，目赤痛从内眦始"，恰恰皆是属于阴伤内热之证，皆为阴精受损、阴虚阳亢所导致的病症。

由于本穴位居肾经，阴精为肾之所藏。所以古代圣人以"大赫"二字作为穴名，取其字面之义的日晒、火炙过度，一是暗示本穴主治之证的病因是阴伤液耗、肾精受损，二是暗示本穴长于治疗由阴虚引起的、与肾有关的内热之证。

十三、气穴

气穴不仅是穴名，还是《素问》第五十八篇《气穴论》的篇名。此篇第一句话就提到了"气穴"："黄帝问曰：余闻气穴，三百六十五，以应一岁。"可见，此篇所说的气穴，指的是遍布周身的经穴，也就是广义的气穴。

狭义的气穴是隶属肾经的本穴名称。

气穴名称中的"穴"字，是经穴、孔穴之义。穴名中的"气"字，提示的则是本穴所主疾病的病机。如本穴主治之"贲豚"，也叫"奔豚气"，可见此证与"气"的关系。至于主治中的"气上下引腰脊痛"，则明确地点出了此种"腰脊痛"与"气"的直接关系。

此外，在气穴所主的多项病症之中，还有"泄利不止"。在传统中医的观念里，多种原因均可导致"泄利"。早在《黄帝内经》的成书时代，先圣们便记载了一种由于"气"的失常所引起的泄泻。《素问·阴阳应象大论》就明确指出了这种泄利的病因："清气在下，则生飧泄。"这句话的意思是，清气不在人身上部，反而"在下"，是造成这种特殊泄利的原因。

俗话说"一字千金"。古代圣人在本穴的名称中只用了一个"气"字，便切切实实地抓住了气穴所主疾病的关键所在。

十四、四满

四满穴名中的"四"字，在五行之中代表的是"金"。如《尚书·洪范》："一曰水，二曰火，三曰木，四曰金，五曰土。"

穴名中的"满"字，隐指六腑，实指大肠。如《素问·五脏别论》曰："所谓五脏者，藏精气而不泻也，故满而不能实；六腑者，传化物而不藏，故实而不能满也。所以然者，水谷入口，则胃实而肠虚；食下，则肠实而胃虚。故曰实而不满，满而不实也。"《灵枢·平人绝谷》曰："平人则不然，胃满则肠虚，肠满则胃虚，更虚更满，故气得上下，五脏安定，血脉和利，精神乃居。"所以，上文中的满与虚，指的是脏与腑的特性，以及健康人"胃满则肠虚，肠满则胃虚"的生理状态。在"更虚更满"的胃、肠当中，与"金"有关的，只有与肺相表里的大肠。

故穴名"四满"，隐指的是六腑中的大肠。细观本穴主治，"肠澼，大肠有水，脐下切痛，振寒"，正是病在大肠的病痛。所以"四满"二字，提示本穴长于治疗大肠不能如平人一样"更虚更满"的病症。

十五、中注

穴名之"中"字，指的是适中。

穴名中的"注"字，隐指古时油灯中的火炷。此处字义的转换共有两个步骤。

第1步：古时"注"字与"主"相同。如《荀子·宥坐篇》之《注》曰："主同注。"

第2步：古时的"主"字，还指灯中的火烛。如《说文》对"主"字的解释是："主，灯中的火炷。"古代照明使用油灯，油中的火烛小，室内不亮；火烛大则耗油。

故"中注"，寓意的是油灯中燃烧着的火烛必须大小适中。

人身如器，内藏水火阴阳。火大伤阴，阴虚则火旺。中注穴隶属肾经，肾是五脏之中唯一内藏水火的脏器。细观本穴主治，"目内眦赤痛，小腹有热，大便坚燥不利"，正是肾阴已伤，阴虚内热的表现。

此外，"注"字在古代神话传说中还有"注生""注死"之义。如《搜神记》曰："南斗注生，北斗注死。"细研本穴主治，"目内眦赤痛，小腹有热，大便坚燥不利"，皆是肾阴已伤，阴虚内热之证。肾阴耗伤并非一时之功，内热之证亦非轻浅之病。在这种病久且深的情况下，"中注"二字明显带有预祝向好之义。

故"中注"二字，从字面上来说，有祝愿患者居于生死之间、预祝患者健康长寿的寓意；实际上，"中注"二字一方面暗示了病情之重，另一方面又提示本穴能够使病情向好的方向发展。

十六、肓俞

缺如。

十七、商曲

商曲穴名中的"商"字，如少商穴、商阳穴之解，提示的是大肠。

穴名中的"曲"字，隐指的亦是大肠。详观"曲"字之小篆，极似上下颠倒的升、横、降结肠（古代中医对人体解剖知识的了解，详见《解读中医——让中医融入生活》）。细观本穴主治，"主腹痛，腹中积聚，时切痛，肠中痛不嗜食"，均是病在大肠。

值得注意的是，在藏象理论中"商"代表的是金，属肺。肺与大肠相表里，故"商"亦与大肠有关。细而究之，本穴的位置在腹，所主之证在腹，所属的经络是肾，而穴名却以"商"字名之。故从本穴的命名，有力地说明了先有穴位的主治功用，其后才有先圣们殚精竭虑、寓意深长的命名过程。

十八、石关

石关穴名中的"石"字，暗示的是骨，隐指的是肾。古人云："石为山之骨。"再如《增韵》对"石"字的解释是："山骨也。"在藏象理论中，主骨的是肾。细观本穴主治，"目赤痛从内眦始，多唾、脊强不利，腹痛气淋，小便黄，大便不通"，皆为与肾相关的病症。

穴名中的"关"字，暗示本穴虽属肾经，然长于治疗胃腑之病症。如《素问·水热穴论》曰："肾者，胃之关也。"细观本穴主治，"哕噫呕逆，心下坚满"，正是病邪在胃的病症。

此外，古书常常倒言。"石关"反过来读是"关石"。关石指的是古代各关口所征收的赋税。如《国语·周语下》曰："关石和钧，王府则有。"其后的韦昭针对此句解释说："关，门关之征也。石，今之斛也。言征赋调钧，则王之府藏常有也。"

货物过关，国家收取关税，水谷入口之后，则是由脾胃来吸收水谷中的精微物质。细观本穴主治，"哕噫呕逆，心下坚满"，恰恰是水谷不能正常运化，水谷中的精微物质不能正常吸收的病症。

善于法象天地，中比人事的古人，以抽取关税比喻脾胃对水谷精微的吸收，故石关穴的名称，正是古人"中傍人事"，以喻医理的结果。同时，石关穴之名还提示本穴位居肾经，长于治疗与肾相关的各种病症。

十九、阴都

阴都穴名中的"都"字，古时有聚、集的含义。如《释名》："泽中有丘曰都丘，言虫鸟所都聚也。"

穴名中的"阴"字，为阴阳之"阴"，提示本穴所主的是阴邪之证。细观本穴主治，"肺胀气抢，心下烦满"，正是阴邪滞聚于人身之上部的病症表现。此类病症也正符合"浊气在上则生腝胀"的病因病机。

此外，穴名中的"阴"字还提示本穴居于腹部，属于阴经。穴名中的"都"字，则有隐喻先天之精的含义。如《说文》对"都"字的解释是："都，有先君之旧宗庙曰都。"循行于腹部，与先天之精有关的阴经，唯有足少阴肾经。

故"阴都"二字，是阴聚之义，提示本穴长于治疗浊阴在上的病症；同时暗示本穴位于腹部，隶属肾经。

二十、腹通谷

通谷穴名中的"谷"字，提示的是水谷；穴名中的"通"字，提示的是通畅、通过之义。

细观通谷穴主治，"食饮善呕，喜呕，食不化"，恰恰均为饮食所入的水谷不能正常通畅下行所导致的病症。

值得注意的是，在周身之穴位中有两个名为通谷的穴位。除本穴以外，还有一个是足太阳膀胱经的通谷穴。两穴名称相同，主治亦大致相同，故穴名的含义也相同。由于本穴的位置在腹，后世为与膀胱经之通谷穴相区别，故特以腹通谷别而称之。

二十一、幽门

幽门，不仅是穴名，还是《难经》中明确记载的解剖部位之一。如四十四难曰："胃为贲门，太仓下口为幽门。"王九思集注引用杨玄操的话说："太仓者胃也，胃之下口在齐上三寸既幽隐之处，故曰幽门。"可见，《难经》所说的幽门，显然指的是"胃之下口"这一解剖部位。

作为穴位的幽门穴，位于上腹，隶属于足少阴肾经。

穴名中的"门"字，指的是有形物质与无形物质都可以出入的途径。以"门"命名本穴，意味着在本穴所主的病症之中，既有"烦闷，逆气，小腹胀满"的无形之气壅遏，也有"呕吐"食物的有形物质出入异常。

穴名中的"幽"字，为壅遏不通之义。如《周书·谥法》对"幽"字的解释是："壅遏不通曰幽。"

肾为胃之关。细观本穴主治，"呕吐，满不嗜食，善吐食不下，烦闷，逆气"，均为病位在胃，气机不通，壅遏气逆之证。

故"幽门"二字，隐指本穴所主的病症与胃下口密切相关。

二十二、步廊

步廊穴名中的"步"字，提示的是古代击鼓所发出的鼓声。如《尔雅·释乐》云："徒击鼓谓之步。"这句话的意思是说，单独击鼓作乐称之为"步"。其《疏》进一步解释说："凡八音备作曰乐，一音独作不得以乐名也。"意思是说，八音合奏才能称之为"乐"，单独一种乐器独奏则不能称之为"乐"。由此可知，"步"是只击鼓所发出的有节奏的声响，也就是鼓的独奏。

鼓在我们的传统音乐中占有非常重要的地位。如《荀子·乐论》说："鼓，其乐之君邪！"可见，鼓在传统音乐中的地位非常之高，鼓被古时的文人称之为乐之君。

巧合的是，在人身之中能够持续发出鼓声的，只有形体之君——心脏。如果我们将耳朵靠近胸前，就能听到心脏所发出的、类似于击鼓的声音。所以，穴名中的"步"字隐指的是，由人的心脏所发出的有节奏的声响。

穴名中的"廊"字，隐指的亦是形体之君，心脏。

"廊"字，在古文中通作"郎"。"郎"字暗示的是古代的一家之主。"郎"是古时的官职名称，也是男子的美称。古时除了妻子称丈夫为"郎"，家仆称谓主人亦称呼为"郎"。

一家之主是"郎"；五脏六腑、四肢百骸之主则是"心"。所以穴名中的"郎"字，隐指的是五脏六腑之大主——心脏。

故穴名"步廊"隐指的是"步郎"二字。从字面上看，"步郎"指的是"击鼓之人"；实际上"步郎"这个穴名所提示的是由形体之君所发出的，犹如鼓乐一般、有节奏的声音。

值得注意的是，自步廊穴至或中穴，肾经在胸部的这五个穴位均与五脏六腑之大主，心君有关。肾经这五个与心有关的穴位，不仅体现了心肾相交、水火既济的传统理念，也从经络穴位整体设置的角度体现了藏象理论的整体观念。

二十三、神封

神封穴名中的"封"字，古时有分封、封号之义。穴名中的"神"字，指的是心君所藏的神明。如《素问·调经论》曰："夫心藏神，肺藏气，肝藏血，脾藏肉，肾藏志，而此成形。"

穴名"神封"，倒而言之是"封神"。故从字面上来说，"封神"二字含有被圣人封而为神的含义，如古代神话小说《封神演义》。神封穴位于胸部，胸中是形体之君，心脏的所居之处。故本穴名称"神封"二字隐喻的是：心主神明，心为五脏六腑之大主、形体之君，是上古圣人在"论理人形，列别脏腑，正络经脉"时，着意分封、巧妙安排的结果。

此外，"封"字，还有提示封土，隐指乳房的含义。

"封"，在古代祭祀活动中具有特殊的意义。如《孝经纬》曰："封于泰山，禅于梁甫。"后世文人对句中的"封"字是这样解释的："积土增山曰封。"在古代，有许多情况都会使用积土这一祭祀仪式。将土积聚、堆积起来后，便称为封土。古文尚简，故称"聚土曰封"。

善假于物的古人，以五行之土，比喻为脾主之肌肉。神封穴的位置在乳中穴内侧旁开2寸处。以取类比象的方法视之，人的乳房便犹如广阔的胸部平原上所隆起的封土之丘。

故"神封"二字，一是提示本穴位于内藏神明的土丘之处。二是暗示心脏为君、内藏神明，是古代圣人有意分封的结果。所以说，神封穴与步廊穴的名称含义一样，是古代哲人对心脏功能状态的形象描述和比喻。

值得注意的是，神封穴与任脉膻中穴的位置相平（参考膻中穴之解），二穴名称之寓意亦恰恰均与心所藏的神明有关。

二十四、灵墟

穴名中的"灵"字，隐指的是神灵，暗喻的是心脏。如《玉篇》对"灵"字的解释是："神灵也。"《诗经·大雅·灵台》之《传》也对"灵"字解释道："神之精明者称灵。"在藏象理论中，"神"的唯一所藏之处，就是五脏六腑之大主——心脏。

穴名中的"墟"字，暗示的是土丘，隐指的是乳房。如《说文》对"丘"字的解释是："大丘也。"灵墟穴居于前胸，胸部形似大丘的，只有乳房。乳房的后面，便是神明的居处，心脏。

故"灵墟"这个穴名所提示的，便是"神"的所藏之处，乳房这个大丘之下的心脏。

值得注意的是，本穴与神封穴同属肾经，均位于前胸，位置仅隔一肋，穴名所隐喻的内涵亦有异曲同工之妙。"灵墟""神封"中的"灵"与"神"，提示的均是心之所藏；"墟"与"封"的字义相同，指的都是积土而成的土丘。故灵墟、神封两穴，无论是从穴名的字义上来看，还是穴名的寓意所指，其所暗示的均是藏象理论中的心脏，以及心脏所藏的神明。

二十五、神藏

神藏穴名中的"神"字，指的是心所藏的神明。穴名中的"藏"字，为隐藏之义。

在《诗经》等古典文学中，倒言现象非常普遍。穴名"神藏"倒而言之就是"藏神"，意即"藏神之处"。

在藏象理论中，心是神的所藏之处。如《字汇》曰："臓者藏也，精藏于肾，神藏于心。"所以说，将穴名倒过来之后，心"藏神"之义便更加明显、直观。

此外，穴名中的"神"字，指的是神明。穴名中的"藏"字，指的是"脏腑"的"脏"。"脏者藏也"，因为"心藏神""心主神明"，故"神藏"二字之义，暗示的是"神明之脏"，也就是心脏的意思。

值得注意的是，神藏穴，与步廊穴、神封穴、灵墟穴、或中穴一样，都是位于胸部的肾经腧穴，其穴名也都与藏象理论中的心，以及心之所主、心之所藏有关。这种巧妙的设计，在经络上下一体、相互呼应的层面上，充分展现了心肾相交，水火既济的藏象理论，暗示了上病取下、下病取上，全身一盘棋的整体思想，也使得中医的临证取穴，具有更加方便的可操作性。

二十六、或中

或中穴名之"中"字，暗示的是位于中医理论人体之正中的形体之君——心脏。

"中"字，提示的是中心、中央。地域的中心、邦国的中央，自然是地方长官、一国之君的所居之地。本穴恰恰位于前胸，属于心的属地，故本穴名称之"中"字，隐指的是心脏。

或中穴名称中的"或"字，有两种含义。

第1种含义："或"字隐喻的是心君所藏的心智。

"或"字，指的是文采。如《广韵》对"或"字的解释是："有文章也。"文章是记忆、思虑的结果。在藏象理论中，由心主管思虑。如《灵枢·本神》曰："所以任物者谓之心，心有所忆谓之意，意之所存谓之志，因志而存变谓之思，因思而远慕谓之虑，因虑而处物谓之智。"可见"或"字与心脏的关系。

第2种含义："或"字暗喻的是人身之全体。此处字义转换共有两个步骤。

第1步："或"字，古时与"彧"相同。如《玉篇》在"彧"字条中这样解释道："同或。"

第2步："彧"字，由"或""彡"两部分组成。

（1）"或"字，不仅与"域"相通，而且"或"字古时还有邦国之义。如《说文》对"或"字的解释是："邦也，从口，从戈，以守一，一地也。"

（2）"彡"字，是"三"的变体，提示的是人，暗示的是人身所独有的天、地、人三部，寓意的是人之整体。如《灵枢·九针论》曰："三者，人也。"

古人以家喻国，以国喻身。古代圣人在或中穴的命名中，将代表人的"三"与代表邦国的"或"字叠加在一起，暗示的是形体之君所拥有的天、地、人三部，即完整的人身。

所以，"或中"二字隐指的是，位于邦国正中的君主，位于人身正中的心脏。

值得注意的是，本穴还有"或中""域中"等别名，足见古人特意运用穴名提示心脏的用意。古代圣人之所以将本穴定名为"或中"，是因为"或"字的组成部分"彡"。"彡"，不仅代表了人，化解了"或"字中的兵器"戈"；更重要的是，"彡"还象征着人体的毛发。如《说文》对"彡"的解释是："彡，毛饰画文也。象形。"其后徐铉对此补充道："毛发绘饰之事。"皮毛由肺所主。

本穴虽隶属于足少阴肾经，然却位于胸部。胸部，是心肺的属地。《素问·五脏生成》曰："心之合脉也，其荣色也，其主肾也。肺之合皮也，其荣毛也，其主心也。"《黄帝内经》中的这段文字恰如本穴所在的位置，以及本穴的名称一样，把肺、心、肾之间的关系，紧密地联系在了一起。

或中穴虽隶属肾经，然正位于肺、心的居处。本穴的位置自然决定了本穴与肺、心、肾之间的密切关系。所以说本穴名称中的"或"字，从经络穴名设置的角度强调了肺、心、肾之间的联系，堪称是刻画这三脏关系的点睛之笔。

本穴的多个别名也说明，穴位的定名过程绝非一朝一夕之功，一人一时所为。古代圣贤只用一个与"或"形似、可以拆解为"或""彡"、但含义更加深奥贴切的"或"字，便使本穴的特征展现得更加完善准确。俗话说"一字千金"。明代针灸名家杨继洲对古代医籍中一字之差的奥妙有着深切的体会，其感悟诚如《针灸大成》之所言："更参一字之秘，价值千金之重，会得其中旨，草木总皆空。"

二十七、俞府

俞府，是肾经循行线路上的最后一个穴位。肾经自足底起始，行至人身中部之天的本穴，体现的是"天地相合"的道家理念。如郭店楚墓竹简本《道德经》曰："天地相合，以降甘露。"故本穴的名称之解有多重含义。

首先，俞府这一穴名暗示的是肺之俞穴的含义。

穴名中的"俞"字，指的是俞穴。穴名中的"府"字，隐指的是肺脏。如《汉书·卜式传》颜师古的注解曰："仓，粟所积也。府，钱所聚也。"府在古代是金钱的归藏之处，金在藏象理论中与肺对应。本穴的位置，恰在前胸。本穴的主治，"咳逆上气，喘嗽，胸中痛久喘"，亦正是病位在胸、在肺的病症。

其次，俞府这个穴名暗含百官为帝王输送万物的寓意。

穴名中的"府"字，在传统文化中指的是官府。如《周礼·太宰》之《注》

曰："百官所居曰府。"在传统文化的习惯表达中，"府"与"宫"相对又相类。"府"是百官的居处；"宫"是帝王宫殿和皇家建筑的简称。故穴名中的"府"字，指的是为帝王服务的百官。穴名中的"俞"字，是输送之义。如《针灸大成》曰："俞，犹委输之输，言经气由此而输于彼也。"《黄帝内经灵枢注证发微·本腧》题下注亦曰："输、俞、腧三字，古代通用。输者，以其脉气之转输也。俞者，从省。"

俞府穴隶属足少阴肾经。从十二经子午流注的顺序来看，经中的气血经过肺、脾、肾循行到本穴之时，已经携带了来自肺经的天气，从脾胃汲取的五谷精华，以及肾经本身所主的水液与阴精物质。俞府是肾经的最后一个穴位，经气自本穴出发以后，便将转入心包经继续循行。巧合的是，心包不仅有"心主之宫城"的称谓（详见任脉膻中穴之解），而且在经络发展的早期，曾经存在只有心包，没有心经的历史阶段（详见手少阴心经少冲穴之解）。在那时的藏象理论中，百官供奉的是"心主之宫城"——心包经。其后，由于藏象理论的调整，心包划归六腑。故尔，"俞府"二字隐含着以肾为代表的百官向"心主之宫城"输送水谷精微的寓意。

此外，"俞""府"二字，暗示的是人之整体。

俞府穴名中的"俞"字，是输送之义。穴名中的"府"字，寓意的是人身。

古代哲人将人身视为自然界的缩影，以身为器的先哲们，将人体比喻为内藏"水火木金土五材，兼以谷为六府"的大器，比喻为时刻运行着气血阴阳、时刻转输着十二经之脉气的大府。故俞府这个穴名，反映的正是藏象理论始终强调的整体思想。

故"俞府"二字，一是寓意本穴长于治疗病位在肺的病症。二是隐喻人身是器，是一个时刻转输气血阴阳，十二经脉之气的整体。三是隐指经脉内的水谷精微由本穴向心包经输送，意即本穴是隶属于肾经的最后一个穴位。

第十章　手厥阴心包经

一、天池

天池穴名中的"天"字，有两种含义。

第1种含义："天"字代表"天子"，隐指形体之君。细观本穴主治，"目䀮䀮不明，热病汗不出"，恰恰是属于心的病症。

第2种含义："天"字提示的是人体中部之"天"——肺脏。如《素问·三部九候论》曰："帝曰：中部之候奈何？岐伯曰：亦有天，亦有地，亦有人。天以候肺，地以候胸中之气，人以候心。"细观本穴主治，"胸中有声，胸膈烦满，上气"，正是病位在胸、在肺的病症，恰符合"天以候肺"之分属。

穴名中的"池"字，提示本穴位于乳房的附近。

"池"字，在古代和现代指的都是蓄水的地方。根据《说文》的有关解释，蓄水池的外观呈圆形的曰"池"，曲形的称"沼"。故"池"字，在古代指的是圆形的蓄水池。

在人体之中，能与圆形的蓄水池联系在一起的，只有母亲的乳房。乳房的外观与古代蓄水之"池"一样，同为圆形。蓄水池中的水能滋养万物，乳房中的乳汁能哺育婴儿。母亲盛满奶水的乳房，正犹如装满甘露的"天池"，滋养着婴儿们茁壮成长。对婴幼儿来说，母亲的乳房恰如上天之池，甘甜的乳汁则犹如自天而降的甘露。再看天池穴的位置，恰恰位于心肺所居的胸部、"乳后一寸"的地方。

此外，天池还有隐指心包的寓意。穴名中的"池"字，在古汉语中有"施"的含义。如《礼记·乐记》曰："咸池备矣。"其《注》解释曰："池之为言施也，言德之无不施也。"所以，"天池"，根据其穴名用字的古义，换而言之则是"天施"，隐指的是"替天施恩"的寓意。

天池穴是手厥阴心包经的起始穴。心包为臣使之官，替主行事。所以天恩、天意，只有通过心包这个臣使之官才能施布于天下。

值得注意的是，在经络发展的早期，恰恰存在只有心包经没有手少阴心经的历史阶段（详见《解读中医——让中医融入生活》）。那时周身的经脉只有十一条。冠之以心经之名的是手厥阴心包经。如心包经在《灵枢·本输》中的称谓是"心""手心主"；在《灵枢·邪客》中的称谓是"心主之脉"；在《灵枢·经脉》中的称谓是"心主手厥阴心包络之脉"。

由于心包经在经络早期的发展史上曾经替代心经出现，本穴又是心包经的起始穴，故"天池"二字，无论是从字义，还是从历史上来讲，都有"天施"之义。穴名暗隐心包替主行事，营气周身，广施心主的恩泽，以滋养四肢百骸的寓意。

故"天池"二字，一是提示天池穴的位置是在乳房附近；二是寓意天池穴所代表的心包经替心行事，施天之恩泽于四肢百骸；三是暗示本穴长于治疗人部之天，属于心肺的病症。

二、天泉

天泉穴名中的"天"字，提示本穴与"天"有关。

首先，天泉穴隶属心包经，心包经替天行事，自然与"天"相关。其次，本穴位于"曲腋下二寸"，也就是上臂的天部。其三，穴名中的"天"字，如天池穴之解，指的是人身中部之天——肺脏。细观本穴主治，"胸胁支满，咳逆，恶风寒，膺背胛间、臂内廉痛"，正是病位在肺的病症。

穴名中的"泉"字，如手少阴心经极泉穴之解，隐喻的是心脏。"泉"字，一是隐指周身经脉的源头，心脏；二是喻义"心"所主之血脉，像"泉"水一样流行遍布全身。细观本穴主治，"心病，目䀮䀮不明"，正是属于心的病症。

此外，天泉还是古代天文中的星名。如《甘氏星经》曰："天泉……主灌溉沟渠之事。"

可见，"天泉"在天，主管沟渠，灌溉的是天下；"天泉"在人，主管血脉，灌溉的是周身。故"天泉"二字，比喻的是主管血脉的形体之君。提示的是本穴所居的"天"之位。隐指的是本穴所长于治疗的心、肺之症。所以说，天泉穴之名正是古代圣人"人法地，地法天"的典范之作。

三、曲泽

曲泽位于肘横纹上，隶属心包经，故穴名中的"曲"字，一是提示本穴的位置在可以屈曲之处；二是"曲为心声"，穴名中的"曲"字，提示本穴与心有关。

穴名中的"泽"字，有两种不同的含义。

第1种含义："泽"字暗示本穴与形体之君有关。穴名中的"泽"字，是"泽被天下"之寓意。普天之下，只有帝王的恩泽可以泽被天下。人间有帝王，藏象有心君。细观本穴主治，"心痛，心下澹澹，善惊，逆气呕涎血"，恰恰是病邪在心的病症。

第2种含义："泽"是"澤"的假借字。穴名中的"泽"字，如同手太阴肺经尺泽穴之解，为"澤"的形似字。"澤"是形容天气寒冷，泽中之水开始结冰的状态。细观本穴的主治当中，先后两次提到"身热"；还有"烦渴口干"亦为热邪伤阴之症。治寒以热，治热以寒。故穴名中的"澤"字提示，本穴长于治疗邪热亢盛的病症。

故"曲泽"二字，一是提示本穴的位置在可以屈曲的部位；二是提示本穴与心有关；三是暗示本穴长于治疗热邪伤阴，邪热亢盛的病症。

四、郄门

郄门穴名中的"门"字，是关闭、守护之义。如《博雅》之解："门，守也。"

穴名中的"郄"字，隐指的是"穴"字之义。此处字义的转换共有两个步骤。

第1步："郄"字古时与"隙"字相同，古时两者常常混用。如《史记·张释之传》："虽锢南山，犹有郄。"在《前汉书》中，此句中的"郄"字，写作"隙"。

第2步："隙"即"隙穴"。"隙"古时常与"穴"字连用。如《孟子》："钻穴隙相窥。"再如《淮南子·泰族训》："以目之无见，耳之无闻，穿隙穴，见雨零。"

凿穴穿壁曰穴隙。穴隙者，能窥见另一侧，即深处的情形。在藏象理论中，"脏者，藏也"，故心主之血，心藏之神，均应深藏不露，不能显现于外。然细观本穴主治，"呕血、衄血"，正是心主之血外现的病症；"惊恐畏人，神气不足"，则恰属心藏之神不足于外的表现。

郄门穴隶属心包经，恰暗合君主有过则归咎于近臣的封建体制。"郄门"这个穴名，隐喻本穴有关闭、保护已经外露的脏真之能，故尔长于治疗心神不足，以及呕血、衄血之症。

五、间使

缺如。

六、内关

"内关"不仅是穴名，而且是《黄帝内经》所提到的疾病名称。如《灵枢·禁服》曰："寸口四倍者，名曰内关。内关者，且大且数，死不治。必审察其本末之寒温，以验其脏腑之病。"

"内关"作为穴位，在《黄帝内经》中亦有明确的经络归属和位置记载。如《灵枢·经脉》曰："手心主之别，名曰内关，去腕二寸，出于两筋之间，循经以上，系于心包络。心系实则心痛，虚则为烦心，取之两筋间也。"

内关穴名中的"内"字，是内外的"内"。穴名中的"关"字，与足阳明胃经之下关穴字义相同，是边关、城关的"关"。边关、城关是古代城防设施的重要组成部分之一，保卫的是关内之家国。一个国家的中心是首都，古代的都城，更是城中有城，严防密守，维护中心。例如。驰名中外的紫禁城正是位于北京城的中心位置。

古人以家喻国，以城喻身。帝王有内城，心君有心包。人间的帝王居住在紫禁城中，人身之君主位居于心包之内。紫禁城的正门，相当于都城的内门，守护的是人间帝王；人身之穴位"内关"，犹如心包的正门，保护的是形体之君——心脏。细观本穴主治，"失志，心痛，目赤，实则心暴痛"，正是属于心的病症。

在藏象理论中，心包络的职责是代君行事、替主受过。故"内关"二字，暗喻的是帝王所居的内城之门，隐指的是本穴长于治疗心的病症。

七、大陵

大陵穴名中的"陵"字，在古代天文中不仅是星辰的名称，还代表着一种特殊的天文现象。如《前汉·天文志》记载："合散犯守，陵历斗食。"韦昭注曰："自下往触之曰犯，居其宿曰守，经之为历，突掩为陵，星相击斗。"上文中的"陵"字，指的是星辰间的"突掩"现象。

穴名中的"大"字，暗示的是"天"。隐指的是形体之君——心脏。如张衡在《灵宪》中说："凡至大莫如天，至厚莫若地。"《荀子》之《注》亦曰："大者，天之全体；广者，地之全体。"

天，在古代封建社会中，是人君、皇帝的代名词；在传统的中医理念中，指的则是形体之君，心脏。

古文常常倒言。"大陵"倒而言之是"陵大"，暗示的是"陵天""陵君"之义。此二字之义与封建朝廷中乱臣欺君的情况颇为类似。细观本穴主治，"善笑不休，狂言不乐，喜悲泣惊恐，烦心，目赤目黄，口干"，恰恰均为心经火旺，阳邪亢盛，心神被蒙，清窍、意志被扰的病症。

所以，古人借乱臣欺君之义，将此穴定名为"大陵"，隐指本穴长于治疗因火热之邪"陵天"所产生的一系列病症。

八、劳宫

劳宫穴名中的"劳"字，隐指的是劳心。如《诗经·邶风·燕燕》歌曰："之子于归，远送于南。瞻望弗及，实劳我心。"可见，"劳"字自古就与心力的消耗有关。

穴名中的"宫"字，暗指心包经。"宫"在文字创始之初泛指房屋，社会阶层严重分化以后，则被用来特指君主居住的宫殿，其后更是衍化为君主的代称。如《礼记·乐记》曰："宫为君。"本穴名称中的"宫"字，与膻中穴的"亶"字一样，指的是君主或神灵居住的地方。本穴隶属心包经，心包为心主之宫城，故本穴名称中的"宫"字，暗示的是代君而劳的心包络。

这种效仿人事的设计，不仅完全符合传统意义上的代君而劳的封建制度，而且唯有如此才能达到《荀子·修身》所提倡的"身劳而心安"的精神境界。因为一旦出现劳烦君主的大事，一国之体就会上下不安了。细观本穴主治，"善怒，悲笑不休，怵惕，大小便血，衄血不止"，正属于心身上下不安的病症。

此外，"宫"为五音之一，在藏象理论中"宫"为脾之音。如《素问·金匮真言论》曰："中央黄色，入通于脾，开窍于口……其音宫，其数五，其臭香。"细观本穴主治，"气逆呕哕，烦渴食饮不下，大小人口中腥臭，口疮，小儿龈烂"，恰恰是属于脾的病症。

故"劳宫"二字，一为暗示本穴与心有关；二是隐指本穴长于治疗心神被扰，以及证属脾脏的病症。

九、中冲

中冲穴是《黄帝内经》明确记载的穴位之一。如《灵枢·本输》曰："心出于中冲。中冲，手中指之端也。"

中冲穴名之"中"字，从字面上来看，指的是本穴所在的位置"手中指"。然其深层之义，指的则是藏象理论中的形体之君——心脏。藏象理论所说的"心"，也是中国传统文化之"心"。这是一颗位于中医理论人体正中的中医之"心"、哲学之"心"。

穴名中的"冲"字，其繁体字是"衝"，据《博雅》之解释，"衝"就是"动"的意思。所以，"中衝"这个穴名，隐指的是"心"在中医理论人体的正中，一冲、一冲的跳动。

值得注意的是，"心出于中冲"所说的"心"，指的是心包经。在我们的传统文化中，君主不能亲力亲为地去处理繁杂的琐事，只有决定国家命运的大事才值得君主劳心。在正常情况下，日常琐碎的事物都由臣子们代劳处理。受此传统影响，在只有十一条经脉的经络发展早期，首先出现的不是心经，而是代心而劳的心包经（详观《解读中医——让中医融入生活》）。故《黄帝内经》所说的"心出于中冲"的"心"，实际上指的是心包经。故尔，"中冲"作为当时代表"心主"而出现的井穴，自然便位于手的中指之端。

第十一章 手少阳三焦经

一、关冲

关冲穴名有两层含义。

第一层含义：暗示本穴是治疗三焦气机不通的关键穴位。

穴名中的"关"字，有两种含义。

其一指的是有形之物通过的地方。

其二指的是事物的关键之处。"关"指的是边关。边关是国家的大门，故"关"字与"门"同义。"门"，与胃经的梁门穴之解相同，为关键之义。

穴名中的"冲"字隐指三焦。

"冲"的繁体字写作"衝"。"衝"字，由"水""中"这两部分组成。

（1）"水"指的是水谷。水谷在体内通行的道路是三焦经。《难经·第三十一难》曰："三焦者，水谷之道路，气之所终始也。"本穴是三焦经的井穴和起始穴，故从某种意义上来讲，关冲穴可视为三焦经的代表穴。

（2）"中"暗指气在体内上下通行的道路，隐指的也是三焦经。如《说文》对"中"字的解释是："中，内也。从口；丨，上下通。"《针灸甲乙经》亦引用隋代之《五行大义》曰："三焦处五脏之中，通上下行气，故为中渎之腑也。"细观本穴主治，"胸中气噎，不嗜食，霍乱"，正是上、中、下焦气机紊乱所引发的病症。

第二层含义：隐指本穴的另一个主治："喉痹、喉闭"。

穴名中的"关"字，在古时还用来形容鸟鸣的声音。如《诗经·周南》歌曰："关关雎鸠，在河之洲。窈窕淑女，君子好逑。"《正字通》解释说："关关，鸟鸣声。"

《诗经》中所说的"雎鸠"，就是现代仍然可以见到的南方渔民所养的鱼鹰。《禽经》曰："王雎，鱼鹰也。《诗》谓之雎鸠。"鱼鹰不是画眉、百灵，本就不善歌唱，加之又遭渔民为获大鱼而在其颈部系绳卡脖，故其所发之音想必有些类似于患"喉痹、喉闭"之疾时的气壅不通之声。

故"关冲"二字，一为暗示本穴善治喉部气机壅塞，不能正常发音的病症；二是隐指本穴长于治疗三焦气机紊乱的病症。

二、液门

液门之名称有两层含义。

第一层含义：隐指本穴长于治疗"惊悸"。

穴名中的"液"字，指的是水液。

穴名中的"门"字，暗示的是"鬥"，隐指的是两者交争之义。"门"字，其繁体字是"門"。"門"与"鬥"的字形相似，古时混用。如《广韵》曰："凡从'鬥'者，今与门户字同。"

液门穴隶属三焦经，《灵枢·本输》曰："三焦者，中渎之腑也，水道出焉。"如若三焦通调水道的功能失常，水液留滞于体内，导致水气凌心，水火争斗，则会出现"惊悸"之症。

第二层含义：暗示本穴长于治疗空窍失于濡养的病症。

穴名中的"门"字，暗指事物的关键。穴名中的"液"字，指的是濡养空窍的液体。如《灵枢·口问》对"液"的定义："液者，所以灌精濡空窍者也。"句中的"空窍"，是面部的空窍。如《灵枢·邪气脏腑病形》曰："十二经脉，三百六十五络，其血气皆上于面而走空窍。"细观本穴主治，"暴得耳聋，齿龈痛，咽外肿，目赤涩"，恰是水液不能灌濡空窍所造成的一派火热之象。治火的关键是水，暗示本穴之水液正可制证属火热的病症。

故"液门"二字，一是暗示本穴长于治疗水气凌心所造成的"惊悸"；二是隐指本穴长于治疗头部空窍的火热之证。

三、中渚

中渚穴名之"渚"字，指的是古代神话故事中的地名：风渚湖。

防风神话是新石器时代的著名神话。神话中的防风氏居住在风渚湖上。此湖分为上渚与下渚两个部分，唯独缺少了中渚。

巧合的是，中渚穴的位置在手的背部。手是人体之中唯一能够自如地起到挡风、防御风吹作用的器官。手从外观来看，亦恰恰只有手指与手掌两个部分，犹如风渚湖的上渚与下渚。掌骨与前臂之间的腕骨部分，在皮肤的覆盖之下完全隐匿不见。

穴名的"中"字，为中部、居中之义。"中"字首先提示的是本穴所在经络的位置。中渚穴位于手背，其所属的手少阳经，位于手阳明大肠经和手太阳小肠经的中间。其次，提示本穴所处的位置，正在手指与手掌之间。其三，隐指本穴在手解剖结构的中间。

手部的骨骼由腕骨、掌骨、指骨三部分组成。从手的骨骼结构来看，中渚穴的位置在掌骨，掌骨恰恰处于腕骨与指骨的中间。完全掌握人体解剖知识的古人（参见《解读中医——让中医融入生活》），以风渚湖所没有的"中渚"命名本穴，提示本穴居于手指与手掌之间；所处的位置是在手部骨骼的中间部分；其所属经络则是位于手部两条阳经中间的、自古以来就虚实存疑的三焦经。

四、阳池

《山海经·大荒东经》曰："日出于旸谷，浴于咸池。"在上古神话传说中，太阳每天清晨从阳谷出发，夜晚回到咸池。咸池，顾名思义就是咸水之池。咸水是制盐的原料。煮、晒咸水，使水分蒸发，是非常古老的制盐方法。

阳池穴名中的"阳"字，一是指太阳；二是提示本穴隶属阳经。穴名中的"池"字，指的是太阳每晚回归的池子，咸池。

以取类比象观之，神话中的太阳归浴，阳在池中，池水尽热，水液蒸腾；对人来说，热邪在内，损阴耗液，热灼阴伤。细观本穴主治，"消渴，口干烦闷，寒热疟"皆为里有内热，阴液已伤的病症。

所以古人以阳在池中之义，将本穴命名为阳池，提示本穴长于治疗热灼阴伤的里热之证。

五、外关

外关穴名中的"外"字，是内外的"外"。穴名中的"关"字，与手厥阴心包经内关穴之解相同，为边关、城门之义。

"外关"是国家的大门，防御的是外敌进攻；外关穴寓意本穴是人身三焦之大门，防范的恰恰也是外邪的入侵。

值得注意的是，本穴与手厥阴心包经之内关穴，同处前臂，不仅位置相对，穴名对称、经穴名称之义也密切关联。而且，内关穴与外关穴，两穴不仅相互络别，两穴分属经脉的循行，亦有异曲同工之妙。如手少阳三焦经自手上肩，"入缺盆，布膻中，散络心包，下膈，循属三焦"；"手厥阴心包络之脉，起于胸中，出属心包络，下膈，历络三焦"。所以说，隶属心包经的"内关"，守卫的是心主之宫城。隶属三焦经的"外关"，守卫的则是五脏六腑所居的人身之城。

六、支沟

支沟穴名有两层含义。

第一层含义：提示本穴位于尺骨与桡骨所形成的骨沟之中。

穴名中的"支"字古时通"肢"，故穴名中的"支"字，指的是上肢（参见足阳明胃经条口穴之解）。

穴名中的"沟"字，指的是本穴所在的骨沟（古代中医对解剖的了解，请详见《解读中医——让中医融入生活》一书）。

第二层含义：提示本穴长于治疗上肢不能持物的病症。

穴名中的"沟"字，古时还隐含有"縣物"之意。此处字义的转换共有两个步骤。

第1步："沟"是"鉤"的假借字。"沟"的繁体字是"溝"。"溝"字古时还有一个同音字，"鉤"。按六书同音假借之原则，"溝"可假借为"鉤"字。

第2步："鉤"字古时有悬挂物品的含义。古人谓"凡縣物者曰鉤"。句中的"縣"字，是悬挂之义。细观本穴主治，"肩臂酸重，胁腋痛，四肢不举"，恰恰是手不能提拿物品，不能"悬"物的病症。

故"支沟"二字，一是暗示本穴位于上肢的骨沟当中；二是暗示本穴有使上肢重新恢复提拿重物的悬物作用之能。

七、会宗

会宗穴名中的"会"字，是知会，会见之义。穴名中的"宗"字，指的是古代宗庙、宗祠中所供奉的列祖列宗。

古人每逢传统节日，或遇婚丧嫁娶、升迁高中等重大事件，都要到列祖列宗跟前焚香告知。普通人亦会去著名、非著名的庙观求神拜佛，焚香许愿。如杜甫《冬到金华山观》中的诗句："焚香玉女跪，雾里仙人来。"

值得注意的是，由于本穴禁针，所以只能使用与焚香类似的艾灸之法以治疗疾病。

善假于物的古代哲人，巧借焚香以知会列祖列宗之寓意，来比喻与焚香类似的灸法，是为了提示本穴只能灸疗，不能针刺的禁忌。知会列祖列宗必须焚香，灸法必须燃艾，故"会宗"二字非常符合《针灸大成》在叙述本穴位置时所说的"腕后三寸，空中一寸"的真正含义。

八、三阳络

三阳络穴名中的"络"字，指的是孔穴。如《灵枢·邪气脏腑病形》曰："十二经脉，三百六十五络，其血气皆上于面而走空窍。"

穴名中的"三阳"二字，指的是"三阳开泰"，隐指四时之中的立春，也就是春季正式开始的日子。

四时者，阴阳变化之序次也。按《易经》之排序，十一月冬至"一阳生"，十二月"二阳生"，及至来年的正月，"三阳开泰"，年复一年的春季便又重新开始。故立春这个节气多在农历的正月，所以俗语有"一年之计在于春"的说法。

春季，自古以来一直被传统文化高度重视，中医也不例外。如《素问·四气调神大论》的第一段就说道："春三月，此谓发陈，天地俱生，万物以荣……生而勿杀……"这段文字中的"春三月""天地俱生""生而勿杀"之义，与《周礼》明确规定的春季不能杀生的法规完全相同。

杀生需用刀剑，针刺所用的针具，是从外形与石刀相似的砭石逐渐演变而来的。在《黄帝内经》明确记载的九针之中，有数种针具的外形与刀剑极为相似。

值得注意的是，本穴的位置恰恰位于"臂上大交脉"的所在之处，一旦刺中，后果可想而知。所以古代有本穴禁针的说法。"三阳"是春季的代称，"三阳"禁止杀生，善假于物的古人特以"三阳"命名本穴，其目的是提醒本穴禁针。

九、四渎

四渎，在中国传统文化中具有非常重要的意义。四渎在不同的领域代表着不同的含义：在古代天文中，四渎是天上的星星，是古时天子必须亲自祭祀的星辰；在古代地理中，四渎指的是济渎、长江、黄河、淮河这四条大河，如《三字经》里唱道："曰江河，曰淮济，此四渎，水之纪"；在祖国医学中，四渎穴是手足十二正经中的穴位名称。

作为经穴，四渎有二层含义。

第一层含义：穴名提示的是面部。

面部器官虽以五官统而称之，然细究却只有耳、目、口、鼻四个种类。故尔自古就有"四渎者，耳为江，口为淮，眼为河，鼻为济"之说。

第二层含义：穴名提示的是本穴的特殊主证，治疗下牙疼痛。

四渎穴名中的"四"字，提示的是口，隐指下牙。

"四"字，小篆写作"㸚"。其字的形状颇像一个画有牙齿的"口"。在古代以部首排列的字典中，"四"字也归属于口部。故"四"字，代表的是口，是牙；"四"还是阴数，代表地，地为下，隐指的是"口"的下部、下牙。细观本穴主治之"下齿龋痛"，正符合"四"字的提示。

穴名中的"渎"字，隐指的是头之地部，口中的下排牙齿。

"渎"的繁体字写作"瀆"。按宋代学者王圣美的"右文说"，其字义在其右侧的"賣"字。"賣"字，由"士""四""貝"三部分组成。

（1）"四"，如上之解，指的是口、是下牙。

（2）"貝"，金文写作"𮥼"，其字形颇像一个中间患有龋齿的臼齿。"貝"的小篆"𧶠"，则颇像一个已经拔出来的牙齿。

（3）"士"，可看作是"土"字的变体，"土"就是"地"，指的是地部。

据《素问·三部九候论》对人身三而三之的再次划分，"口"属于头之"地"部。口中的牙齿分为上下两排。上为阳、为天；下属阴、属地。本穴长于治疗的正是属于地部的"下齿龋痛"。

故"四渎"二字，隐指本穴长于治疗"下齿龋痛"之病症。

十、天井

穴名中的"井"字，在传统文化中具有非常重要的意义。"井"字，在不同的领域代表着不同的含义。"井"，可以指天上的星宿；可以是古时四合院中的水井；另外，"井"还是古代井田制的简称。

据史料记载，早在西周时期已经出现了井田制。如《广韵》曰："田九百亩曰井，象九区之形。"《孟子·滕文公上》记载："方里而井，井九百亩，其中为公田。八家皆私百亩，同养公田，公事毕，然后敢治私事。"

古者以"井"字九分田地，故"井"字在古时代指可耕之田。所以，善假于物的中医先哲们，便以"井"字比喻可分为九州的人身之体。

"井"字，作为经穴名称，还有"穴"的含义。如古代字书对"井"字的解释："穴地出水曰井。"

天井穴名中的"天"字，提示的是《素问·三部九候论》中的"天"。如《素问·三部九候论》曰："三部者，各有天，各有地，各有人。"

古人喜倒言。"天井"二字，倒而言之是为"井天"，寓意是将人身按"井"

字、"象九区之形"划分之后的天部。所以穴名所指的天部，对人身而言指的是头；在人身中部则指的是肺。此外，皇帝号称天子，形体之君，故尔心脏，亦可被称为天。细观本穴主治，"目锐眦痛，耳聋嗌肿，喉痹汗出，颊肿痛"，皆为病在人身之天——头部的病症；"咳嗽上气，短气不得语，唾脓"，皆为病在人身中部之天——肺的病症；"目锐眦痛，心胸痛，惊悸"，则恰恰皆属形体之君——心的病症。可见，本穴的所治之症，病位大多在人身各部之中的天部。

值得注意的是，天井穴位于肘部，其穴长于治疗肺、心之证的特点，正符合《黄帝内经》所记载的治病规律。如《灵枢·邪客》曰："肺心有邪，其气留于两肘。"

正定穴名的古代圣人以"井"字隐指井田制，其目的是隐喻人身之九州。故"天井"二字暗示，本穴长于治疗人身三部九候中的"天"，也就是头、肺、心的病症。

十一、清冷渊

清冷渊穴名中的"渊"字，暗示气血流行的受阻之处。如《管子·度地》曰："水出地而不流者，命曰渊水。"

穴名中的"冷"字，是冷暖的冷。

穴名中的"清"字，隐指的是寒、冷之义。此处字义的转换共有两个步骤。

第1步："清"是"清"的假借字。"清"字，古时有一个形似、音似之字，"清"。按六书法则，"清""清"二字可以形成假借关系。

第2步："清"为寒凉之义。如《说文》对"清"字的解释是："寒也。"再如《礼记·曲礼》曰："凡为人子之礼，冬温而夏清。"其《注》解释说："温以禦其寒，清以致其凉。"句中的"冬温而夏清"，即现代所说的冬暖夏凉。

老年人养生需要特别注意四季的寒温适宜。如若秋冬起居不慎，遇寒受冷，或者夏季贪凉太过，便会导致出现风寒中络，经脉郁阻等病证。细观本穴主治，"肩臂痛，臂臑不能举，不能带衣"，正是风寒之邪侵袭经络所导致的病症。上述表现非常类似于现代所说的老年常见病"肩周炎"。

故"清冷渊"三字，暗示本穴长于治疗感寒受冷所导致的血脉不通，肩臂疼痛等症。

十二、消泺

缺如。

十三、臑会

臑会穴名中的"臑"字，其含义与手阳明大肠经"臂臑穴"之解相同，暗示本穴位于"肩肘之间，膊下对腋处"，且与"饮食之道"有关。

穴名中的"会"字，有两种含义。

第1种含义："会"字与"孔""穴"之义相同。如《灵枢·九针十二原》曰："节之交，三百六十五会。"

第2种含义："会"字隐指手少阳三焦经。古时"会"字有总计出入之义。如《周礼·天官·小宰》曰："听出入以要会。"其《注》解释说："谓计最之簿书，月计曰要，岁计曰会。"此字义沿用至今。如现代的职业，会计。

纵观周身之脏腑，唯有三焦是总计出入的大腑。水谷自口进入人体之后，经过胃的收纳，脾的运化，大小肠的传输，精微吸收，糟粕外排，整个过程全都包容在三焦之内。故"臑俞"二字，一为提示本穴的位置在上臂与腋相平之处；二是暗示本穴隶属手少阳三焦经。

值得注意的是，在十四经中，共有三个"臑"穴。三"臑"穴隶属的经络都与饮食之道有关，位置均分布于三角肌的起止之处。其中，手阳明大肠经之臂臑穴、手少阳三焦经之臑会穴的位置在三角肌下缘；唯有手太阳小肠经臑俞穴的位置在三角肌上缘。臂臑、臑会两个穴名中的"臑"字，即《十四经发挥》所说的"肩肘之间，膊下对腋处为臑"。臑俞穴名中的"臑"字，则是《韵会》对"臑"的解释："肩脚也。"暗示臑俞与"肩"有关。三"臑"穴的命名，不仅暗示了穴位与所属经络的关系；三"臑"穴所处的位置，更体现了古代圣人为防拘泥而处处变易的良苦用心。

十四、肩髎

肩髎穴名中的"肩"字，指肩部。穴名中的"髎"字，与手阳明大肠经肘髎穴之解相同，寓意为骨空处。

故"肩髎"二字，提示本穴的位置在肩部的骨空之处。

十五、天髎

天髎穴的名称，有两层含义。

第一层含义：提示本穴位居躯干的天部，长于治疗缺盆中的疼痛。

穴名中的"髎"字，与手阳明大肠经肘髎穴之解相同，指的是骨空之处。

穴名中的"天"字，暗含着两种完全不同的寓意。

第1种寓意："天"字提示本穴所在的位置，是在人身躯干的天部。

人身从外观论之，可分为头、躯干、四肢三大部分。其中的躯干，以三部九候论之，亦可再次分出天、地、人三部。如《素问·三部九候论》曰："三部者，各有天，各有地，各有人。"故尔，人身躯干之天指的是肩背与缺盆。细观本穴主治之"缺盆中痛"，正是位于躯干之天的病症。

第2种寓意："天"字指的是上焦，暗示的是胸中。

传统文化的排序方法是：上、中、下对应天、地、人。上焦对应的天，是胸部。细观本穴主治，"胸中烦闷，胸中烦满"，正是属于上焦，也就是胸部的病症。

第二层含义：暗示本穴不能深刺。

"天髎"二字还暗示本穴之处为天之孔，不能深刺，以免造成肺所通的天气随针孔向胸腔之间隙泄漏的过失，也就是现代所说的气胸。如《铜人》曰："针八分，灸三壮。当缺盆陷上突起肉上针之，若误针陷处，伤于五脏气，令人卒死。"这也正是《针灸大成》在天髎穴条下引用上述内容的用意。

故"天髎"二字，一是提示本穴的位置在人身躯干的天部，缺盆的附近；二是提示本穴长于治疗躯干之天部，也就是缺盆、胸部的病症；三是暗示本穴不能深刺。

十六、天牖

天牖穴名中的"天"字，隐含有三种寓意。

第1种寓意："天"字提示本穴的位置在人身的天部。本穴位于颈部侧后发际处，恰恰属于中医理论人体的天之部，颈部的天之位。

第2种寓意：穴名中的"天"字，暗示本穴的所治之症，皆是病位在人身天部的病症。细观本穴主证，"暴聋气，目不明，耳不聪，头风面肿，项强不得回顾，目中痛"，恰恰皆为人身天部的病证。

第3种寓意："天"字隐指《黄帝内经》所说的天年。如《素问·上古天真论》曰："上古之人，其知道者，法于阴阳，和于术数，食饮有节，起居有常，不妄作劳，故能形与神俱，而尽终其天年，度百岁乃去。"人与自然相应。生、长、壮、老、已是自然界万事万物的必然规律。《上古天真论》所说的天年是指通过养生防病，延年益寿，避免早衰，尽享人生自然寿命。

穴名中的"牖"字，亦有两种含义。

第1种含义："牖"字隐指的是老年时期。此处字义的转换共有两个步骤。

（1）"牖"字是"酉"的假借字。"牖"字，古时的注音是"酉"。按六书之法则，"牖"可与"酉"字形成假借。

（2）"酉"字隐指老年。在传统文化的习惯表达中，"酉"为十二地支之一，其所代表的是秋天，有万物皆老的含义。如《史记·律书》曰："八月也。律中南吕……其于十二子为酉。酉者，万物之老也。"历史上第一位为《说文》作训解的徐锴也说道："酉为秋门，万物已入。一，闭门象也。"

步入老年的征象，便是渐渐出现的耳聋、目花等病症。如《素问·阴阳应象大论》曰："年五十，体重，耳目不聪明矣。"

养生之目的是为防病，防病之目的是为延年益寿。保持健康，延缓衰老自古以来一直是中医养生的主要内容。如若起居不当，与养生的原则相背离，便极有可能出现早衰的情况。如《素问·阴阳应象大论》曰："能知七损八益，则二者可调；不知用此，则早衰之节也。"细观本穴主治，"耳不聪，目不明"，指的正是不知养生之人提前出现的早衰之症。

第2种含义：穴名中的"牖"字，隐指主听的双耳。

古时"牖"字，与"窗"字同义。如《说文》曰："在墙曰牖，在屋曰窗。"巧合的是，双耳在《黄帝内经》中恰恰被称为"窗笼"。如《灵枢·卫气》曰："窗笼者，耳也。"《灵枢·根结》亦曰："少阳根于窍阴，结于窗笼。窗笼者，耳中也。"细观本穴主治，"暴聋气，耳不聪"，正是病位在耳、在人之天部的病症。

故"天牖"二字，一是暗示本穴的位置在人身的天部，且长于治疗病位在人身头部，也就是天部的病症。二是隐指本穴长于治疗的疾病，与《黄帝内经》所说的天年有关。三是隐指本穴长于治疗耳部的病证。

十七、翳风

穴名中的"风"字，提示的是侵袭人体经络的风邪。细观本穴主治，"口眼㖞斜，脱颔颊肿，口噤不开，不能言"，均是由风邪所造成的疾病。

穴名中的"翳"字，为遮蔽之义。如刘向《九叹·远逝》曰："石嵾嵯以翳日。"其《注》对句中的"翳"字解释说："翳，蔽也。"

故"翳风"，即遮风、蔽风之义。

此外，"翳"字还是古代风神的名称。古代神话传说中常常提到的风神、风师，名为屏翳。如曹植《洛神赋》曰："屏翳收风，川后静波。"吕向之《注》对此解释说："屏翳，风师也。"

天上的神仙屏翳能够收风；人间的屏风则能挡风。在极度重视封建礼制的古代，对于屏风的使用有着严格的规定。如《礼纬》记载道："天子外屏，诸侯内屏，在路门之内外。"这句话的意思是说，天子的屏风，在皇家建筑群生活区域的正门之外。

在人身外在可见的四肢百官中，形如屏风之状者，唯有位于头部的双耳。双耳位于头部的外侧，正符合古时"天子外屏"的规定。特别是本穴居于耳垂之后，处于正面来风吹之不到的位置，为其挡风的耳廓，正是本穴之屏风。

故"翳风"二字，一为提示本穴长于治疗风邪所导致的病症；二是暗示本穴位于耳后的位置。

值得注意的是，翳风这个穴名，还从古代封建礼制的角度，非常含蓄地说明，高居人身之天的头部，才是整个身体的真正君主和帝王（参见神庭穴、承灵穴、正营穴、颅息穴之解）。

十八、瘛脉

瘛脉穴名中的"脉"字，一是与足太阳膀胱经申脉之解相同，指的是孔穴。二是隐指本穴的位置特征。即耳后本穴的所在之处，为呈现青色细小脉络的地方。如《针灸大成》对本穴位置的描述是"耳本后鸡足青络脉"。

穴名中的"瘛"字，提示的是后世通用的"瘛"字。隐指的是筋脉相引而动所引发的抽搐、搐搦之症。"瘛""瘛"字义相同，共有以下三点理由。

第1个理由：古时"瘛""瘛"二字的字义相同。如《康熙字典》对"瘛疭"的解释是"痫疾"。《说文》对"瘛"字的解释是："小儿瘛疭病也。"《针灸大成》所记载的瘛脉主症是："小儿惊痫瘛疭。"可见"瘛""瘛"所指的都是瘛疭、惊痫之症。

第2个理由：早在《黄帝内经》成书时代，古代医者已经明确指出了"瘛"的病机，以及"瘛"字从心的原因。如《素问·玉机真脏论》曰："弗治，肾传之心，病筋脉相引而急，病名曰瘛，当此之时，可灸可药。"

第3个理由：会意是六书的法则之一。古代字书亦从文字的角度对"瘛"病的原因做出了说明。如《说文》对"瘛"字解释道："小儿瘛瘲疭病也。从广，恝声。尺制切。"其《注》解释说："臣铉等曰：《说文》无恝字，疑从广从心，契省声。"

后世医家常常将"瘛"与"疭"相连，用以形象地说明抽搐的病症表现。如《博雅》对"瘛"字的解释是："瘛疭也。"清代叶天士在《医效秘传·伤寒诸证论》中对"瘈疭"的解释非常简洁精到："瘈者，筋脉急也。疭者，筋脉缓也。急则引而缩，缓则纵而伸，或伸动而不止，名曰瘈疭，俗谓之搐是也。"

细观本穴主治之"瘈疭"，以及"小儿惊痫"之病，是知本穴名称之"瘛脉"二字，提示的是本穴的特殊之能，长于治疗"瘈疭"。本穴的命名，正体现了《灵枢·官能》之篇名的立意原则：因能而用。对人来说，要根据其功德、才能而委任官职；对穴位来说，则要根据其能治某病、位居何处而命名其穴。

十九、颅息

本穴之名有两层含义。

第一层含义：提示本穴位于头部，是治疗喘息的有效穴位。

穴名中的"颅"字，指的是头部。

穴名中的"息"字，古时指喘证。如《说文》对"息"的解释是："喘也。"《释名》对"息"的解释是："息，塞也，塞满也。"细观本穴主治，"喘息，胸胁相引，不得卧"，正是肺气壅塞，胸胁满闷所导致的喘息不得平卧之症。

第二层含义：隐指脑从心，也就是心代脑思的藏象理论（详见《解读中医——让中医融入生活》一书）。此处的字义转换共有两个步骤。

第1步："颅息"二字从字义上来说，可视为"脑息"。

穴名中的"颅"字，提示的是头颅，暗示的是"脑"字。如《汉书·武五子赞》曰："头颅相属于道。"头颅为脑髓之府，脑髓又称为脑。故"颅息"等同于"脑息"。

第2步：穴名中的"息"字，暗含有"从心"之义。

"息"字，由"自"与"心"两部分组成。

（1）"自"，古时有"从"的含义。如《集韵》对"自"字的解释是："从也。"

（2）"心"，指的是心脏。

故"息"字，从字的组成上来说，可理解为"从心"。

综上所述，从古已有之的拆字游戏上来说，"脑息"二字隐含着"脑""从""心"的含义。如若参考"思"的古字"恖"（详见《解读中医——让中医融入生活》），再结合承灵、神庭、正营等穴名中隐含的现代大脑功能，便能领会古代圣人以"颅息"命名本穴的深刻寓意。

故"颅息"二字，一是提示本穴位于头部，长于治疗重度的喘息；二是隐含了"脑从心"，也就是"心代脑思"的藏象理论。

二十、角孙

角孙穴名中的"角"字，指的是头角、耳上头侧之处。如《素问·三部九候论》曰："天以候头角之气，地以候口齿之气。"再如《黄帝内经灵枢注证发微》在《骨度》中注解曰："耳上之旁为骨角。"

穴名中的"孙"字，古时指的是由根系再生的物种。如《周礼·春官·大司乐》中有这样的记载："孙竹之管。"其《注》解释道："竹枝根之末生者。"竹子是以根系分蘖繁殖为主的植物。将地面上的竹子割去，其地下根茎生长出来的，还是外形完全一样的竹子。

人体外在可见的、能够由根部再生的组织器官只有眉毛、须、发和手足指趾上的爪甲。如若将位置限制在头的两侧，且外形与竹子类似的，便只有头发了（竹与毛发之间的联系，请详见足太阳膀胱经攒竹穴之解）。

古时，将头部之侧的头发剃下燔治调酒，是治疗"尸厥"的一种方法。如《素问·缪刺论》："剃其左角之发，方一寸，燔治，饮以美酒一杯，不能饮者灌之，立已。"

头发剃掉当然还可以再生，《缪刺论》中所说的左角之处的头发，正与"角孙"之义相符。故"角孙"二字，暗示本穴位于头侧发际之处。

二十一、丝竹空

穴名中的"空"字，为孔、穴；空间、空白之义。

穴名中的"丝"字，指的是头发。古代文人常常将头发比喻为青丝。如唐代李白《将进酒》："君不见高堂明镜悲白发，朝如青丝暮成雪。"

穴名中的"竹"字，指的是双眉。眉毛似竹，详见足太阳膀胱经攒竹穴之解。

丝竹空位于眉梢与发际当中的毛发空白处，正处于发如青丝和犹如春竹般的眉毛之间，所以古人以"丝竹空"之名简而称之。这也正是《针灸大成》在描述本穴位置时所说的，穴在"眉后陷中"的真正用意。

此外，本穴的名称还暗示本穴禁灸。众所周知，丝与竹这两种物质最怕的是火。巧合的是，《铜人》记载道："禁灸，灸之不幸，使人目小及盲。"故丝竹空这个穴名暗示本穴属于古时禁灸的穴位。

故"丝竹空"之穴名，不仅提示本穴的位置在眉毛与发际之间，还暗示本穴禁灸。

二十二、耳和髎

穴名中的"髎"字，与手阳明大肠经肘髎之解相同，指的是骨空，暗喻的口。口是面部最大的、处于上颌骨与下颌骨之间的骨空。

穴名中的"和"字，指的是古时调和五味时所使用的厨房用具，"盉"。如《广韵》对"盉"字解释道："调五味器。"

"盉"是一个非常古老的字，早已不再使用，后世便以使用至今的"和"字来代替。如《玉篇》在"盉"字条中说："今作和。"

故"和髎"，指的是能够调和五味的骨空，口。细观本穴主治，"颈颔肿，头重痛，耳中嘈嘈"，非常类似现代的牙髓炎、痄腮、大头瘟等等疾病所引发的病症。此类病症常常引发颔面部肿痛，从而影响咀嚼，病情严重时可达到不能张口进食的程度。

由于本穴长于治疗"口僻"，以及上述等等有关口部、影响进食的病痛，所以古人特以"和髎"二字提示之。

二十三、耳门

耳门穴名中的"耳"字，即面部五官之中的耳。"门"，为门户，关键之处的含义。

耳的功能是听。"耳""门"二字组合在一起是表示声音入耳的"闻"字。自古"闻"就与声音相关。如《诗经·小雅》有诗云："声闻于天。"《韵会》对"闻"字的解释是："声所至也。"细观本穴主治，"聤耳脓汁出，耳生疮，耳鸣如蝉声，重听无所闻"，恰恰皆是与"声"有关或耳之局部的病痛。

故"耳门"二字所指，一是声音所入的门户，人之双耳；二是本穴与听声闻音有关。

值得注意的是，耳前共有耳门、听宫、听会三穴。以取类比象法观之，只有耳门的位置处于形如西北地区常见的地坑院门口。耳门紧邻耳轮角。耳轮角自形似地面的耳门处，犹如坡道般缓缓下降至犹如地坑庭院的耳甲腔中。位于耳甲腔中的耳道，则恰似地坑院中的单孔窑洞。

读书万卷赴考，行路万里赴任是古代文官选拔与任期内的常态。古时的文人雅士亦常常相约云游，采风留墨，记述各地的趣闻轶事。走方郎中则更是长年处于行走奔波之中。在旅行中触景生情，见景取意是古代文人墨客的创作动力。这种灵感与动力亦可见于穴位的命名之中。

据《素问·异法方宜论》的明确记载，九针自南方而来，然本穴之名称则明显取意于地处西北的地坑院。故耳门穴的命名从一个侧面说明，十四正经三百六十五穴的命名，绝非一人一时之功。

第十二章 足少阳胆经

一、瞳子髎

穴名中的"髎"字，明代李时珍在其著作《奇经八脉考·释音》中有明确的解释："髎，音寥，骨空处也。"

穴名中的"瞳子"，俗语称眼珠子，即眼球。如《玉篇》对"瞳"字的解释是："目珠子也。"《说文》对"目"的解释是："人眼，象形。重童子也。"《释名》则曰："瞳子，瞳，重也，肤幕相裹重也。"

故瞳子髎指的是眼球的所在地，眼窝。

此外，穴名中的"子"字，指的是"子时"，暗示本穴所属的经络是胆经。

本穴是足少阳胆经的起始穴。故"瞳子髎"这个穴名，一是暗示本穴隶属子时主时的胆经；二是提示本穴的位置在眼窝的边缘；三是提示本穴的所主之病，主要是眼部的疾病。

二、听会

穴名中的"会"字，为穴位、孔穴之义。如《灵枢·九针十二原》曰："节之交，三百六十五会。"

穴名中的"听"字，与手太阳小肠经听宫穴之解相同，指本穴所在的部位，以及长于治疗的病症，均与双耳有关。细观本穴主治之"耳鸣耳聋"，恰恰是听力失常的病症。

此外，在传统文化和藏象理论中，听的器官是耳；听的受体是中医之心、传统文化之心。如《庄子·人间世》曰："仲尼曰：若一志，无听之以耳而听之以心，无听之以心而听之以气。耳止于听，心止于符。"《灵枢·五癃津液别》亦曰："五脏六腑，心为之主，耳为之听。"细观本穴主治，"狂走瘈疭，恍惚不乐"，即是心神被扰，无法听之以心所导致的心不领、神不会之症。

故"听会"二字，一是提示本穴的位置在耳；二是提示本穴长于治疗"耳鸣耳聋"之症；三是暗示本穴长于治疗无法以心听，以意会的心神被扰之症。

三、上关

上关，亦名客主人。穴名中的"客"字，隐指邪气。在传统文化的习惯表达中，外来的人或势力被称为"客"，如古人曰"凡自外至者皆曰客""外寇亦曰客"。在中医的概念里，"客"则指的是干扰人身气血阴阳的邪气。如《灵枢·小针解》曰："上守神者，守人之血气，有余不足，可补泻也。神客者，正邪共会也。神者，正气也。客者，邪气也。"

所以说，穴名中的"客"与"主"是一组相对的概念。"客"代表邪气，"主"代表维护健康，保卫国家的正气。穴名中的"人"字，指的则是"正"与"邪"的载体，正邪双方相互斗争、纷争不已的病人身体。

本穴的位置在头部，头为人身之上部。《灵枢·邪气脏腑病形》曰："身半已上者，邪中之也。"《灵枢·小针解》则曰："知其邪正者，知论虚邪与正邪之风也。"细观本穴主治，"唇吻强上，口眼偏邪，口噤嚼物鸣痛，瘈疭沫出，痉引骨痛"，恰恰皆为风邪袭络，邪气上扰所造成的病症。

故"客主人"这个穴名，一方面暗示了"正""邪"双方在病人身体上共存的客观事实，另一方面隐指本穴长于治疗身半以上遭受风邪侵袭所导致的病症。

本穴的位置在"耳前骨上"，即现代所称的颧弓上缘。颧弓自面部骨骼上拱起，其形态与古代极其厚重的关隘、城门非常相似，且与足阳明胃经下关穴的位置相近，两穴上下仅隔一骨（详见下关穴之解），顾名思义，本穴得名上关。

四、颔厌

颔厌穴名中的"颔"字，指的是下颌骨。如《释名》解释曰："颔，含也。口含物之车也。或曰颊车。亦所以载物也。"

穴名中的"厌"字，指的是会厌。如《灵枢·忧恚无言》曰："咽喉者，水谷之道也；喉咙者，气之所以上下者也；会厌者，音声之户也；口唇者，音声之扇也。"

本穴居于额头，隶属胆经，细观本穴主治之"好嚏"，是其特殊的主症。

细究由旁观者可听、可见之"嚏"，是突然张口、猛然闭口，同时气流急速冲击声带发出响亮之声的一组动作。这组动作的主要参与者是下颌骨与会厌软骨。下颌骨是旁观者可见的张口动作的主要参与者，会厌是旁观者可听的声音制造者。

故"颔厌"二字，暗示本穴长于治疗"好嚏"这一特殊病症。

五、悬颅

悬颅这个穴名，暗含有两层寓意。

第一层寓意："悬颅"之穴名，隐指的是人体的实际管理者——脑髓。

穴名中的"颅"字，指头颅。

穴名中的"悬"字，隐指的是县官，暗喻的是人间的帝王——天子。此处字义的转换共有三个步骤。

第1步："悬"的古字是"县"，故"悬"等同于"县"。如《释名》对"县"字的解释是："县，悬也，悬系于郡也。"

第2步："县"字提示的是"县官"。古时，由"县"字组成的词语常常出现于古代典籍中。如县官，赤县等。如《史记·绛侯世家》之《注》曰："县官谓天子也……王者官天下，故曰县官也。"

第3步："县官"所管理的是整个国家，赤县神州。如《史记·孟子荀卿列传》曰："中国名曰赤县神州。"

"中傍人事"是藏象理论常用的方法之一。以《素问·三部九候论》中的分部法论之，悬颅穴位于人身天部之天位。故穴名中的"悬"字，提示的是其古字"县"字；暗示的是"县官"；隐喻的是"王者官天下，故曰县官"中的"王者"，也就是天子，以及天子所管辖的赤县九州。

故悬颅穴二字，从古文字的角度说明了古人对头颅，对大脑的正确认知；暗合了古人所说的"天曰真宰"的传统观念。

第二层寓意："悬颅"之穴名，还暗示了身如火烤的病症表现。

穴名中的"悬"字，为悬挂之义。

穴名中的"颅"字，隐指的是火炉。此处字义的转换亦有三个步骤。

第1步："颅"的繁体字是"顱"。

第2步：古时"顱"与"盧"相通。如《前汉·武五子赞》曰："头盧相属于道。"《史记》则写作"头顱"。

第3步：古时的"盧"字，有现代的"炉"字之义。如《字汇》对"盧"字的解释是："盛火器也。"

故从字义上来说，"悬颅"可写为"悬盧"，即悬挂的火炉。细观本穴主治，"面肤赤肿，热病烦满，身热，汗不出"，正似悬盧久烤，身热如火的临证表现。

所以说，"悬颅"之穴名，一是提示本穴位于人身之天部；二是暗示头颅具有实际意义上的"悬天下"之能；三是暗示本穴长于治疗悬盧久烤，热盛伤阴的病症。

六、悬厘

缺如。

七、曲鬓

曲鬓穴名中的"曲"字，是弯曲、曲折的意思。

穴名中的"鬓"字，指的是面颊边缘之发际。如古人对"鬓"字的解释："其上连发曰鬓。鬓，滨也。滨，崖也。为面颊之崖岸也。"

再看《针灸大成》对此穴具体位置的描述："在耳上发际曲隅陷中。"所以，"曲鬓"二字，非常简洁地概括了本穴所在位置的基本信息。

八、率谷

率谷穴名中的"谷"字，古时与水谷之"穀"读音相同，故按六书之法则二字可以假借。

穴名中的"率"字，有两种含义。

其一："率"为率领之义。"率"是古代官职名称。如《史记·建元以来侯者年表》记载的官职："渠率。"其《注》对"率"字的解释是："与帅同。"

其二：据《广韵》之解，"率"字还有"用也，行也"的含义。

所以，"率谷"从字义上来说，可视为"帅穀""用穀"，穴名隐含的是率领五谷而得其用的寓意。

水谷入胃之后由脾运化。故《针灸甲乙经》对此总结道："脾合胃，胃者五谷之腑。"故穴名中的"谷"字，隐指的正是受谷、运谷的脾胃。"率"字，则为率领、运行、运用的含义。细观本穴主治，"胃寒，饮食烦满，呕吐不止"，恰恰均为脾胃失运，水谷不化，停滞于内，不能为人身所用而导致的病症。"痰气，皮肤肿"等，亦是脾胃运化水湿功能失常所导致的病症。

故"率谷"二字提示，本穴长于治疗水谷停滞所引发的病症。

九、天冲

天冲穴名暗隐三层含义。

第一层含义：天冲指的是中医理论人体正中的位置，也就是位居人身正中的文化之心、哲学之心和中医之心。

穴名中的"天"字，指的是古时的一国之主，天子。

穴名中的"冲"字，暗指的是形体之君，藏象之心。此处字义的转换共有两个步骤。

第1步："冲"字隐指的是盅。"冲"的繁体字写作"沖"。古时沖字与"盅"字相通。如《道德经》曰："道盅而用之。"其《注》对"盅"字解释说："通作冲。"

第2步："盅"字暗示的是中医理论人体的正中位置。此处字义的转换亦有三步。

（1）"盅"，由"中""皿"两部分组成。

（2）"皿"，提示的是器，隐指的是古代哲人眼中盛载气血阴阳的中医理论人体。

（3）"中"，提示的是中医理论人体的正中位置。

故"天冲"，隐指的是形体之君——心脏。

第二层含义："天冲"，隐指位居中医理论人体天部正中的脑髓。

穴名之"天"字，提示的是《素问·三部九候论》中所说的人身之天，头部。

穴名之"冲"字，隐指的是脑髓。此处的字义转换共有三个步骤。

第1步："冲"是"盅"的假借字。

第2步："皿"，隐指的是器，是古代哲人眼中盛载气血阴阳的人身。

第3步："中"在"皿"上，隐含的意思是"中"在以五脏六腑为代表的躯体之上。在躯体之上，并且位在正中的，恰恰是奇恒之腑——脑髓。

第三层含义："天冲"所隐指的是心与脑。

"天"亦指"天子"。

"冲"字与手厥阴中冲穴之解相同，隐指的是"动"，暗喻的是动脉的搏动。"动"不仅是心脏的特征；"动"还是囟门尚未闭合的阶段，大脑之动脉显露于体表的特征；"动"更是包括脑髓在内的，全身上下其动如一的动脉的特征。

故"天冲"二字，一是隐指心脏；二是隐指大脑；三是暗示脉搏、心脏的"跳动"。

细细体会本穴主治中的"惊恐"一症。凡人每当遇到惊恐之事，其心必然会剧烈跳动，其脉象亦会随之出现相应的改变。本穴主治之"善惊恐"，说明此人常常处于"惊恐"的状态之中，其精神紧张、内心不安、心之异常跳动，必定经常发生。

值得注意的是，从现代的知识层面来看，"善惊恐"是大脑所主管的精神和心理问题，但在藏象理论中，大脑之现代功能已经完全归属于藏象之心的主管范围（详见手少阳三焦经颅息穴之解）。心作为形体之君，好比是人间的皇帝，皇帝有天子之称，是"上天"的代言人（详见《解读中医——让中医融入生活》之"心代脑思"）。所以，与"善惊恐"之症同时出现的心脏异常跳动，正好把中医之心与现代大脑的关系准确地联系在了一起。

所以说，"天冲"二字，犹如古文之"思"字，若隐若现地把脑与心，也就是原属于脑、现属于心的思维情绪，准确含蓄地表达了出来。故"天冲"二字，一是提示本穴的位置，在人身的天部——头部；二是隐指思维与情绪的真正归属，是现代所言的大脑；三是暗示本穴长于治疗"善惊恐"，这一经常出现的心脏异常搏动之症。

十、浮白

浮白是隶属胆经的穴位，也是古代文人宴乐罚酒的雅言代称。

古代"浮"字的发音、字义，与现在所用的"罚"字相同。如《礼记·投壶》曰："若是者浮！"句中的"浮"，就是"罚"的意思。

《淮南子·道应》记载道："魏文侯觞诸大夫于曲阳。饮酒酣。文侯喟然叹曰：吾独无豫让以为臣乎？蹇重举白而进之曰：请浮君！"可见，上文中的"举白""浮君"，其罚酒之义已非常明显。北宋的陆放翁，在《游凤皇山》中的诗句："一樽病起初浮白。"更是将"浮白"与饮酒明确地联系了起来。

细观本穴之主治，"肩臂不举，足不能行，耳聋耳鸣，耳鸣嘈嘈无所闻，胸满不得息，胸痛，咳逆痰沫，齿痛"均是醉酒之后的表现，或长期饮酒所导致的病症。

故"浮白"二字，提示本穴长于治疗类似饮酒之后所出现的病症。

十一、头窍阴

缺如。

十二、完骨

"完骨",不仅是穴位名,还是耳后高起的骨骼之名。如唐代王冰在《灵枢·骨度》中的注解:"耳后高骨曰完骨,入发际四分。"

完骨这个穴名暗含有两层寓意。

第一层含义:"完"字暗指隐藏于"上阜高凸"之下的脑髓。此处字义的转换共有三个步骤。

第1步:穴名中的"完"字,由"宀"与"元"两部分所组成。

第2步:"完"字的第一部分"宀",隐指的是上凸内空,内藏脑髓的头骨。"宀",《说文》的解释是:"交覆深屋也。"其后田艺衡补充道:"古者穴居野处,未有宫室,先有宀而后有穴,宀当象上阜高凸,其下有回可藏身之形,故穴字从此,室家宫宁之制皆因之。"故"宀"这个象形文字所要表达的意思是:其上阜高凸起,其下有空间可以藏物之形。

第3步:"完"字的第二部分"元",隐指脑髓。"元",为"始"的含义。如《尔雅·释诂》曰:"元,始也。"在人的胚胎形成之初,大脑先于四肢百官而生。如《灵枢·经脉》曰:"人始生,先成精,精成而脑髓生。"故脑髓便是古代圣人所说的"人之始"("始"与大脑的关系,详见同属胆经的本神穴之解)。

穴名中的"骨"字,指的是内藏脑髓的头骨。脑髓居于颅骨之内,如《灵枢·海论》曰:"脑为髓之海,其腧上在于其盖,下在风府。"完骨与风府有一个共同之处,那就是两穴的位置均位于颅骨的下方。

所以说,完骨这个穴名隐指的是内藏于头骨之中的脑髓。

第二层含义:完骨这个穴名隐含有"坚骨""使之骨坚"的寓意。

完骨穴名中的"完"字,古时还有"坚"的含义。如《荀子·王制》曰:"辨功苦,尚完利,便备用。"其后,杨倞《注》曰:"完,坚也;利,谓便于用,若车之利转之类也。"

穴名中的"骨"字,指的是筋骨之骨。如《灵枢·经脉》曰:"胆足少阳之脉……是主骨所生病者。"细观本穴主治之"足痿失履不收",正是病在筋骨,其质不坚,其用不利之症也。

故"完骨"之穴名,一是提示本穴的位置在完骨之旁;二是暗示本穴长于治疗病在筋骨的"足痿失履不收"之症;三是隐指内藏脑髓的头骨。完骨穴与脑髓的相关联系,也从现代大脑功能的角度完美地解释了其所主的"足痿失履不收"之症。

十三、本神

"本神"，首先是作为《灵枢》第八篇的篇名出现于中医典籍之中。从字面上来看，《本神》篇名的由来，是出自本篇中的一句话："凡刺之法，必先本于神。"然细而究之，则是因为此篇详细地论述了神之始、神之化、神之藏与神之伤等等，多层面的、藏象理论范畴中的、有关神的概念，故尔古人特以《本神》作为篇名。

作为穴位，本神穴名中的"本"字，暗隐有两种含义。

第1种含义："本"字隐指的是脑髓。此处字义的转换共有两个步骤。

（1）"本"有本始之义。如《玉篇》对"本"字的解释是"始也。"

（2）脑髓是个体生命的本始。古代哲人认为，宇宙间的万事万物均有其始。作为人的个体之始，《灵枢·经脉》是这样记载的："人始生，先成精，精成而脑髓生。"在古代中医先驱的眼中，人生之始，也就是个体生命的开始，是从脑髓的生长形成所开始的。所以，脑髓在古代圣人的观念里是个体生命的本始。古文尚简，故简称为"本"。

第2种含义："本"字暗示本穴的位置在人身的头部。此处的字义转换共有两个步骤。

（1）"本"字如上所述，隐指脑髓，也就是大脑。

（2）草之本在下，人之本在上。"人为万物之灵"，在古代哲人的眼中，人类与草木有着本质的区别。人与世间万物的本质区别是人类拥有非凡的大脑。故尔草木的根本是在地下的根部，人类的根本则是位于头部的大脑。如《庄子·天道》曰："本在于上，末在于下，要在于主，详在于臣。"

法天则地是藏象理论的法则之一。《灵枢·逆顺肥瘦》曰："圣人之为道者，上合于天，下合于地，中合于人事。"古代圣人有意效仿封建社会的架构，特将本神，这个十四经中唯一的"本"字穴，设置在中医理论人体的上部之天，穴名之义的深远，可见一斑。

穴名中的"神"字，隐指脑髓及人胚形成的全过程。

在传统文化的观念里，人胚最先生长出来的器官是脑髓。之后，人身之五脏六腑、四肢百骸才紧随脑髓依次长成。如《说文解字》对"神"字的解释是："神，天神，引出万物者也。"《荀子·天论》亦曰："万物各得其和以生，各得其养以成，不见其事而见其功，夫是之谓神。"

在《素问·三部九候论》中，脑髓的位置属于人身上部之天。所以脑对于人身的重要意义，就如同天空对于大地的重要性一样。《荀子·正论》曰："故上者，下之本也，上宣明则下治辨矣。"以三部九候的角度来看，上，是天，是人之大脑；下，则是四肢百官五脏六腑。上为下之本，上部之天清明则五脏六腑治矣。古代中医先驱不仅借用荀子的这段话，从仿照社会的角度说明人身上部的大脑才是人体的根本、人身九州的管理者，而且从情绪管理的角度说明了"苍天之气清静则志意治"的养生原理。其后《云笈七签·元气论》的解释更为清晰具体："脑实则神全，神全则气全，气全则形全。"

所以"本神"这个穴名，一是隐指脑髓是人类个体生命之本始；二是隐喻大脑是人体的实际管理者；三是暗示本穴的位置是在脑髓所在的头部。

十四、阳白

阳白位于眉毛之上。如《针灸大成》对本穴的定位："眉上一寸，直瞳子"。但观其主证，除了治疗眼部的多种病证以外，还有需要细细琢磨的特殊主证"背膝寒栗，重衣不得温"。此证的病位在"背"，背为阳部；"膝"，因位浅在表，亦属于阳。巧合的是，此证的表现"寒栗"，属于寒邪。"治热以寒，治寒以热"，治疗此证所需要的正是温阳祛邪之法。

此外，本穴还是手足阳明、少阳、阳维的交会穴。所以，穴名选择"阳"字，非常贴切。

再看本穴特殊主证："背膝寒栗"，位置在背，背部与肺密切相关。如《素问·脉要精微论》曰："背者，胸中之府；背曲肩随，府将坏矣。"胸中，是心肺的所居之处。再如《素问·金匮真言论》曰："西方白色，入通于肺，开窍于鼻，藏精于肺，故病在背。"可见背部，是肺的属地。由于肺之色为白，故尔穴名选择了"白"字。

所以说，本穴名称的由来，不仅是由其特殊主证和经穴的特性所决定的，也是古代圣人深思熟虑，斟酌用字的结果。

十五、头临泣

名为临泣的穴位共有两个，一在头部，一在足背。两穴虽然名称相同，均隶属于胆经，但由于两穴的主治不同，所以两穴名称的含义也不相同。

头临泣穴名中的"临"字，暗示的是以上视下的含义。如《诗经·小雅·小明》："明明上天，照临下土。"故"临"字，提示本穴位于人身的天部，也就是头部。

穴名中的"泣"字，如足阳明胃经承泣穴之解，与"泪"等同，同时暗示本穴隶属胆经。

"泣"是《黄帝内经》中所论述的人身五液之一，属于肝之液。如《灵枢·九针论》曰："五液：心主汗，肝主泣，肺主涕，肾主唾，脾主涎，此五液所出也。"故穴名中的"泣"字提示本穴与肝有关。然由于肝经的循行线路不能上行到头部，所以"泣"字提示的是肝之腑，胆经。

此外，古时"临"字，还有"哭"的含义。如颜师古曰："众哭曰临。"《左传·宣公十二年》之《注》亦曰："临，哭也。"

"临"有哭之义，哭而有泪是人的正常表现，然穴名中的"泣"字，虽亦指眼睛里流出的泪水，但其流出的原因却不一定与哭有关。细细体会本穴主治之"目泪"，正是双眼含泪，却并非因为哭的原因所流出的泪水。

故"临泣"二字提示，本穴的位置在头，隶属胆经。且长于治疗无故"目泪"之症。

十六、目窗

目窗之穴名，隐含有两层寓意。

第一层寓意："目窗"二字，提示本穴的作用就像是在眼前打开了窗子，能使眼睛看到的物体更加的清晰、明亮。

穴名中的"目"字，指的是眼睛。如《说文》对"目"字的解释是："人眼，象形。"

穴名中的"窗"字，指的是古时纸糊的窗子。打开窗子，室内更加明亮。

"窗"的作用之一，便是使室内透光增亮。如《论衡·别通》曰："凿窗启牖，以助户明也。"细观本穴主治，"目䀮䀮远视不明"，再结合《铜人》所载本穴的治验："三度刺，令人目大明。"可知本穴的作用是使眼睛变得明亮。

第二层寓意："目窗"隐指本穴是治疗风水的关键穴位。

目窗穴名中的"窗"字，暗示的是"门"，隐指的是本穴所具有的关键作用。在处处重视对比的传统医学观念里，"窗"与"门"既概念相对、又实属同类。从可以通气、可以开合的角度上来说，"窗"等同于"门"，是使室内通风换气的关键之处。

目窗是十四经中唯一的"目"字穴。穴名中的"目"字，隐喻的是"目"的别称"命门"；隐指的是本穴与肾、与水的相互联系。

"目"在《黄帝内经》中有一个别称：命门。如《灵枢·根结》曰："太阳根于至阴，结于命门；命门者，目也。"然而命门并非专指《灵枢》所说的"目"。如《难经·第三十六难》曰："肾两者，非皆肾也；其左者为肾，右者为命门。命门者，诸神精之所舍，原气之所系也；男子以藏精，女子以系胞。故知肾有一也。"

由上可知，《灵枢》以"目"为"命门"；《难经》则认为右肾是命门。而且《难经》以右肾为命门的说法得到了后世的普遍认同。由此可见，"目""命门""肾"是上述古文条文中的关键词。巧合的是，这三个关键词都与风水有关。

风水的临证表现之一是眼睑肿胀。如《灵枢·论疾诊尺》曰："视人之目裹上微痈，如新卧起状，其颈脉动，时咳，按其手足上，窅而不起者，风水肤胀也。"再如《金匮要略方论·水气病脉证并治》曰："寸口脉沉滑者，中有水气，面目肿大，有热，名曰风水。"

肾含水火，所主为水。参看本穴主治，"头面浮肿，寒热汗不出，恶寒"，恰恰是风水初起的临证表现。可见本穴名称中的这个"目"字，极为巧妙地将本穴、右肾，以及风水的临证表现"目裹上微痈""面目肿大""头面浮肿"有机联系了起来。

故"目窗"这个穴名，一是提示本穴长于治疗病位在目的病症；二是暗示本穴长于治疗风水之症。

十七、正营

正营穴之名，暗含有两层寓意。

第一层寓意："正营"暗喻本穴是管理经脉气血运营的地方。

穴名中的"正"字，与手太阳小肠经支正穴之解相同，是官长、管理者之义。

穴名中的"营"字，为营运之义。如《黄帝内经灵枢注证发微·五十营》之题首所注："'营'者，运也。脉之营行有五十度，故名篇。"气行则血行，《五十营》所言的是气行脉中，营运于周身五十营，及与日行二十八宿，水下百刻相应的理论规律。

第二层寓意："正营"隐指的是"中营"，隐喻的是天子在军中的所在位置。

正营穴名中的"营"字，指的是军营。如《韵会》曰："军垒曰营。"此字义沿用至今，如现代军队驻扎的地方称为营地、营房。

穴名中的"正"字，是"中"的替换字。在传统文化的习惯中，正位不仅面南，而且必须居中，非中不正也。在古代典籍之中，中正亦常常连用，相互说明。如《易·离》曰："柔丽乎中正。"晋代傅玄《傅子·检商贾》曰："夫神农正其纲，先之以无欲，而咸安其道，周综其目，壹之以中正，而民不越。"故尔言"正"，则必隐有"中"的含义。

故穴名"正营"，据此可视之为"中营"。中营在古代传统文化中特指将帅之营、天子之营。古代战争，两军对垒，将帅位居中营；倘若皇帝亲征，天子则坐镇于中营。如《文选·扬雄·甘泉赋》曰："敦万骑于中营，方玉车之千乘。"此句，吕延济《注》曰："中营，天子营也。"巧合的是，正营穴是十四经中唯一的"营"字穴。

值得注意的是，穴名中的"正"字，在春秋战国时代还有"九天""神灵"的含义。如《楚辞·离骚》："指九天以为正兮，夫唯灵修之故也。"王逸之《注》解释曰："灵，神也。修，远也。能神明远见者，神明也，故以谕君。"巧合的是，本穴之下的脑髓，正位于《素问·三部九候论》以"三而三之"的方法，划分中医理论人体的"九天"。在传统文化的习惯表达中，九天常常俗称九重天。再看《周易参同契》之所曰："谓万乘之主，处九重之室，发号出令，顺阴阳节。"句中的"九重之室"正是"万乘之主"所处之地。颅腔的作用类似于建筑中的室。脑髓正是人体的实际掌控者。脑髓所处的位置，符合作为"万乘之主"所应位于的九天之上，即中医理论人体的上部之天。

所以说，中营指的是人间天子的所居之处；而正营，暗指的是人体的实际管理者，大脑。是故正营这个穴名其实是暗示，本穴所在之处的大脑，是管理经脉气血运营的地方。在十四正经三百六十五穴中，不独"正营"的含义与脑髓有关，同属胆经的悬颅穴、本神穴、天冲穴、承灵穴、完骨穴，足太阳膀胱经的五处穴，以及督脉之上星穴、神庭穴亦与现代大脑功能有关。

十八、承灵

承灵穴名中的"承"字，为承载之义。

穴名中的"灵"字，隐指的是脑髓，以及现代的大脑功能。

首先，"灵"字指出了"人"高于万物的物质基础。在传统文化中，"灵"字具有特殊的含义。"灵"字，不仅指神灵；"灵"字还是古人特地用来说明人类有异于其他动物的地方。如《尚书·泰誓》曰："惟人万物之灵。"人类之所以有异于其他动物，是因为人类进化出了功能超强的大脑。

其次，"灵"字隐指的是脑髓。《大戴礼记·曾子天圆》曰："阳之精气曰神，阴之精气曰灵。"在藏象理论中，脑为奇恒之腑，由"地气之所生"，"藏于阴而象于地"。故以阴阳分类归之，脑髓应属于阴。所以说，脑髓无疑应归类于"阴之至精"者也。故本穴名称之中的"灵"字，隐指脑髓。

在古代的文化概念里，灵又与神是同类。如《大雅·灵台传》解曰："神之精明者称灵。"故"承灵"等同于"承神"。脑髓属阴是物质，神属阳是功能。阴是阳的载体。现代大脑功能之于脑髓的关系，正是《郊祀歌·五神》中所说的："交于神，若有承"之真实写照。

所以说，"承灵"这个穴名暗示的是，属阴的脑髓是一个载体，是承载人身神灵的地方。如若换为现代医学语言来描述，便是现代的人们非常熟悉的一句话：大脑是智慧与精神的载体。

十九、脑空

脑空穴名中的"空"字，一是指空隙。二是指孔穴。

穴名中的"脑"，指的是脑髓。在现存的中医古籍中，有关脑的记载可见于《黄帝内经》。如《灵枢·海论》曰："脑为髓之海，其腧上在于其盖，下在风府。"

现代解剖学将脑分为大脑与小脑。大脑居于头之上部，小脑位于枕骨覆盖的范围之内。从体表标志来说，脑空穴所在的枕骨上缘，恰恰处在大脑与小脑的交界处，没有脑实质的地方。这就是说，脑空穴恰好位于大脑与小脑的空隙之中。

本穴之所以被命名为"脑空"，还与藏象理论的养生观念和《道德经》所提倡的无为有关。

脑髓位于人身的天部。脑在藏象理论中被称为髓海，不负责主管思维的功能（脑与"思"的关系可详见督脉囟会穴、手少阳三焦经颅息穴之解）。从七情对全身的影响来看，"脑空"说明了脑中无欲，欲海无波的养生理念；也符合《黄帝内经》所说的"苍天之气清静，则志意治"的藏象理论。所以说，穴名中的"空"与《黄帝内经》所说的"苍天之气清静"，从某种意义上来讲均可理解为"无"。从古代朴素的哲学角度上来讲，只有当器物处于"空""无"的状态，才代表着此物可以为人所用。如《道德经》第十一章曰："埏埴以为器，当其无，有器之用。凿户牖以为室，当其无，有室之用。"故尔"脑空"二字，正犹如"苍天之气清静"的形象比喻；正是《道德经》"无为而治""无为而无不为"的写照。《针灸大成》在本穴条下所载的"魏武帝患头风，发即心乱目眩，华佗针脑空立愈"也从医疗实践的角度清楚地说明了这一点。

所以，"脑空"这个穴名，首先提示本穴的位置处于大脑与小脑之间的空隙之中；其次暗含了古代圣人对世人养生的劝诫。

值得注意的是，在十四经中，以"脑"字命名的穴位共有两个，即足少阳胆经的脑空穴、督脉之脑户穴。两穴均位于头部之后侧，枕骨的上缘。两穴名称中的"脑"字，指的均是脑髓。脑空、脑户穴名中的"空"字与"户"字的用意有异曲同工之妙，指的均是处于实体当中的空隙处。结合两穴正处于大脑与小脑空隙之间的解剖位置，我们不得不由衷地佩服古人在命名经穴时的用意之深、用字之准。

二十、风池

传统中医的基础是以《易经》为代表的阴阳哲学。这个古朴的哲学体系最突出的特点是重视事物的两个方面，以及两方面的对比与变易、共存和转化。这种特性不仅贯穿于传统中医的整个体系，体现在藏象理论的方方面面，亦表现在穴位的命名之中。如风池穴的命名，便包含了"风"的正、邪两种含义，"池"的三种不同寓意。

第一种寓意："风池"二字，有和风吹拂，无处不到，万物因风而生长之寓意。

风池穴名中的"风"字，指的是存在于天地间的自然之气，和风。如《金匮要略方论·序》曰："夫人禀五常，因风气而生长。"《诸病源候论》亦曰："风是四时之气，分布八方，主长养万物。"天地间的和风是属正气，和风对人的影响，正如医圣张仲景所说那样，"人禀五常，因风气而生长"。和风是世间万物生长繁衍的必要条件之一。

穴名中的"池"字，古时有施与、施行之义。如《礼记·乐记》之《注》云："池之为言施也，言德之无不施也。"

所以，"风池"的第一种寓意是和风如德之施，无处不到，万物因和风之气而生长的状态。

第二种寓意："风池"二字隐指的是"风驰"之义，隐喻了卒中风邪之后的最坏结果。

穴名中的"风"字，指的是导致疾病产生的风邪。

《金匮要略方论·序》曰："风气虽能生万物，亦能害万物，如水能浮舟，亦能覆舟。若五脏元真通畅，人即安和。客气邪风，中人多死。"俗话说："物极必反"，一旦和风演变为风邪，则会袭经侵络，导致疾病发生。

古人谓"水能浮舟，亦能覆舟"。风速明显加快之后则称为疾风，疾风毁物，是为致病的风邪。风邪属阳，即古人所说的"阳之气"。如《素问·阴阳应象大论》曰："以天地为之阴阳，阳之汗，以天地之雨名之；阳之气，以天地之疾风名之。"细观本穴主治，"伤寒温病汗不出，大风中风，气塞涎上不语，昏危"，正是风邪袭人，阳邪亢盛上扰清窍的急危病症。

穴名中的"池"字，隐指风驰、飞驰之意。

"池"字，古时的注音为"驰"。按六书的原则，理应与"驰"字相通。风与驰相连，便构成了风驰电掣的前半句。风驰电掣是用来形容速度之快的成语。细观本穴主治，"大风中风，气塞涎上不语，昏危"，正是邪中于人，风驰于身的急危病症。

风有善行数变的特性，《素问》又有"神在天为风"之说，所以大风中人之后的"风驰"，有可能导致人身之元神、神明随着在天之风飞驰而去的结果。故风池二字在提示病情危重的同时，也暗示了倘若疾病持续急速的演化所能够造成的最坏结果。

第三种寓意："风池"二字还隐指了风邪中络的致病机理。

穴名中的"风"指风邪。

穴名中的"池"，通"驰"，隐指的是筋缓、筋驰。按宋代学者王圣美的"右文说"，"池"字，字义应与"弛"字相近相同。"弛"字，是松弛、弛缓之义。如《广韵》对"驰"字的解释是："置也，舍也，缓也。"《仪礼·乡射礼》曰："不胜者持弛弓。"《尔雅·释诂》之《注》解释曰："弛，放也。"其《疏》则补充曰："以弓释弦曰弛，故曰云弛放。"

古代的弓弦是用兽筋所制。"弛弓"就是将弓弦松弛下来。换而言之，就是将弓弦上的筋放回到弛缓的状态。这就是说，在别人忙于射猎的时候，"不胜者"弓上的筋正处于弃置不用的状态。

细观本穴主治，"偏正头痛，颈项如拔，痛不得回顾，腰背俱疼"是为风邪缓中颈背，无法用力之症；"腰伛偻引颈筋无力不收"更是颈筋弛缓的病症。上述病症病位所在的颈、腰，是人身脊柱的组成部分，正是人体这张大弓的属地（详见督脉之长强穴、强间穴之解）。《素问·五脏生成》曰："诸筋者皆属于节。"脊柱是人身骨节最多的地方，也是诸筋最集中的地方。故"风池"二字，不仅暗示了导致疾病的病因是风邪，更暗示了造成"腰伛偻引颈筋无力不收"的原因是风邪缓中而致诸筋松弛。

故"风池"二字，一是体现了万物"因风气而生长"；二是提示了大风中人的致病原因、病情发展的快速变化、病情的危重程度和可能的演变趋势；三是解释了风中经络的机理。

二十一、肩井

肩井穴名中的"井"字，与手少阳三焦经天井穴之解相同，是古代井田制的简称，隐指人身九州。

穴名中的"肩"字，首先提示的是本穴的所在部位，肩部；其次，"肩"在传统文化中还有肩负、肩任的含义，胜任某事的寓意。如成语肩负重任。《说文》对"肩"字的解释是："克，肩也。"徐锴对此补充曰："肩，任也。任者，又负荷之名也。能胜此物谓之克也。"细观本穴主治，"中风，气塞涎上不语，五劳七伤"，恰是肩不能担身之任，肩不能负荷身之井田九州的病症。

故"肩井"二字，提示本穴的位置在肩部，以及身不任九州之疾，同时寓意本穴能够促使其患病之身重新胜任井田之事。

二十二、渊腋

缺如。

二十三、辄筋

辄筋穴名中的"辄"字，古时指行走时后足没有能力超过前足，即现代所说的双下肢移动不便。如《谷梁传》曰："辄者何，两足不能相过。"细观本穴主治之"四肢不收"，正是行走不便的病症。

穴名中的"筋"字，有两种含义。

首先，"筋"字提示本穴与肝有关。筋，在藏象理论中为肝所主。如《灵枢·九针论》曰："心主脉，肺主皮，肝主筋，脾主肌，肾主骨。"本穴所属的胆经，恰恰与肝是表里关系。

其次，"筋"字指的是筋骨、筋脉。如《释名》对"筋"字的解释是："筋，力也，肉中之力气之元也，靳固于身形也。"《说文》对"筋"字的解释则是："肉之力也。从力从肉从竹。竹，物之多筋者。"竹因筋而直立挺拔；人因筋而站立行走。筋，在竹中无处不在；筋，存在于人身之中的每一个分部。故《灵枢·卫气失常》曰："筋部无阴无阳，无左无右，候病所在。"句中的"无阴无阳，无左无右"，说明筋分布的范围之广，筋无处不在。细观本穴主治之"四肢不收"，正是全身的筋部、肌肉无力，不能站立的病症。

故"辄筋"二字，一是提示本穴隶属与肝相表里的胆经；二是暗示本穴长于治疗肌肉无力"四肢不收"的病症。

二十四、日月

缺如。

二十五、京门

京门之穴名，隐含与本穴位置、主治有关的多层含义。

第一层含义：暗示了本穴所在的大体位置。

穴名中的"门"字，指的是城门。

穴名中的"京"字，隐喻的是"大"的含义。"京"字，古时有"大"字之义。如蔡邕《独断》曰："天子所居曰京师。京，大也。师，众也。"

京师是人间帝王的都城；胸胁是形体之君的居处。京门位于第十二肋游离端下。从人体骨骼仰卧的角度来看，两侧肋骨形成的拱门，是人体中最大的、形似大门的结构。两侧肋骨围成的胸腔，正是藏象理论的心肺属地。心为君主之官，肺为相傅之官，故胸胁之内相当于君主所居住的京城。故京门之义，指的是由两侧肋骨所构成的、象征着人身京城的大门。

第二层含义：隐指的是本穴的具体位置。

古人用"京"字之大，反喻本穴所在之骨的短小。京门穴所在的第十二浮肋，在人体的十二根肋骨中最为短小。以大喻小，是古代哲人惯用的手法。古人以字义为"大"的"京"字，命名位于最短最小的肋骨之下的本穴，不仅体现了古代中医处处重视对比的哲学素养，也因这种大与小的对比所产生的明显反差，进一步加深了对本穴位置的印象，从而达到古代圣贤在《黄帝内经》时代所要求的"易用难忘"的目的。

第三层含义：隐喻选取本穴时必须采用扪循的方法。

京门穴名中的"门"字，提示的是"扪循"之"扪"。此处字义的转换共有两步。

第1步，"门"是"扪"字的假借字。古时"门"字的注音是"扪"。按古之六书的法则，"门"应与"扪"字假借相通。

第2步，"扪"字是循摸，用手按摸而得之的意思。如《史记·高祖本纪》曰："乃扪足曰：虏中吾指。"其后的《索隐》解释说："扪，摸也。"再如古代医籍中的记载，《素问·举痛论》曰："视其主病之脉，坚而血及陷下者，皆可扪而得也。"王冰注曰："扪，摸也，以手循摸也。"《素问·离合真邪论》曰："必先扪而循之。"王冰解释为："扪循，谓手摸。"

穴名中的"京"字，与足太阳膀胱经京骨穴的解释相同，提示的是京师、是聚集。本穴的位置在胸胁的下端。胸胁恰恰是由左右各十二根肋骨聚集在一起所组成的。胸胁之内，又恰恰是形体之君——心脏的所居之地。

由于京门穴的具体位置是在第12肋的游离端，故取穴之前必先循而摸之，其后才能得之。故京门之穴名提示的是如何取穴定位的方法。

第四层含义：暗示本穴是治疗"水证"的关键穴位。

穴名中的"京"字，提示本穴与水有关。古时，"京"字与"强"字相通。在古代的神话传说中，"京"与"强"都是古代水神的名称。如《山海经》曰："北方禺强。"其《注》补充说："水神也。"《庄子》之《注》在谈到相关内容时则曰："作禺京。"细观本穴主治，"水道不利，小腹急肿，溺黄"等症，均是与"水"相关的病症；本穴恰恰又是肾的募穴。

故"京门"二字，一为提示本穴位于胁下，最为短小的肋骨之处；二是暗示选取本穴需要扪摸；三是提示本穴长于治疗与水有关的疾患。

值得注意的是，人体骨骼对冷兵器时代的古人来说并不陌生。庄子在《至乐》中所讲的寓言，不仅反映了当时路遇骷髅的客观现实，也反映了古代文人对人体骨骼的客观态度。在十四经的穴位之中，不仅京门穴与人体骨骼有关，足少阴肾经之然谷穴，督脉之囟会穴，足阳明胃经之颊车穴，以及"髎"字穴、"骨"字穴等等，均与人体骨骼有关。

二十六、带脉

带脉，不仅是穴位名称，还是奇经八脉之一，带脉的名称。如《针灸大成》曰："带脉者，……与足少阳会于带脉、五枢、维道，此带脉所发。凡六穴。"奇经八脉之一的带脉在《黄帝内经》《难经》这两部医学典籍中都有明确的记载。如《难经·第二十八难》说明了带脉的循行："带脉者，起于季胁，回身一周。"可见带脉的循行路线形如腰带，环绕在腰间。

带脉穴位置平脐，是奇经八脉之一，带脉的起始穴。从经脉起始角度来讲，本穴可称为是带脉的代表穴。细观本穴主治，"腰腹纵，溶溶如囊水之状"，正与《难经》所记载的带脉的主治相同。如《难经·第二十九难》曰："带之为病，腹满，腰溶溶若坐水中。"时隔千年的记载如此相同，有力地说明了古代中医的临证经验经得起千年的时间检验。

带脉穴名中的"脉"字，隐喻的是"孔""穴"之义。如《黄帝内经素问注证发微·气穴论》曰："孙络之脉别经者，其血盛而当泻者，亦三百六十五脉，并注于络，传注十二络脉，非独十四络脉也，内解泻于中者十脉。"其后注曰："盖五脏之腧穴，左右各五，故曰十脉也。"

穴名中的"带"字，指的是腰带。腰带能系住垂在腰部以下的玉器。与玉同属于阴的是妇人的带下之物。细观本穴主治，"妇人小腹痛，里急后重，月事不调，赤白带下"，正是妇人的带下之证。"带下之证"是妇女罹患妇科疾病之后的分泌物，其状犹若下垂之丝带，故尔特以"带下"二字命名之。

由于本穴是带脉的起始穴，且长于治疗妇人的带下之疾，所以古人特以"带脉"二字命名之。

值得注意的是，带脉穴是全身唯一的，经、穴同名的穴位。带脉是经脉，带脉穴是经穴。因为带脉穴是带脉的始发穴，部分主治亦与带脉相同，二者的关系就犹如点与面的关系，所以二者的名称含义，既有相同之处，却又不尽相同。

二十七、五枢

缺如。

二十八、维道

维道穴名中的"维"字，一有维系、维护之义，二是隐指本穴隶属胆经。

《周礼·节服氏》曰："维王之大常。"《周礼·夏官·大司马》曰："以维邦国。"可见穴名中的"维"字，与"王""国"之间的关系。

维道穴隶属胆经，胆在藏象理论的发展历史上，曾位居非常重要的位置。据《灵枢》记载，在经络发展史的早期，周身只有十一条经脉。十一条经脉对应十一脏。胆，在藏象早期的这十一脏中，起决定性的作用。如《素问·六节藏象论》曰："凡十一脏，取决于胆也。"故穴名中的"维"字，对应的是曾经能决定十一脏的王者，胆。

穴名中的"道"字，提示的是水道，暗示的是三焦，实指胆经。如《素问·灵兰秘典论》曰："三焦者，决渎之官，水道出焉。"细观本穴主治，"水肿，呕逆不止"，正是三焦决渎之能失利所引起的水液潴留之症。三焦属手少阳经，然因本穴的位置在腰胯之侧，所以穴名中的"道"字，提示的是三焦经的同名经——足少阳胆经。

故"维道"，实为维护水道之义。穴名用此二字，一是隐指本穴隶属胆经；二是暗示本穴长于维护水道，治疗水液潴留的病症。

二十九、居髎

居髎穴名中的"髎"字，与手阳明大肠经肘髎穴之含义相同，为骨空、穴位之义。

穴名中的"居"字，古时与"举"字相通。如在《荀子·礼论》中有这样一句话："将举错之，迁徙之。"《荀子·君道》也说："与之举错迁移而观其能应变也。"但在《荀子·非相》中，意思相似的句子却是："居错迁徙，应变不穷。"据此，"居"字之义，即如《荀子集解》之《注》所说的："'举'与'居'古字通。"

故"居髎"二字从字义上来说，可视为"举髎"，暗示本穴与"举"这个动作有关。细观本穴主治，"肩引胸臂挛急，手臂不得举以至肩"，正是手臂不能抬举的病症。

所以说，"居髎"的含义是"举穴"。穴名隐指位于腰髂之下的本穴，长于治疗病痛在肩，手臂不能抬举的病症。

三十、环跳

穴名中的"跳"字，一是指青壮年能够跳跃、跳动的健康状态。二是提示针刺本穴能使下肢产生猛然间的跳动。环跳穴的位置在髀枢之中，取穴时采用"侧卧伸下足，屈上足"的体位，一手摸穴保证穴位的准确，一手摇撼增加刺激量，以达到屈曲的下肢瞬间伸展，腿部猛地一蹬、出现类似于跳动的强烈针感。

环跳穴名中的"环"字，隐含有多种寓意。

第1种寓意："环"字隐喻的是返还、返回的意思。在古代，在特定的语境中，"环"的含义与"还"字相同。如《荀子·大略》曰："绝人以玦，反绝以环。"其后，杨倞对此补充解释说："古者，臣有罪，待放于境，三年不敢去；与之环则还，与之玦则绝。皆所以见意也。"

第2种寓意："还"是《诗经·国风·齐风》一首诗歌的名称。这是一首赞美年轻猎人身形健美、身手矫健的诗歌。

与身形健美、身手矫健相反的是本穴的主治"冷风湿痹不仁，腰胯痛塞，膝不得转侧伸缩"。倘若身患此类病症，行走必定困难，举步必定艰难痛楚，切莫说行步自如，奔腾跳跃了。腰胯痛塞，则举步维艰。治疗此症之法，早在《灵枢·厥病》中已有明确的记载："足髀不可举，侧而取之，在枢合中，以员利针，大针不可刺。"其后之《注》对此句解释说："此言足髀不能举者，有当取之穴，当用之针也。足在下，髀在股外，皆不能举者，当侧卧而取之，在髀枢中，即足少阳胆经之环跳穴也。"

第 3 种寓意："还"字在古时还有"速也，即也"的含义。如《汉书·董仲舒传》曰："此皆可使还至而有效者也。"

可见，由于环跳穴能够治疗"腰胯痛塞，膝不得转侧伸缩"，从而能使"足髀不可举"的病人，重新快速地返还为健康之人，回还行走和跳跃能力，重回《诗经·国风·齐风·还》所描绘的年轻猎人的身体状态。所以"环跳"二字，有隐喻迅速回还到跳跃状态的含义。

第 4 种寓意：环跳穴名中的"环"字，指的是环形的环，玉环的环，隐喻的是坐骨闭孔。环跳穴在骨盆的外侧面。以髋臼为焦点观看骨盆的这个侧面，髋臼之下的坐骨闭孔恰似一个骨质的环，孔内有闭孔神经穿过。其上的髋臼则是股骨头的附着之处，下肢的上端。

故"环跳"二字，提示了针刺本穴时的下肢反应；隐指了本穴所在的解剖位置；隐喻了针刺本穴所能达到的治疗效果。

三十一、风市

风市穴名中的"市"字，与足阳明胃经阴市穴的含义相同，是"市"字的假借字，隐指某一类事物，在数量上、在比重上占有绝对多数。

穴名中的"风"字，指的是风邪。自然界的和风令万物生长，然而风量一旦增强增大，则会成为导致疾病的六邪之一。如《金匮要略方论·水气病脉证并治》曰："风气相搏，风强则为隐疹，身体为痒，痒为泄风，久为痂癞。"细观本穴主治，"浑身瘙痒，历风疮"，正是风邪中人，客于皮肤腠理的病症。"腿膝无力，麻痹"，则是风邪中人，痹阻经络所造成的气血不通之症。

故穴名"风市"，实为"风市"二字，提示本穴长于治疗风邪侵袭所造成的多种病症。

三十二、中渎

中渎，不仅是穴位名称，在《黄帝内经》中，中渎一词还用来比喻三焦的功能。如《灵枢·本输》曰："三焦者，中渎之腑也。"

中渎穴名中的"渎"字，提示的是《黄帝内经》中的定义，隐指的是本穴主治失治后的结果。如《灵枢·根结》曰："渎者，皮肉宛膲而弱也。"传统中医重视的是防微杜渐，防止疾病的传变。细观本穴主治，"寒气客于分肉间，攻痛上下，筋痹不仁"，是属经络不通，气血不营的病症。此类疾病罹患时久，势必会导致皮与肉失于濡养，出现"皮肉郁𫚉而弱"的痿证，也就是《根结》篇所说的"渎"字之症。

中渎穴名之"中"字，首先隐含有"通"的寓意。隐喻本穴有使经络气血通畅，上下得通之能。如《说文》对"中"字的解释是："中，内也。从口；丨，上下通。"故尔，"中渎"二字即是"通渎"之义。其次，"中"字还有击中、刺中之义。此字义流传至今，如中箭，中枪。

所以，"中渎"二字，隐含了针刺本穴，便是击"中"了"渎"证之穴，便会取得经络通，气血营，阴阳和，痹痛消的效果。如《灵枢·邪客》曰："决渎壅塞，经络大通，阴阳和得者也。"阴阳得和，则疾病得消。《针灸大成》对痿证的选穴治疗，也从临证的角度充分说明了这一点："痿：针中渎、环跳（停针待气二时方可），灸三里、肺俞。"

此外，中渎二字还用来隐指本穴隶属胆经。别名"中渎之腑"的三焦，是手少阳经；中渎穴所属的胆经则是足少阳经，二者一手一足，都被称为少阳经。但因本穴的位置在下肢，故穴名"中渎"所提示的经脉，是手少阳三焦经的同名经，胆经。

故"中渎"二字，一是暗示本穴位于胆经；二是提示本穴长于治疗《黄帝内经》中所说的"渎"字之症，也就是"皮肉郁𫚉而弱"之症。

三十三、膝阳关

膝阳关穴名中的"关"字，为关节、关键之义。

穴名中的"阳"字，一是提示本穴隶属阳经；二是提示本穴的位置在肢体的外侧。

因本穴隶属胆经，位置在膝关节的外侧面，故古人以"阳关"二字命名之。后世为区别于督脉之阳关穴，遂以"膝阳关"别之。

值得注意的是，在周身十四条经脉之中，命名为阳关的穴位共有两处。一是隶属于督脉的腰阳关穴；二是胆经之膝阳关。同在膝部，以"关"字命名的经穴也有两个，一是足厥阴肝经之膝关穴；第二个则是本穴膝阳关穴。

《素问·脉要精微论》曰："膝者筋之府，屈伸不能，行则偻附，筋将惫矣。"在中医理论中，腰与膝、肝与筋存在着相互关联。细细品味位于腰、膝的两个阳关穴，以及位于膝部的两个"关"字穴，即可窥知古人特在穴名用字上有意暗示腰与膝、膝与筋、筋与肝之间所存在的相互关系。

三十四、阳陵泉

缺如。

三十五、阳交

阳交穴名中的"阳"字，为外，为腑。

穴名中的"交"字，古时有共同、相合之含义。如《广韵》对"交"字的解释是："共也，合也。"

阳交穴与外丘穴同属足少阳胆经，同居足"外踝上七寸"之处。古人对两穴的描述分别是，外丘穴为"少阳所生"；阳交穴则"斜属三阳"。

"斜"是偏斜、偏离之义。"属"是连属的意思。"斜属三阳"，指的是偏离本经，连属于三阳。

《素问·阴阳类论》曰："所谓三阳者，太阳也。"这就是说，"三阳"所代表的是足太阳膀胱经。

阳交穴隶属胆经，胆经为一阳。本穴"斜属三阳"的意思是说，本穴偏离了寻常的胆经循行路线，斜向三阳，连属相合于膀胱经所管辖的区域。

值得注意的是，所有位于小腿外侧的胆经穴位，除阳交穴以外，均位于腓骨前缘，唯有阳交穴的位置是在腓骨的后缘。而腓骨后缘，正是属于膀胱经的循行范围。巧合的是，在十四条经脉中，两条阳经循行路线相互交属、出现相交的地方，唯有阳交穴的所在之处。

故"阳交"二字，一为提示本穴隶属阳经，位于肢体的外侧；二是暗示本穴斜出于常规的胆经属地，而与膀胱经的属地相连属。

三十六、外丘

外丘穴名中的"外"字，寓意为阳，为上。"丘"字，为土丘，小丘之义。

当人体俯卧时，小腿后侧隆起的腓肠肌形似小丘。本穴位于腓肠肌的外侧，又处在同属胆经的丘墟穴上方，所以古人选用"外丘"二字命名本穴。

故"外丘"二字，提示本穴位于丘墟穴之上，腓肠肌外侧。

值得注意的是，本穴隶属足少阳，位置在"外踝上七寸"。在传统文化中，数字"七"被称为少阳之数，故《针灸大成》在描述外丘穴的位置时说：本穴为"少阳所生"。

三十七、光明

光明是古代文学典籍中经常出现的词语。如《周易·谦卦》曰："天道下济而光明，地道卑而上行。"

人身之天，是位居于"三部九候"之上部的头，头颅之内是被称为髓海的脑髓。《灵枢·五癃津液别》曰："五谷之津液，和合而为膏者，内渗入于骨空，补益脑髓，而下流于阴股。阴阳不和，则使液溢而下流于阴，髓液皆减而下，下过度则虚，虚故腰背痛而胫酸。"五谷由脾土运化，故"五谷之津液，和合而为膏者，内渗入于骨空，补益脑髓"，是"地道卑而上行"的过程；五谷之津液所化成的"膏"，自脑髓而下，流于阴股，正是"天道下济而光明"在人身中的体现。细观本穴主治，"淫泺，胫酸胻疼，不能久立"，恰恰均为肾虚髓减，天道不能正常下济所导致的病症。选取本穴，能使人恢复"天道下济而光明"的正常生理状态。

故"光明"二字暗示本穴长于治疗天道不能下济的肾虚髓减之证。

三十八、阳辅

阳辅穴名中的"辅"字，指的是本穴的所在位置，辅骨。如《针灸大成》对本穴位置的描述："足外踝上四寸，辅骨前。"肢体的外侧属阳，辅骨之"前"亦属阳，本穴所隶属的又是阳经。故本穴名为"阳辅"。

此外，"阳辅"二字，倒而言之为"辅阳"，也就是辅助阳气的意思。细观本穴主治，"腰溶溶如坐水中，膝下浮肿"，周身"诸节尽痛，善洁面青"，甚至"汗出振寒"等等病症，无不是阳气虚衰，气血不周，血脉凝涩，以及复感寒邪所致。

故"阳辅"二字，一为提示本穴位于肢体外侧，辅骨之前；二是寓意本穴善助阳气，长于治疗证属阴寒的病症。

三十九、悬钟

悬钟穴名中的"悬"字，为悬挂之义。

"钟"字，一是指古典乐器，如编钟；二是指敲击编钟时所发出的清脆、响亮的声音，钟声。细观本穴主治之"喉痹"，正是声音嘶哑，不清不响的病症。

悬钟穴位于足腕，是属人身的地部。众所周知，"钟"放置于地则击而不响。由于本穴长于治疗声音嘶哑，故"悬钟"二字，寓意本穴之能犹如将"钟""悬"

而起之，随意而击之，声音随即清亮而出之矣。

此外，本穴还有一个比本名更为常用的别名，绝骨。

《黄帝内经》中的"绝骨"，有两种含义。

第一种含义是穴名。如《素问·刺疟》则曰："骱酸痛甚，按之不可，名曰胕髓病，以镵针针绝骨出血，立已。"

第二种含义是指外踝以上的部位。如《灵枢·经脉》曰："胆足少阳之脉……出膝外廉，下外辅骨之前，直下抵绝骨之端，下出外踝之前，循足跗上，入小指次指之间。"《黄帝内经灵枢注证发微·经脉》针对此条注解曰："骱骨为辅骨，外踝以上为绝骨。"

作为穴名，绝骨这个别名出现于《黄帝内经》和《难经》。如《针灸大成》引用《难经》及后世医家之言道："《难经》曰：髓会绝骨。疏曰：髓病治此。袁氏曰：足能健步，以髓会绝骨也。"

"绝骨"这个别名中的"骨"字，隐指胆经。如《灵枢·经脉》曰："胆……是主骨所生病者。"

穴名中的"绝"字，隐指引发本穴主症的病因，声与色。此处字义的转换共有两步。

第1步："绝"字，繁体字写作"絕"。古时"絕"有个俗字别字"絶"。如《广韵》专门对此正本清源道："絶作絕。非。"

第2步："絕"字隐喻的是声色犬马中的声与色。

"絕"，由丝竹的"丝"和"色"两部分组成。

"丝"，属于八音之一，代指声乐。在传统文化的习惯表达中，"丝"不仅指蚕丝等丝状物，还是古代的八音之一。多才多艺的古代文人更是在流传千古的诗歌词赋中用"丝竹"代表声乐。如《礼记·乐记》曰："德者，性之端也；乐者，德之华也；金石丝竹，乐之器也。"唐代刘禹锡《陋室铭》曰："无丝竹之乱耳，无案牍之劳形。"

"色"，指的是现代人所熟知的女色。

细观本穴主治，"膝胻痛，筋骨挛痛足不收，虚劳"，再参照古代医家所说的"髓会绝骨""髓病治此""足能健步，以髓会绝骨也"，方可窥知古人选用"绝"这个字命名本穴的深意。

故"绝骨"这个穴名，一为指明本穴的位置，位于绝骨之处；二是暗示本穴隶属胆经；三是隐晦地指出了本穴主治的病因。

四十、丘墟

"丘墟"，不仅是穴名，还是古代著名文学作品中的地形名称。如《洞箫赋》歌曰："原夫箫干之所生兮，于江南之丘墟。"

"箫"与笛子一样，是一种乐器。"箫"字，是竹子头，按六书之法则，其材质肯定与竹子有关。可见，在古代文人的诗赋中，由竹管制成的"箫干"，生于江南的"丘墟"。

在人身之中与竹之特性相类似的只有下肢的胫骨（详见足阳明经胃经解溪穴之解）。而本穴所属的胆经，又恰恰"是主骨所生病者"。

另外，"丘"与"墟"同义，指的是"地"，是土丘。此处的字义转换共有两步。

第1步：穴名"墟"字，古时的注音字是"虚"。

第2步："虚"在古时指的是丘。如《说文》对"虚"字的解释："大丘也。"巧合的是，丘墟穴恰恰位于中医理论人体的地部之丘——足部（足为大丘之比喻，可参照足太阳膀胱经昆仑穴之解）。

故"丘墟"二字提示，本穴居于足部；在与竹子相似的胫骨之下。

值得注意的是，足阳明胃经解溪穴与本穴的位置相似、穴名寓意相同（详见解溪穴之解）。古人对丘墟穴与解溪穴的命名，是解剖知识与人文精神完美结合的典范之作。解剖知识与传统文化的高度融合，是藏象理论最终得以形成和流传的要素。解溪与丘墟的命名，更是从穴名的角度说明，穴名当中蕴藏着充满了人文精神的藏象理论。

四十一、足临泣

足临泣穴虽然与头临泣穴的名称相同，又同属胆经，但因两穴的主治不同，故两者的名称含义完全不同。

足临泣穴名中的"临"字，是察视、观察的意思。如《尔雅·释诂》对"临"字的解释是："临，视也。"古时的"视"字，有明察是非的含义。如《释名》曰："视，是也，察是非也。"

穴名中的"泣"字，古时与"涩"字相通，隐喻的是血气滞涩。如《六书故》曰："泣又与涩通。"在《黄帝内经》中亦可见到"泣"作为"涩"字之义的用法。如《灵枢·痈疽》曰："夫血脉营卫，周流不休，上应星宿，下应经数。寒邪客于经络之中，则血泣，血泣则不通，不通则卫气归之，不得复反，故痈肿。"

细观本穴主治之"乳痈"，顾名思义，是属于痈疽类疾病中的一种。《黄帝内经》明确地论述了痈疽的产生机理。如《灵枢·痈疽》曰："营气稽留于经脉之中，则血泣而不行，不行则卫气从之而不通，壅遏而不得行，故热。大热不止，热胜则肉腐，肉腐则为脓，然不能陷于骨髓，骨髓不为燋枯，五脏不为伤，故命曰痈。"可见，在上述《黄帝内经》有关的论述中，"血泣"是导致痈、痈肿这类疾病产生的关键。

故临泣穴名中的"泣"字，隐指的是"血泣"之义。患处的血气滞涩而不行，"卫气从之而不通"是痈疽类疾病产生的机理，也是包括乳痈在内的痈证，最开始表现出来的微妙征象。

《灵枢·玉版》曰："夫痈疽之生，脓血之成也，不从天下，不从地出，积微之所生也。故圣人自治于未有形也，愚者遭其已成也。"本穴所主的"乳痈，缺盆中及腋下马刀疡瘘，天牖中肿"，与其他的痈、痈疽一样，都是在患病之处积累了过多的微小的"血泣"所引发的。

故"临泣"二字，不仅暗示本穴长于治疗乳痈、疡肿，更是特意提示医者只有善于察视血泣积微的情况，做到防患于未然，才是防治痈疽发生的最有效的方法。

值得注意的是，在足少阳胆经的穴位中有两个名为临泣的穴位。两穴一头一足，名称相同，但主治不同，故其穴名的含义也不相同。古代圣人对两个临泣的名称设置，不仅体现了经络气血循行的整体性，更是为了防止后人见标治标，不究其本，望字生义，盲目取穴而特意为之耳！

四十二、地五会

地五会之穴名暗含着两层寓意。

第一层寓意：暗示本穴隶属胆经，位置临近足趾部。

穴名中的"地"字，暗示本穴的位置在人体的足部。如《素问·阴阳应象大论》曰："惟贤人上配天以养头，下象地以养足，中傍人事以养五脏。"

穴名中的"会"字，共有三种含义。

其一，"会"有会聚的含义。足的五趾，可谓是趾的会聚之处。

其二，"会"是孔穴之义。如《灵枢·九针十二原》曰："节之交，三百六十五会。"

其三，"会"还有"缝""缝隙"的古义。如《周礼·弁师》郑注："会，缝中也。"本穴的位置，恰在人体足部，五趾分出之前，最后一条趾缝的上方。

穴名中的"五"字，暗含有两种含义。

第1种含义："五"字提示的是五趾。如《说文》对"五"字的解释是："五，五行也。"句中的"五"，为数字五。"行"，亦可理解为行走之义。在周身与"五"有关的器官之中，足之五趾，是唯一与行走有关的器官；五趾所在之足，则是五趾会聚的地方。

第2种含义："五"字提示本穴隶属足少阳胆经。此处之字义共有两个要点。

（1）"五"字隐指足三阳。"五"的小篆写作"✕"。《说文》对"五"字的解释是："五，五行也。从二。阴阳在天地间交午也。"

五行应五脏，五脏有六腑，五脏六腑应十二经脉。在手足十二经中，只有足之三阳经，从头部循行至足，象征气血在人体的天地间交午。

（2）"五"字隐指胆经。《周易·夬卦》之《注》曰："五为君王之象也。"胆在藏象发展史上曾位居王者的地位。如《素问·六节藏象论》曰："凡十一脏，取决于胆也。"能够决断其他十一脏的，非王者莫属。可见，足少阳胆经是足三阳中唯一一条被《黄帝内经》钦点的，具有王者之气的经脉（参考同属胆经的维道穴之解）。"五"字还隐指五行；穴名中的"会"字有会聚的含义。能将五行会聚到一起的，非王者莫属。

第二层寓意：穴名还隐指本穴长于治疗乳痈。

在传统文化的理念中，地五会穴名中的"地"指土地，代表土地的产出。"地"还代表阴，代表女，代表生育。穴名中的"会"字，有会聚、汇聚的含义。如《易·乾卦》曰："享者，嘉之会也。"其《疏》的解释是："使物嘉美者会聚。"穴名中的"五"字，指的是五谷、五果、五菜等等。

五谷、五果、五菜对补充人体营养分别起着非常的重要作用。如《素问·脏气法时论》曰："五谷为养，五果为助，五畜为益，五菜为充。气味合而服之，以补精益气。此五者，有辛酸甘苦咸，各有所利。"

人体中能把五谷、五果、五菜、五畜，这些"物嘉美者"中的营养物质会聚到一起，并形成犹如大地一样能养育后代的产物，只有母亲的乳汁。细观本穴主治之"乳痈"，正是青年妇女哺乳期内常见的病症。

故"地五会"三字，一是隐指本穴长于治疗乳痈，二是暗示本穴隶属胆经，位于足部五趾近旁。

四十三、侠溪

穴名中的"侠"字，如肺经侠白穴之解，寓意两个小人在用力挤压大人的两肋。细观本穴主治，"胸胁支满，胸中痛不可转侧，痛无常处"，正是胸、胁痛楚，呼吸不畅之症。

穴名中的"溪"字，暗指肾脏，隐指的是肾之窍。如《素问·金匮真言论》曰："北方黑色……藏精于肾，故病在溪。"再如《灵枢·脉度》曰："肾气通于耳，肾和则耳能闻五音矣。"细观本穴主治之"耳聋"，正是肾气不通于耳，病位在肾的病症。

故"侠溪"二字，暗示本穴长于治疗病在胸胁，以及耳聋之症。

四十四、足窍阴

缺如。

第十三章　足厥阴肝经

一、大敦

穴名中的"敦"字，有两种含义。

第 1 种含义："敦"字隐指肝经，暗示本穴是肝经的起始穴。

首先，"敦"是春秋时期的一种青铜器，是祭祀时放置五谷类农作物的器皿。

其次，"敦"字，与木的初生萌发有关。古时"敦"字，与"屯"字相通。如《扬雄·甘泉赋》曰："敦万骑于中营兮。"其《注》曰："敦与屯同。"《说文》对"屯"的解释是："屯，难也。象艸木之初生。屯然而难。"

在传统文化的五行分类当中，草木五谷均归于"木"类。草木初生的时节为万物萌发的春季。在藏象理论中，肝属木，其所主的时节正是春季。大敦穴，恰恰是肝经的井穴和起始穴。

第 2 种含义："敦"是古代歃血盟誓时专门用来盛血的器皿，在穴名中隐指肝脏的藏血功能。《礼记·曲礼》之《疏》曰："又取血盛以玉敦，用血为盟书。书成，乃歃血，读书。"可见，"敦"与盛血的关系。

穴名中的"大"字，是大小的"大"。

在传统中医的理论中，肝属木，主藏血。如《素问·调经论》曰："肝藏血，脾藏肉。"《素问·五脏生成》亦曰："故人卧血归于肝，肝受血而能视，足受血而能步，掌受血而能握，指受血而能摄。"在古代哲人的眼中，肝是一个藏血的器皿，盛载着全身的血液。可见这个"敦"，只能是个"大敦"。细观本穴主治，"妇人血崩不止"，正是肝脏不能藏血的急症。

故"大敦"二字，隐指本穴是肝经的起始穴，井穴；同时暗示本穴长于治疗肝已不能藏血的"血崩"之症。

二、行间

行间穴是十四经中唯一的"行"字穴。穴名暗含两层寓意。

第一层寓意：行间暗示本穴的位置在足，与行走有关。

穴名中的"行"字，一是提示与人类直立行走的动作有关；二是暗示本穴的位置在人体的足部。如《庄子》之《疏》曰："夫目视耳听，手把脚行。"再如《说文》对"行"字的解释："人之步趋也。"人在行走的时候，两足交替前行，后足大趾与次趾起主要的蹬地、反作用向前推动身体的作用。本穴恰恰位于足大趾、次趾之间。

穴名中的"间"字，既提示本穴的位置在足趾之间，也指人类在行走跨步时，身体的重心均匀地移动于两足之间。

第二层寓意：暗喻的是五行，隐喻的是人。

行间穴名中的"行"字，提示的是五行。

穴名中的"间"字，有两种含义。

第1种含义：指的是天地之间的空间概念。如《韵会》对五行的解释是："五行运于天地间，未尝停息，故名。"

第2种含义：隐喻的是人身。在古代哲人眼中，人身如器，与天地同理，是人身五行运行的空间。细观本穴主治，气血阴阳、上中下焦，男子妇人小儿，几无不包。

所以说，"行间"二字，一是提示本穴的位置与人类的行走动作有关。二是五行运于天地之间的简称。三是隐指人体，以及人所易患的多种疾病。

三、太冲

"太冲"一词常常出现于古代典籍之中。在古代，"太冲"不仅为壬学的十二天神之一，还表示方位，用作人名。在中医范畴中，"太冲"不仅是《黄帝内经》中所提到的、女子独有的经脉名称，还是穴位的名称。

作为经脉的"太冲"，出于《黄帝内经》。如《素问·上古天真论》曰："女子七岁肾气盛，齿更发长；二七而天癸至，任脉通，太冲脉盛，月事以时下，故有子……七七，任脉虚，太冲脉衰少，天癸竭，地道不通，故行坏而无子也。"可见太冲脉是女子独有的，与月经、生育有关的经脉。细观本穴主治，"女子漏下不止"，正是生育期妇女所患的、与月经有关的病症。

作为穴位的太冲穴，位于"足大指本节后"，是足厥阴经与冲脉之别络的相会之处。如《灵枢·动输》曰："冲脉者，十二经之海也。与少阴之大络起于肾下，出于气街，循阴股内廉，邪入腘中，循胫骨内廉，并少阴之经，下入内踝之后，入足下。其别者，斜入踝，出属跗上，入大指之间，注诸络以温足胫，此脉之常动者也。"

细观本穴主治，"两丸骞缩，阴痛，小肠疝气痛，㿉疝"，恰恰是冲脉"循阴股内廉"路径上的病痛；"胻酸，内踝前痛，足寒"，则正属于冲脉不能"注诸络以温足胫"所导致的病症。

所以说，古人特以与"太冲脉"重复的"太冲"二字命名本穴，一是暗示本穴长于治疗"女子漏下不止"之病症；二是提醒本穴治疗的病症与"注诸络以温足胫"有关。

四、中封

缺如。

五、蠡沟

本穴的名称暗含有两种寓意。

第一种寓意：穴名指的是海螺壳上回旋向上的纹路，暗示本穴具有疏导肝气重新环绕上升之能。

本穴是《黄帝内经》中明确记载的穴位。如《灵枢·经脉》曰："足厥阴之别，名曰蠡沟，去内踝五寸，别走少阳。其别者，循胫上睾，结于茎。其病气逆则睾肿、卒疝，实则挺长，虚则暴痒，取之所别也。"

细观本穴主治，"小腹胀满，脐下积气如石，气逆则睾丸卒痛，实则挺长"，不仅与《黄帝内经》所记载之主证相似，且为气逆邪实之证。治疗上述病症需泻邪引气，疏导肝经之气循经上升。

穴名中的"蠡"字，在特殊的古文语境中，恰有旋转上升之义。如西晋史学家司马彪曰："睢阳……城内有高台，甚秀广，魏然介立，超焉独上，谓之蠡台，亦谓之升台。"其后，《续述征记》对"蠡台"名称的来历解释道："回道如蠡，故谓之蠡台。"古文中的"蠡"字还有旋转的含义，如《荀子·赋篇》之《注》云："是凡言蠡者，皆取旋转之义。"

"蠡"有旋转上升之意，是因为古时"蠡"字与"螺"字相通。如程氏易畴

《通艺录》曰："蠡与螺通。"所以，穴名"蠡沟"，等同于"螺沟"，隐指海螺外壳旋转向上、形似沟状的纹路，即"回道如蠡"所形容的、环绕向上的、状如生长在蠡壳上的沟道。此字义至今仍在使用，如螺旋状上升、螺旋式楼梯。

本穴隶属肝经。肝经的循行路线恰恰自下而上环绕阴器。如《灵枢·经脉》曰："上腘内廉，循股阴，入毛中，环阴器，抵小腹。"如上文所说，肝经的脉气恰有旋转上升之势。再看本穴之主治，"气逆则睾丸卒痛，实则挺长"，以及"疝痛，小腹胀满，暴痛"等，正是足厥阴之经气壅滞不通，不能环绕上升所导致的病症。

由于本穴具有疏导足厥阴经气环绕向上之能，所以古代圣人特将本穴命名为"蠡沟"。

第二种寓意：蠡沟这个穴名隐指的是解剖可见的骨孔。

穴名中的"蠡"字，指的是生活在树干当中，以木质为食的虫子。如《说文》对"蠡"字的解释是："虫啮木中也。"朱子注解《孟子》时亦曰："蠡者，啮木虫。"

穴名中的"沟"字，繁体字写作"溝"。在此隐指已成、构成的含义。

"溝"字，按宋代学者王圣美之"右文说"，应与"構"字之义相同。"構"字，古时有"成"的含义。如《前汉·黥布传》："事已構矣。"这句话的意思是说事情已经成型、成熟。

本穴的位置在胫骨内侧骨面的中央。古人常常将"木"比喻为"骨"。如《周礼·天官·疾医》之《注》曰："木根立地中似骨。"啮木的"蠡"在树干中构成的小洞，酷似人体骨骼上的滋养孔，也就是《黄帝内经》多次提到的"骨孔""骨空"。如《素问·骨空论》曰："两髀骨空，在髀中之阳，臂骨空在臂阳……骱骨空在辅骨之上端……"再如《灵枢·卫气失常》谈到了骨空的作用："骨空之所以受液而益脑髓者也。"《灵枢·五癃津液别》则比较详细地说明了骨孔受液的来源和渗入的过程："五谷之津液，和合而为膏者，内渗入于骨空，补益脑髓。"巧合的是，本穴的主治"背拘急不可俯仰，足胫寒酸，屈伸难"，非常符合《灵枢·五癃津液别》对"腰背痛而胫酸"的病机描述："五谷之津液，和合而为膏者，内渗入于骨空，补益脑髓，而下流于阴股。阴阳不和，则使液溢而下流于阴，髓液皆减而下，下过度则虚，虚故腰背痛而胫酸。"

故"蠡溝"，从字义上来讲可视为"蠡構"，隐指的是"蠡"这种食木的小虫在树木中"構成"的小洞，寓意现代解剖学所说的长骨上的滋养孔。所以说，"蠡溝"的寓意，等同于"骨孔""骨空"。目的是隐指本穴长于治疗"腰背痛而胫酸"的病症，以及"疝痛，睾丸卒痛、挺长"的病症。

六、中都

穴名中的"中"字，指的是中焦。穴名中的"都"字，古有居于、位居的含义。如东方朔《答客难》曰："苏秦张仪，一当万乘之主，而身都卿相之位，泽及后世。"句中的"身都卿相之位"即身居卿相之位。

"中都"二字，倒而言之为"都中"，从字义上来说可视为"居中"。"居中"之义，即位居中焦。穴名隐指的是肝脏位居中焦的解剖事实。

本穴隶属肝经。肝主藏血。细观本穴主治，"妇人崩中"正是经血涌出不止的病症。《诸病源候论》卷三十八曰："崩中者，脏腑伤损，冲脉任脉血气俱虚故也。冲任之脉，为经脉之海，血气之行，外循经络，内荣腑脏。若无伤则腑脏平和而气血调，适经下以时，若劳动过度，致腑脏俱伤，而冲任之气虚，不能约制其经血，故忽然暴下，谓之崩中。"

"崩中"，古时又称为"血崩"。"血崩"二字，形容血量之多，来势之猛；"崩中"二字，则说明了出血的位置以及储血脏器的解剖部位。

"崩"是"崩中"和"血崩"的关键字。"崩"字，在孔颖达所作的《礼记·曲礼》之《疏》中是这样解释的："自上坠下曰崩。"

经血忽然暴下的病位是女子胞。在藏象理论中，肝主藏血，位居下焦；女子胞也位居下焦。如此，从位势上就形不成"崩"的态势，体现不了"忽然暴下，谓之崩中""自上坠下曰崩"的凶险。此时，肝脏的真实解剖位置解决了这个难题。从人体解剖来看，藏血的肝脏本应位居胁肋，与脾脏一起同属中焦，古人出于藏象理论的需要，把肝脏调整到了中医理论人体的下焦（详见《解读中医——让中医融入生活》）。但在命名本穴时，古人为了突出本穴治疗"崩中"之特长，特作权变之法，重提肝脏的解剖位置，让肝在解释"血崩"之证时暂回中焦，继续行使藏血的功能，从而在字义上形成"上"与"下"的态势，以便于后人对"崩"字的联想与理解。

综上所述，"中都"之穴名是"居中"的寓意。古人以肝在解剖上位居中焦的事实来命名本穴，一方面隐指肝脏位居中焦的客观事实，另一方面从文理上将本穴的名称与其所主的"妇人崩中"相互关联，以达到提点本穴主治之目的。

值得注意的是，藏象之肝虽然已被调整到了中医理论人体的下焦，但客观务实、重视穴位之能的古人用婉转而隐晦的语言，通过命名穴位的形式，将肝的真实解剖位置隐晦地记录在了临证治疗当中。可见，肝脏如同脑髓，甚至是如同胰腺、食管、气管等脏器一样，或去或留，或是变换色泽、改变形状与位置，都是为了方便理论推演，方便临证时辨证应用。

七、膝关

穴名中的"关"字，提示的是关节，指的是解决问题的关键。

穴名中的"膝"字，提示膝关节。如《说文》对"膝"字的解释是："胫头卪也。本作厀。"徐锴对此补充解释道："今俗作膝。膝，人之节也。"《释名》则从膝关节的功能层面解释说："膝，伸也，可屈伸也。"细观本穴主治，"风痹，膝内廉痛引髌，不可屈伸"，正是膝关节因病而不可屈伸之症。

本穴长于治疗"膝"的病痛，是恢复"膝"功能的关键点。故"膝关"二字，浓缩了膝之生理功能、病理表现，以及治疗膝病的有效穴位等关键内容，是这三方面知识内容的高度精简版和简写词。

八、曲泉

穴名中的"泉"字，古时的注音字是"全"。所以，按六书法则，"泉"是"全"的假借字，暗示的是完全、全面之义。

穴名中的"曲"字，提示的是屈曲之义。如《正字通》曰："凡曲而不伸者，皆曰屈。"

深受道家思想影响的传统中医理论处处讲求对比。曲与伸，和阴与阳一样，也是一组相对的、质朴的哲学概念。有伸才有屈，有曲才可以言伸。本穴的位置在膝横纹内侧端头，其主治中有"膝关痛，筋挛不可屈伸"之症，故"曲泉"暗隐的是"屈全""伸全"，暗示本穴长于治疗膝关节屈伸不全的病症。

九、阴包

穴名中的"阴"字，提示本穴隶属阴经，位于下肢，且与人身的地部相关。

穴名中的"包"字，隐指的是女子胞和膀胱。此处字义的转换共有三步。

第1步："包"字古时通"胞"。如《通雅》曰："古呼包如孚。胕与胞，桴与枹，莩与苞，浮与抱之类，同原相因，故互通。"

第2步："胞"字，隐指女子胞。属于奇恒之腑的女子胞不仅是藏象理论中以"胞"字命名的脏器，也是位于人身地部的脏器。细观本穴主治之"妇人月水不调"，恰恰是属于女子胞的病症。

第3步："胞"字，隐指膀胱。处于人身地部的膀胱，别名为"尿胞"。如

《备急千金要方》曰："腹中满小便数数起，灸玉泉穴下一寸，名尿胞，一名曲骨端。"可见，腹满小便不畅与"尿胞"之间的关系。细观本穴主治，"小便难，遗溺"，病位恰恰位于自古至今均俗称为尿胞的膀胱府。

故"阴包"二字，提示本穴隶属阴经，位于下肢内侧，长于治疗人身地部女子胞、尿胞的病症。

十、足五里

穴名中的"里"字，有两种含义。

第1种含义："里"字暗示本穴隶属阴经，位置在大腿的内侧。在传统文化的习惯表达中，"里"属阴，在内。足五里位于阴股，即现代所说的大腿内侧。

第2种含义："里"字与足阳明胃经足三里之解相同，隐指的是"寸"。

穴名中的"五"字，提示本穴的位置与数字"五"密切相关。

首先，按《针灸大成》的位置描述，足五里在气冲向下三寸的地方。所以，若要定位足五里，必须首先确定气冲的位置。气冲位于下腹部，隶属足阳明胃经，距前正中线二寸。曲折相加，恰是五寸，故称五里。

其次，从人体的正面看，曲骨穴到膝为十八寸。故"气冲下三寸"，也就是膝上十五寸。在传统文化的多样化表达中，十五寸可看作为"尺五"，或三个五寸，也就是"三五"。

由此可见，"五"在上述各种说法中，均是需要强调和突出的数字。故"五里"二字，意在暗示本穴隶属阴经，位于股之内侧，距正中线曲折五寸，或距膝十五寸的地方。

十一、阴廉

穴名中的"廉"字，是清廉、廉洁之义。如《玉篇》对"廉"字的解释是："清也。"穴名中的"阴"字，不仅提示本穴隶属阴经，位于下肢，还特指妇人。

男为阳，女为阴。细观阴廉穴之主治，只"主妇人绝产"一条。古时文人非常婉转地把夫妻无子称作膝下清冷。故"阴廉"穴名中的"阴"字，有特指妇人不孕的含义。

此外，穴名中的"阴"字提示的是阴器，"廉"为旁边、边侧之义（详见手阳明大肠经上廉、下廉之解）。故"阴廉"二字，提示本穴的位置在阴器之旁。

故"阴廉"二字，不仅有妇人膝下无子的隐喻；同时还提示了本穴的位置。

十二、章门

穴名中的"门"字，是一个区域，或一个阶段的标志；预示着下一阶段，也就是下一个循环的开始。

穴名中的"章"字，隐含着"十"与"十二"两个不同的数字概念，隐指十二经以及五脏中的气血已经完成了一个循环。

"章"字，在古代声乐中，代表已经完成了一个乐章。如《说文》对"章"字的解释是："乐竟为一章。从音，从十。十，数之终也。"

章门的位置非常特殊。论其位置，章门是足厥阴肝经的第十二个穴位；论其经络所属，章门隶属的足厥阴肝经则是手足十二正经子午流注的最后一条经脉，数字亦为十二。

十二经之源是脏腑，脏腑则以五脏为本。十二经流注一周则意味着五脏的气血循环完成了一个周期。五脏各有阴阳，阴阳相合，其数恰恰为"十"。

故"章门"二字，提示五脏十二经中的气血，流至本穴已经完成了一周的循环，并且已经准备好开始下一周期的循环。

十三、期门

期门是肝经在体表循行线路上的最后一个穴位，同时也是手足十二经气血流注一周的最后一个穴位。

期门穴名中的"门"字，是一个区域或一个阶段结束，下一个阶段开始的标志。

穴名中的"期"字，有两种含义。

第1种含义："期"字提示的是期间，隐指的是有规律可循、特征相似的一段时间。如《灵枢·五变》："余闻百疾之始期也，必生于风雨寒暑，循毫毛而入腠理。"再如，现代常用词汇，学期、暑期。

第2种含义："期"字古时还特指一个循环或一个周期已经结束，下一个周期或循环即将开始。如《墨子·兼爱中》："昔者楚灵王好士细腰，故灵王之臣，皆以一饭为节，胁息然后带，扶墙然后起。比期年，朝有黧黑之色。"句中的"期年"，即一周年之义。

十二经之气血始自云门，运行至此，恰好完成了一个循环，即将开始下一个新的循环。正如金元时期窦汉卿《标幽赋》中所说的：经络"原夫起自中焦，水初下漏，太阴为始，至厥阴而方终，穴出云门，抵期门而最后。"

期门穴位于十二经的最后一经、最后一穴。《素问·天元纪大论》和《六节藏象论》说过同样一句话："五运相袭而皆治之，终期之日，周而复始。"五运即五行，五行即五脏。五脏是手足十二经脉之根。人身十二条经脉之气血，起始于手太阴肺经，依次流经手阳明大肠经等等经脉，及至运行到足厥阴肝经的期门穴，恰好完成了一个周期的循环。其后，经中的气血再度由古时的云门出发，复从肺经开始，进入下一个周期的循环。如是，十二经脉气血的流注，才能周而复始，如环无端。

故"期门"二字，一是暗示十二经脉的气血，如同四时季节一样循行往复如环无端。二是提示本穴是手足十二经之气血完成一个循环，准备进入下一个循环的特殊穴点。

第十四章 任脉

一、会阴

会阴穴的独特之处在于，其位置恰恰处在前、后阴的会合处，故其穴名提示的是本穴的位置。

二、曲骨

穴名中的"骨"字，指的是小腹最下端的横骨，也就是现代所称的耻骨。

小腹最下端的横骨，是一个明显的、体表可寻可见的骨性标志，故常常用于定位。如《针灸大成》对此穴位置的描述："横骨上，中极下一寸，毛际陷中，动脉应手。"再如《素问·气府》中对任脉的记载："任脉之气所发者……鸠尾下三寸，胃脘五寸，胃脘以下至横骨六寸半一，腹脉法也。"

穴名中的"曲"字，古时有亏、错之义。如《史记·廉颇蔺相如传》："赵予璧而秦不予赵城，曲在秦。"

古代圣人将"曲"与"骨"相连，暗示的是其错在骨，暗指的是其错在肾。骨为肾所主，细观本穴主治，"失精，小便淋涩不通，五脏虚弱，虚乏冷极"，正是病位在肾的病症。

故"曲骨"二字，一是提示本穴的位置与骨有关；二是暗示本穴长于治疗病位在肾的病症。

三、中极

本穴名有两层含义。

第一层含义：与任脉的起始之处有关。

《难经·第二十八难》《素问·骨空论》都明确地、一字不差地说道："任脉者，起于中极之下，以上毛际……"

然参考《难经·第二十八难》关于督脉的起始"督脉者，起于下极之俞，并于脊里……"，再根据"阴阳互根""同根同源"的原则参看分别位于前后正中线的任督二脉，就可发现任脉起源之处的"中极之下"理应等同于督脉的起始之处"下极之俞"。

从中极的古文字义来说，穴名的"中"字，隐指的是"终"，暗喻的也是下极。此处的字义转换共有三个步骤。

第1步：本穴名称的"中"字，古时有"冬"的含义。如《礼记·乡饮酒义》曰："冬之为言中也。中者，藏也。"

第2步："冬"字，为"终"之义。如《前汉·律历志》曰："冬，终也。"

第3步："终"是一个整体的末端或结尾。

所以说，"中极"从字义上来讲等同于"终极"。人体躯干之终极，就是下极、阴窍。细观本穴主治，"阴汗水肿，小便频数，失精绝子，妇人产后恶露不行，胎衣不下，月事不调，子门肿痛不端，阴痒而热，阴痛，转脬不得尿"，正是病位在人身下极之阴部、阴窍的病症。

第二层含义：穴名隐指的是"人"，暗喻的是心。

古人将"下极"变更为字义相通的"中极"，有三种含义。

其一，暗示人之整体。人，直立于天地之间，位于两极之中，处于四时的变化之中。

其二，暗合位于中医理论人体中部之中的"心"。

其三，隐指本穴的主治，"时上冲心，贲豚抢心"的所冲、所抢之处。

可见，"中极"隐指的是本穴长于治疗人身地部之极，即阴部、阴窍的病症，以及"冷气积聚时上冲心、贲豚抢心"的病症。

四、关元

本穴之名，隐含有两层寓意。

第一层含义：关元隐指闭关锁元之寓意。暗示本穴长于闭关锁元，治疗"失精"之症。

穴名中的"关"字，提示关闭。

穴名中的"元"字，提示的是元气。元气是人之根本。如《春秋繁露·重政》曰："元者，为万物之本。"《论衡·辩祟》亦曰："人，物也。万物之中有智慧者也。其受命于天，禀气于元，与物无异。"细观本穴主治，"失精白浊"，正是真元不固，元气失守的病症。

第二层含义：提示开合有时、珍精惜元的养生理念。

"元"字，为元气、本原之义，隐指先天之精。古时"元""原"二字相通。关元位于小腹，小腹属于下焦，下焦为肾的居处，肾藏先天之精，是生命之本原。如《难经·第六十六难》："脐下肾间动气者，人之生命也，十二经之根本也，故名曰原。"

"关"字，古时还有适时开合的含义。古人在边境上设立关口，一为设防，二为适时通商。如《韵会》对"关"字的解释是："关，所以闭也。"冬季，万物归藏，所以古时之边关，以顺应天时的名义，施行的是适时开合，冬季闭关的管理制度。如《易经》曰："先王以至日闭关，商旅不行，后不省方。"

"人法地，地法天"。人为万物之灵，是万物之中唯一能够开天辟地，改造自然的生灵，也是万物之中唯一知晓养生之理的生灵。顺应天地以养气，顺应四气以调神，适时开合以保精存元，是《黄帝内经》所倡导的养生之道。细观本穴主治，恰恰多为开合不时，损元伤气、肾精失守，肾阳不足、肾关不固所导致的病症。

故"关元"二字，一是提示本穴是先天之精、人身真元之气的所藏之处，是养生保元的关键穴位之一。二是暗示本穴长于治疗元气已伤，肾精不固的病证。

五、石门

缺如。

六、气海

在传统文化中，尤其是在中医、养生、道家、武术、气功，以及与之相关的各种行业中，气海，俨然成为了一个专有名词，一种无须解释的概念。

在中医范畴里，"气海"有三种含义。一是指穴位，即位于脐下的"元气之海"；二是指位于胸中的"宗气之海"；三是《黄帝内经》所设立的人身四海之一。

作为穴名，"气海"隐指的是元气之海。穴名中的"海"字，为汇聚、广大、量多之义。穴名中的"气"字，指的是人身元气。

元气是自然万物的初始状态。如《帝王世纪》曰："元气始萌，谓之太初。"古人称太极为太初。故元气是人与生俱来的先天之气。《春秋繁露·重政》曰：

《春秋》变一谓之元，元犹原也……元者为万物之本，而人之元在焉。"正如句中之所说，"元犹原也"，原为本原，为脏腑的原始之气，也就是传统中医常常提到的元气、真气。细观本穴主治，"脏虚气惫，真气不足"，正是元气不足的表现。

《灵枢·玉版》曰："海之所行云气者，天下也。"天下，即人身之九州也。由于本穴长于培补元气，能使元气因此得以充沛遍布周身，所以古人特以"气海"二字命名之。

七、阴交

阴交穴名中的"阴"字，为阴阳之"阴"。穴名中的"交"字，为交会之义。

本穴的位置在脐下1寸之处。此处不仅是人身地部的开始、人身上部之阳与下部之阴的交会处，还是任脉、少阴、冲脉三条阴经的交会点。

故"阴交"二字，提示本穴隶属阴经，位于人身之地部，且正处于三条阴经相交、人身上部之气与人身下部之气相交的位置。

八、神阙

古籍对本穴的位置描述是"当脐中"。遍观周身所有的穴位，神阙是唯一与上代母体有血肉联系的穴位。

穴名中的"神"字，指的是两精相搏、新生命开始之神，以及胎儿在母体中悄然成长的神奇过程。

"神"，首先指的是来自于父母的先天之精，寓意的是个体生命的起点。如《灵枢·本神》曰："故生之来谓之精，两精相搏谓之神。"

"神"，其次还隐指天神。如《说文》对"神"字的解释是："神，天神，引出万物者也。"故穴名中的"神"字，隐指的是在父母之精相合的那一刻，造就新生命、引出新个体的天神（天神之义，详见足少阳胆经本神穴之解）。新的个体生命在母体之中，犹如万物在大地母亲的怀抱中神奇地生长。胎儿在母体中悄然、神奇地成长，犹如荀子在《天论篇》中所言的"天神"之功："万物各得其和以生，各得其养以成，不见其事而见其功，夫是之谓神。皆知其所以成，莫知其无形，夫是之谓天。"

可见，在"神阙"这个穴名中，古人只用了一个"神"字，便隐含、概括了新生命的开始，直至成形、诞生的整个过程。

神阙穴名中的"阙"字，暗含两层含义。

其一，"阙"字指的是通道，暗喻的是脐带。如《说文》对"阙"的解释是："门观也。"徐锴对此补充道："中央阙而为道，故谓之阙。"阙是古代的边界标志，是连接两个不同区域的交通要道和交界点。在古代哲人眼中，万物一理。亲代与子代亦应分属为不同的区域。在这两个不同的生命区域当中，唯有脐带是连接上代母体与子代胎儿的通道。剪断脐带以后形成的脐，则是子代与亲代血肉相连的标志。故神阙的"阙"，指的是连接胎儿与母体之间的纽带，输送气血的通道——脐带。

其二，"阙"字在古文中还有缺如的意思。如《列子·汤问》云："昔者女娲氏炼五色石以补阙。"说的是女娲炼石以补苍天之缺的故事。胎儿成长于母体，十月怀胎，瓜熟蒂落之后，脐带剪断，伤口愈合，于是乎在婴儿平坦、光滑的腹部形成了一个明显的凹陷区域，也就是"阙"。

故"神阙"这个穴名所暗示的，是新生命的开始、成长、与母体的血气连接，以及新生命脱离母体独立于世之后所遗留的与上一代母体血肉相连的生命印记。

九、水分

水分穴位于藏象理论所规定的，只属于中医理论人体而非人体实际解剖所说的小肠下口、膀胱上口。如《针灸大成》对本穴的名称解释道："穴当小肠下口。至是而泌别清浊，水液入膀胱，渣滓入大肠，故曰水分。"句中"小肠下口"与"泌别清浊"的关系，显然是藏象理论的内容，而非实体解剖与生理。古代中医对小肠下口与膀胱关系的了解，可参阅《针灸大成》之《脏腑之图》。

极具抽象含义的藏象理论是脏腑之间功能联系的投影。穴名则是穴之位、穴之能的高度概括。细观本穴主治，"水病，腹坚肿如鼓"，正是清浊不分，水液蓄留于体内的病症。

"水分"，倒而言之是"分水"，寓意本穴能够分清降浊，能使体内蓄留的水液分而出之，故尔长于治疗水病。也正是因为如此，所以《针灸大成》特在本穴条下记载道：本穴"一名分水"。

故"水分"二字，一是提示本穴在藏象理论中的特殊位置；二是暗示本穴长于治疗腹坚肿如鼓的水病。所以说，水分这个穴名是古人以穴之所能、穴之理论位置来命名穴位的典范之作。

十、下脘

下脘穴名隐含两层寓意：

第一层寓意：与本穴的位置有关。

本穴是三个"脘"字穴中位置最低的穴位，故名之曰下脘。

第二层寓意：暗示本穴与胃之下口有关。

穴名中的"脘"字，指的是胃腑。如《说文》对"脘"字的解释是"胃府"。《正字通》对"脘"字的解释更加明确："胃之受水谷者曰脘。"《正字通》还进一步明确说道："脐上五寸为上脘。脐上四寸，即胃之幕为中脘。脐上二寸，当胃下口为下脘。"

下脘穴名中的"下"字，特指本穴的位置，位于胃的下口。

胃的下口即小肠的上口。如《针灸大成》曰："穴当胃下口，小肠上口，水谷于是人焉。"这就是说，在正常的情况下，水谷应由此处由胃向下传送进入小肠。然细观本穴主治，"不嗜食，胃胀，翻胃"，正是胃中的水谷不能顺利下降进入小肠所引发的病症。

故"下脘"二字，一是提示本穴位于胃之下口，是三个"脘"字穴中位置最低的穴位；二是暗示本穴长于治疗胃之下口的病症。

十一、建里

缺如。

十二、中脘

中脘，是三个以"脘"字命名的穴位之一。这三个"脘"字穴同属任脉，均位于上腹。本穴不仅位处上脘、下脘之间，关键是位居"心蔽骨与脐之中"，所以古人特将本穴命名为中脘。

中脘穴名中的"脘"字，与下脘的含义相同，指的是胃腑。穴名之"中"字，不仅有中间的含义，还与"外"字相对，有在内、在里的寓意。故"中脘"，倒而言之是"脘中"，暗含"胃腑之中"的寓意。细观本穴主治，"饮食不进，翻胃，五膈，气心疼"，正是胃腑之中的病症。

故"中脘"二字，提示本穴位于上、下脘之间；位居"心蔽骨"（现代所称的剑突）与神阙穴连线之中点；长于治疗胃腑的病症。

此外，中脘穴还有个别名，太仓。太仓不仅是中脘穴的别名，还是江苏省苏州市下属的一个县级市的名称。太仓市是因春秋时期的吴王在此修建粮仓而得名。

值得注意的是，胃为水谷之海，胃在《黄帝内经》之中亦称为太仓。如《灵枢·胀论》曰："膻中者，心主之宫城也。胃者，太仓也。"故太仓这个别名提示，本穴长于治疗胃腑的病症。

十三、上脘

本穴是三个"脘"字穴当中位置最高的穴位，故名曰上脘。穴名中的"上"字，指的是上部。"脘"字，除与下脘的含义相同，提示"胃腑"之外，还隐指食管。

"脘"字，古时的注音为"管。"故按六书法则，"脘"与"管"可以形成假借。故"上脘"等同于"上管"，隐含"胃上之管"的寓意，也就是现在所称的食管。

食管在藏象理论中虽然没有被提及，但成书于明代的《针灸大成》"胃腑图"，却清晰地画有细长的食脘（食管、气管等脏器在藏象理论中缺失的原因，请详见《解读中医——让中医融入生活》）。

细观本穴主治，"翻胃呕吐食不下，痰多吐涎，霍乱吐利，时呕血，虚劳吐血"，均为胃气上逆，胃失和降之证，也就是有形之物通过食管呕、吐的病症。

故"上脘"二字，不仅是指胃的上部，还指食脘，也就是现代所称的食管。同时，"上脘"还提示本穴长于治疗胃失和降、胃气上逆所导致的病症。

十四、巨阙

本穴的位置在胸骨下方，鸠尾下一寸。鸠尾骨即现代所称的剑突（详见鸠尾穴之解）。与现代解剖学对剑突的命名一样，巨阙穴的名称也与剑有关。名为巨阙的这把古剑，是一把历史上非常著名的、特殊的宝剑。据《越绝书》所载，以巨阙命名的宝剑，其主人是卧薪尝胆的主角，春秋战国时期的越王勾践。

巨阙穴名中的"巨"字，指的是"大"。如《玉篇》对"巨"字的解释："大也。"

穴名中的"阙"字，暗含有两种寓意。

第1种寓意："阙"在典型的古建筑中，属于一个区域的标志性入口。如《广韵》对"阙"字的解释："阙在门两旁，中央阙然为道也。"《说文》对"阙"的解释是："门观也。"徐锴对此补充道："中央阙而为道，故谓之阙。"

古代大型公共建筑群的入口，常常建有标志性的"阙"。"阙"的两侧建有对称的观楼，中间是宽敞的道路，特不设门，以示通达。

第 2 种寓意："阙"字在古文中还有缺失的意思。如《列子·汤问》云："昔者女娲氏炼五色石以补阙。"说的是上古女神女娲炼石以补苍天之缺的故事。

法象天地、中取人事是传统医学知识好记易懂的关键所在。巨阙穴所在的位置，两侧高于腹部的肋骨，正像古代的观楼，中间平坦的腹部正符合"中央阙而为道"之象。腹部中央，隐指的是气街，暗喻的是腹气有街，胸气有街，头气有街的藏象深义。上腹两肋中间的"阙"，也就是两侧肋骨下端之间的空缺，相对于腹部而言，不可谓不大，不可谓不巨。

故"巨阙"二字，其一，暗示本穴的位置在两侧肋骨中间的巨型缺口之中；其二，巨阙穴之上，两侧肋骨中间的胸骨正像是古时名为"巨阙"的宝剑。

十五、鸠尾

鸠尾不仅是穴名，还是《黄帝内经》用来定位的骨名。如《灵枢·骨度》曰："髑骭以下至天枢长八寸。"《黄帝内经灵枢注证发微·骨度》之注，对髑骭的注释非常明确："髑骭，骨名，一名尾翳，一名鸠尾，蔽骨之端。"

鸠尾骨名称的来历，正如《针灸大成》之所言："曰鸠尾者，言其骨垂下如鸠尾形。"可见，鸠尾骨之命名，与其骨的形状有关。因中西文化的差异，此骨在现代医学中称之为剑突。

故鸠尾穴其名的由来，如同腕骨穴、完骨穴等穴位一样，取自于其穴所临近的骨名。

十六、中庭

穴名之"中"字，指的是身体正中。在藏象理论中，位居中医理论人体正中的，是五脏六腑之大主、形体之君，心脏（详见《解读中医——让中医融入生活》）。

穴名中的"庭"字，与督脉神庭的含义相同，指的是朝廷。现代古装戏中还常常出现"庭争""庭议"等等表示宫廷权力之争的场景。位居"庭之中心"、被群臣簇拥尊捧的，自然是人间的帝王、国中的君主。

本穴的位置在胸骨体下缘。胸骨后面的胸腔，正是心君的居所。本穴所隶属的任脉自下而上，沿着人体的前正中线循行。中庭之下的巨阙穴，象征紫禁城前中轴线上的大道，中庭则犹如紫禁城前半部分的办公区域，是朝廷重臣参见君主，参政议政的地方。故"中庭"二字，提示本穴是人君视政、管理天下九州的地方。

值得注意的是，任脉之中庭、膻中、玉堂、紫宫四穴，寓意均与五脏六腑之大主——心君有关。此四穴高居胸前之正中线，体现的是中国文化之心、中国古代哲学之心、藏象理论之心在中医理论人体之正中的崇高地位。同时也表明，穴位名称的整体设计与中国传统文化的高度一致性与不可割裂性。

十七、膻中

膻中不仅是穴名，还是《黄帝内经》中所提到的人体器官名称。如《灵枢·胀论》曰："夫胸腹者，脏腑之郭也。膻中者心主之宫城也。"《素问·灵兰秘典论》曰："膻中者，臣使之官，喜乐出焉。"可见，膻中，是"臣使之官""心主之宫城"，是主管喜乐的脏腑器官。

穴名之"中"字，暗示的是"内"。如《说文》对"中"字的解释："中，内也。"

穴名中的"膻"字，隐指的是古代的祭祀性建筑，坛。暗隐的则是心包络。

按宋代王圣美之右文说，"膻"字，其字义在于右侧的"亶"。值得注意的是，在《巢氏病源补养宜导法》《备急千金要方》《外台秘要》等古医籍中，本穴的名称恰恰写作"亶中"。

"亶"字的小篆是"亶"，字形酷似古代专门用于供奉神灵，举行祭祀仪式的坛。比如现存于北京的著名古建筑天坛。

以法天则地的眼光观之，在祭祀用的古建筑"亶"中，供奉的是神灵；在"心主之宫城""臣使之官"的膻中，居住的是心君。"亶"内藏的是人们供奉的神灵，"心主之宫城"内藏的则是主管神明的形体之君。所以说，膻中，这个主管喜乐的"臣使之官"，就是归属于六腑的心包。

故"膻中"二字，隐指的是"臣使之官""心主之宫城"——心包络。

十八、玉堂

玉堂，不仅是穴名，也是古代皇帝所居住的宫殿代称。如《韩非子·守道》曰："人主甘服于玉堂之中。"可见玉堂与人君之间的关系。

穴名中的"玉"字，隐指"王"。上古之时并无"玉"字，"玉"在上古文字的写法中几乎等同于"王"，二者只是中间横划的位置略有区别。如《六书精蕴》："帝王之王，一贯三为义，三者天地人也。中划近上，王者法天也。珠玉之王，三划相均，象连贯形。俗书不知帝王字中划近上之义，加点于旁以别之。"

故"玉堂"，以上古文字的写法，可看作是"王堂"。本穴以此为名，寓意本穴的所居之处是帝王之堂，人君之堂。

本穴的位置在胸前正中。中国的传统文化之心，哲学之心，藏象理论之心，正是位于中医理论人体的中心位置，胸部的正中。与心君同居于胸中的是被藏象理论称之为相傅之官的肺脏。细观本穴主治，"胸膺疼痛，心烦咳逆，上气，胸满不得息，喘息"，正是属于心肺的病症。

故"玉堂"二字，提示本穴犹如帝王之玉堂，位居前胸的正中，且长于治疗心君及其相傅之官的病症。

十九、紫宫

紫宫在古代传统文化中具有非常重要的地位。在传统文化的习惯表达中，紫宫与天、天子、帝王有关。紫宫在古代星象家眼中是天的最高之处；在古代神话传说中是天帝居住的宫殿；在人间是帝王的象征。如《文选·左思〈咏史〉之五》歌曰："列宅紫宫里，飞宇若云浮。"李周翰《注》："紫宫，天子所居处。"可见在传统文化中"紫宫"与帝王之间的关系。

紫宫穴的穴名寓意的是：本穴是人身之帝王，心君的居处。紫宫穴高居于华盖穴之下，非常符合《宋史·天文志》所记载的古代星象："华盖七星杠九星如盖，有柄下垂，以复大帝之座也。"

紫宫穴、华盖穴的设立，是善假于物的古代圣人，巧妙地将古代天文现象、人间的帝王与相傅之官的关系，套用在穴位的位置和功用上；是使心肺关系形象地、有机地、紧密地联系在一起的样板之作；是《黄帝内经》"易用难忘"之最高要求在穴位命名中的具体体现。

二十、华盖

华盖不仅是穴名、肺的别称，也是中国古代星宿的名称。如《宋史·天文志》记载："华盖七星杠九星如盖，有柄下垂，以复大帝之座也。在紫微宫临勾陈之上。"这就是说，在中国古代天文学的范畴里，华盖星官，属于紫微垣，其星群的形状就像是一把大伞，遮盖于帝王居住的紫微宫殿上。

在人体的五脏六腑之中，肺的形状恰恰像一把大伞，不仅把"心"，这位形体之君遮盖得严严实实，而且因其位置居高，从而也把五脏六腑一起遮盖起来了。所以，《素问·痿论》形象地说道："肺者，脏之长也，为心之盖也。"《灵枢·九针论》则简而言之："肺者，五脏六腑之盖也。"细观本穴主治，"喘急上气，咳逆哮嗽，胸胁支满痛"，恰恰是属肺气壅塞，不能肃降所导致的病症。

故"华盖"二字，一是提示本穴的位置之高，二是暗示本穴长于治疗病位在肺的病症。

二十一、璇玑

璇玑在中国传统文化，尤其是在古代天文星象中具有非常重要的象征意义。

璇玑是古代星宿北斗七星中的两颗星星，在古代文学作品中常常代表北斗，隐喻季节的转换。如《楚辞·九思·怨上》："谣吟兮中野，上察兮璇玑。"

璇玑还与古代观测天文所用的仪器有关。古代天文学家观测天象所使用的仪器名为浑天仪，浑天仪上能够旋转的部分被称为璇玑。璇玑不仅能够转动，还能标识浑天仪上的二十四节气和二十八宿。有时，为了称述上的高雅和方便，璇玑也用来代指整个浑天仪。

在古代哲人的眼中，人身如器，盛载着气血与阴阳。藏象理论上比拟于天文，中取之于人事。故人身气血之传输，四时阴阳变换之道理，莫不类似于天地之间的自然之理。古代先哲用璇玑命名本穴，即是以璇玑寓意阴阳、气血之运转；以璇玑寓意人与四时之相应，经脉一日四时之循行；寓意居于天地之间的人，其所固有的生、长、壮、老、已之人生历程。

此外，璇玑还有暗隐气机升降的寓意。如《周易参同契》曰："循据璇玑，升降上下。"细观本穴主治，"胸胁支满痛，咳逆上气，喉鸣喘不能言，喉痹咽痛，水浆不下，胃中有积"，均为气机升降失常所导致的危重病症。此种状况正是患者生命处于生死转枢的瞬间，生命的存在与否也恰恰犹如璇玑的阴阳转换。

值得注意的是，本穴与足阳明胃经气户，足少阴肾经俞府的位置相平（详见两穴名称之解）。所以说，"璇玑"作为穴名，一是提示本穴主治之危重；二是与气户穴、俞府穴一起，提示人的生命过程，即是阳之气与阴之精在人身之内的升降、转输、运转的全过程。

二十二、天突

本穴是《黄帝内经》明确记载的，有隶属、有位置、有证治的穴位之一。如《灵枢·本输》曰："缺盆之中，任脉也，名曰天突。"《素问·骨空论》曰："其上气有音者，治其喉中央，在缺盆中者。"

穴名中的"突"字，指的是灶突，即旧时炉灶上导烟通气所用的烟囱。如《前汉·霍光传》曰："其灶直突。"人的颈部圆、直，犹如古时的灶突一般直立在双肩之上。细观本穴主治，"咽肿咽冷，声破，喉中生疮，喉猜猜咯脓血，喑不能言"，病位恰恰位于外形类似于"灶突"的颈部。

穴名中的"天"字，首先提示的是肺；其次提示的是本穴的位置。本穴位于缺盆之中。缺盆则是人身中部之天。细观本穴主治，"上气咳逆，气暴喘，哮喘，喉中翕翕如水鸡声，胸中气梗梗"等恰恰均为肺通天气不利的病症。

故"天突"二字，一是提示本穴位于人身中部之天，在类似于烟囱的颈部；二是提示本穴长于治疗气机壅塞，肺通天气不畅所导致的病症。

二十三、廉泉

穴名中的"泉"字，提示的是流水，隐喻的是流出不止的口水。穴名中的"廉"字，古时有收敛的含义。如《释名》对"廉"字的解释是："敛也，自检敛也。"细观本穴主治，"舌纵涎出"，正是口中的水液流出不停的病症。故"廉泉"二字，提示本穴长于收敛口水，治疗流涎。

二十四、承浆

穴名中的"承"字，与足阳明胃经承泣穴之解相同，为承载、承受之义。

穴名中的"浆"字，指日常饮食中的水浆之物。如《礼记·檀弓上》："故君子之持亲之丧也，水浆不入于口者三日，杖，而后能起。"

本穴长于治疗"偏风，半身不遂"所引起的"口眼㖞斜"之症，即口唇闭合不紧，饮水时漏的状况。由于本穴长于治疗饮水时漏的病症，其功能如同承载、托举了下漏的水浆，所以古人特将本穴命名为"承浆"。

第十五章　督脉

一、长强

本穴的位置在脊柱之末，尾骨之端，是督脉的起始穴。督脉的循行线路是沿脊柱而上行，故从某种意义上来说，长强穴也可以视作是脊柱的起始点。

穴名中的"长"字，古时有"大"的含义。如传统习惯所称的"长子"，就是家中年龄最大的男孩。

穴名中的"强"字，暗示的是弓，隐指的是能够正常使用的、有张力的弓。此处的字义转换共有两个步骤。

第1步：古时"强"字的注音是"彊"。故按六书法则，"强"与"彊"字假借相通。

第2步："彊"古时指的就是有张力的"弓"。如《说文》对"彊"字的解释是："弓有力也。"

故"长强"寓意的是"大而有力的弓"。俗话说"站如松，卧如弓。"当人侧卧的时候，身体的大致轮廓颇似一张大弓。健康人的脊柱，也恰似"有力的大弓"一样，具有良好的弹性和张力。

长强位于脊骶之末，是督脉的起始穴。古人在沿脊柱上行的督脉上，尾设长强、头设强间，其用意正是暗示人体侧卧形似长弓的正常形态。细观本穴主治之"腰脊痛"，正是脊柱的病症。

值得注意的是，古代医籍明确地记载了督脉与脊强之间的联系。如《难经·第二十九难》曰："督之为病，脊强而厥。"《素问·骨空论》亦曰："督脉为病，脊强反折。"故"长强"这个穴名，隐指的正是脊柱——人身的这张大弓。

二、腰俞

腰俞穴，旧写作腰腧。穴名中的"腧"字，是孔、穴之义。按《黄帝内经灵枢注证发微·本腧》的题下注，"腧"与"俞"的字义相同（参见手太阳小肠经臑俞穴之解）。故穴名中的"腧"字，指的是孔穴。

穴名中的"腰"字，指的是人体腰部。细观本穴主治，"腰胯腰脊痛，不得俯仰，足痹不仁"，正是病位在腰的病症。

故"腰腧"二字，提示本穴长于治疗腰部的病症。

三、腰阳关

阳关不仅是穴名，还是古代的边关要冲。阳关在古代历史上是通往西域的门户，是丝绸之路上的关隘要道。故阳关一词常常出现在古代的文学作品中。如唐代耿湋的《横吹曲辞·出塞》歌曰："绝漠秋山在，阳关旧路通。"

作为经穴的阳关共有两个，一个是位于腰部的本穴，另一个则隶属于足少阳胆经，位于膝部。后世为示区别，特以腰阳关、膝阳关分而别之。

腰阳关隶属督脉，督脉为阳气之海。故穴名中的"阳"字，提示本穴居于腰背之阳，隶属阳经。腰阳关穴名中的"关"字，首先指的是"界上之门"，如《周礼·司关》之《注》曰："关，界上之门也。"其次指的是可以打开的通路。如《集韵》对"关"的解释是："通也。"

《灵枢·阴阳系日月》曰："腰以上者为阳，腰以下者为阴。"可见腰部是人身上部属阳之地的边界。腰阳关穴的位置处在腰部的正中，恰恰处在人身上部之阳、下部之阴的交界处。腰阳关穴所属的督脉，又恰恰犹如阳关大道般地沿着人身后侧的正中线，直穿腰部而过。所以古人特以"阳关"二字来命名隶属督脉、位于腰部的这个关键穴位。

细观本穴主治，"膝外不可屈伸，风痹不仁，筋挛不行"，正是属于风寒侵络，人身上部的阳气不能畅通，经中的气血如有关隔阻碍，不能流通的病症。故"阳关"二字，一是提示本穴隶属阳经；二是提示本穴长于通阳活络、疏通经气，治疗风痹。

四、命门

在中医范畴中，命门不仅是穴位的名称，还是人的双目、右肾的代名词。如《灵枢·根结》曰："太阳根于至阴，结于命门，命门者，目也。"《难经·第三十六难》则曰："肾两者，非皆肾也；其左者为肾，右者为命门。命门者，诸神精之所舍，原气之所系也；男子以藏精，女子以系胞。故知肾有一也。"

作为穴位的命门穴，位于两肾之间，肾藏先天之精；本穴隶属督脉，督脉为阳气之海，贯脊属肾。由此可见命门穴与督脉与两肾之间的紧密关系。

穴名中的"门"字，具有出入之门、关键之处的寓意。

穴名中的"命"字，指的是人的生命。如荀子在《宥坐篇》中所说的："死生者，命也。"

古人将"命""门"二字相连，暗示的不仅是作为个体生命的生与死，还寓意着生与死的哲学概念，以及生命之所以存在的藏象本质。"命门"的这些隐喻，基于以下三点理由。

首先，命门穴居于两肾之间。肾所藏的先天之精，是新生命开始的基础物质。

其次，命门穴与脐相对，脐带对于胎儿来说，是维系生命的纽带，是胎儿的生死之门。

最后，双目对于一个存活着的生命个体来说，是生命存在与否的标志。人死目闭，阳气离体而去，故尔《灵枢》曰："命门者，目也。"

细观本穴主治，"头痛如破，身热如火，汗不出，寒热疟疾，骨蒸五脏热，小儿发痫，张口摇头，身反折角弓"，皆为关乎生命存亡的重症、危症。上述病症倘若失治，神将离舍而去。人死目闭，则命休矣。

故"命门"二字，一是提示本穴的位置在两肾（左右肾俞）之间，与脐（生命的纽带）相对；二是提示本穴与生命之初始，"原气之所系"有关；三是警示本穴所主之症皆为关乎生死的危重之症。所以"命门"二字，隐含了"生命出入之门"的深意。

五、悬枢

悬枢这个穴名，暗含有两层寓意。

第一层含义："悬枢"二字所暗隐的是，督脉所代指的脊髓，在本穴之处变换成了"一束细丝"。

穴名中的"悬"字，是"玄"的假借字，隐指一束悬挂着的细丝。此处字义的转换共有两个步骤。

第1步："玄"字，古代注音为"悬"，根据同音假借的六书原则，两字可以假借。另外，据考证"玄"是"悬"的古字。"玄"字的小篆写作"⚇"，刻画的是一束悬挂着的细丝，上为悬挂之处，下部是丝。巧合的是，悬枢穴位于第一腰椎与第二腰椎之间，这里是脊髓的末端，脊髓恰恰是在这里结束，在这里续之以马尾状的细丝，即现代所称的"马尾神经"。

第2步："悬"字本身还有悬挂、悬系之义。从脊髓的角度来看，马尾神经正像一束细丝般地悬挂在脊髓的末端。

穴名中的"枢"字，为转枢之义。悬枢穴位于腰部，是《灵枢》"腰以上为天，腰以下为地"的转枢之处，也是脊髓终止、马尾神经开始的转枢之处。

第二层含义：悬枢这个穴名，暗隐了脊髓是人身"制动之主"的寓意。

穴名中的"悬"字，隐指的是"玄"字，暗喻的是中医理论人体的天部，也就是脑髓。如《易·坤卦》曰："天玄而地黄。"其《疏》解释曰："玄，天色。"

穴名中的"枢"字，古时有枢要、中枢、枢机之义。古人曰："制动之主曰枢机。"《荀子·富国篇》曰："人君者，所以管分之枢要也。"《淮南子·原道训》则曰："经营四隅，还反于枢。"可见，"枢"字古时有"制动之主"、人君管分、经营四方、然后还返的含义。

本穴隶属督脉，督脉"贯脊属肾"，是为阳气之海，是脊髓功能的代言者。脑为髓之海。脑髓藏于人身上部之天（参考《解读中医——让中医融入生活》），是神、灵的居处（详见神庭穴、承灵穴之解）。从生物进化的角度来说，大脑是脊髓上端的膨起；从脑、脊髓的外观来看，脊髓可以看作是大脑的延续。在藏象理论中，唯一与脑髓无缝连接的骨髓是脊髓。巧合的是，本穴所在的位置恰恰是处于脊髓末端。所以说，脑脊髓不仅是人体的中枢神经系统，也是中医理论人体实现人君分管、经营四方的基础物质，相当于人身的"制动之主"，是人身的实际管理者，是被古人刻意隐藏的、真正的、人身之天子（详见正营穴之解）。

故"悬枢"二字，一是隐指脑脊髓是人身的"制动之主"，髓海是实际意义上的人身管理者。二是暗示脊髓在本穴之处转换为"一束细丝"，即马尾神经。

值得注意的是，藏象理论所说骨髓，凡指由骨包裹着的如"髓"之物，内容包括了现代所称的脊髓、大脑，和现代医学所称的骨髓。藏象理论中的骨髓，犹如食管与胃、气管与肺，均是出于脏腑辨证的需要，是理论整合之后的称谓。

六、脊中

穴名中的"脊"字，提示脊柱。如《说文》对"脊"字的解释："背吕也。"句中的"吕"字与足太阳膀胱经中脊俞之解相同，指的是脊柱。

穴名之"中"字，是正中，中间之义。

脊柱，自大椎至尾闾，共计二十一节，本穴的位置恰恰处在第十一节之下，上下各有十节，正位于脊柱的正中。

故"脊中"二字，提示本穴的位置恰好位于脊椎的正中。

七、筋缩

穴名中的"筋"字，提示本穴与肝有关。

在藏象理论中，肝主筋。如《素问·六节藏象论》曰："肝者，罢极之本，魂之居也，其华在爪，其充在筋，以生血气。"本穴的位置恰在两个肝俞穴之间，故尔古人特以"筋"字命名本穴，明确提示本穴与肝有关。

穴名中的"缩"字，有两种含义。

第1种含义："缩"字的古义指的是纵横之"纵"。

"缩"字之古义与今义有显著的差异。古时的"缩"字，是纵向的意思。如《礼记·檀弓》曰："古者冠缩缝，今也衡缝。"其《注》解释曰："缩，纵也。"

筋缩穴隶属肝经。肝藏血，开窍于目。目之黑眼为筋之精，目之络为血之精。如《灵枢·大惑论》曰："五脏六腑之精气，皆上注于目而为之精，……筋之精为黑眼，血之精为络。"细观本穴主治，"目转反戴，上视，目瞪"，正是外观表现为眼球上视，纵向控制失常的病症。

第2种含义：古时"缩"字还有乱而不正的含义。如《尔雅·释诂》曰："纵缩，乱也。"其《注》补充说："纵放掣缩，皆乱法也。"正因为"缩"为纵向，又有"乱"的古义，故筋缩之名还暗示本穴长于治疗"痫病，脊急强"等纵放掣缩之症。

故"筋缩"二字，提示本穴与肝有关，并长于治疗眼睛的纵向控制异常、脊柱的纵放掣缩之症。

八、至阳

本穴之名称有两层寓意。

第一层寓意：至阳穴隶属的督脉起自长强，经气沿脊柱向上循行，循行至本穴所在的胸背之界，故尔得其名曰"至阳"。

穴名中的"至"字，为到达之义。

穴名中的"阳"，是阴阳的阳，"阳"字暗喻至阳穴所具有的多种与阳有关的含义。

第1种含义：至阳穴的位置非常特殊。本穴位于背部，隶属督脉。督脉不仅属于阳脉，还有阳气之海的称谓。

第2种含义：本穴位于胸腔与腹腔的交界处，与膀胱经之膈俞穴、膈关穴相平，正处在膈肌后缘之体表。膈肌之上称为胸中，是心、肺所居之处，属阳之地。

第3种含义：本穴位于第七椎之下。"七"在传统文化中属于阳数。如《说文》曰："七，阳之正也。"

第二层寓意：暗隐本穴有致阳之能。

至阳穴名中的"至"字，古时还有致用、取用的含义。此处的字义转换共有两个步骤。

第1步：古时"至"字，与"致"相同。如《周礼·春官·大卜》曰："一曰致梦。"其《疏》曰："训致为至，梦之所至也。"

第2步："致"字有招致、致用的含义。如《易·系辞》曰："备物致用。"《杨升庵外集》对此解释道："致有取意。"

细观本穴主治，"胃中寒气，不能食，腹中鸣"，正是因寒所生的病症。本穴长于温阳祛寒，致用以阳，所以称为"至阳"。

故"至阳"二字，提示本穴的位置在第7椎下，膈肌后缘体表，长于治疗因寒所生的病症。

九、灵台

"灵台"不仅是隋代的古县名，也是隶属督脉的穴位名称，还是《诗经·大雅》的诗歌名称。这首名为《灵台》的诗歌，第一句这样写道："经始灵台，经之营之。"诗歌内容讲的是周文王修建灵台的过程。

《庄子·庚桑楚》也有对灵台的描述："灵台者有持，而不知其所持，而不可持者也。"郭象之《注》对句中灵台的解释是："灵台者，心也。"

如果抛去《灵台》古诗的创作背景和实际反映的内容，将灵台看作是藏象之心，然后从字面细细玩味这首诗歌的开头，我们就可发现，"经始灵台，经之营之"可以解释为：经脉始于灵台，经脉所之，营血所之。这样的解释与心主身之血脉、经脉始自于心的藏象理论完全契合。

心在藏象理论中被尊为形体之君。犹如在封建社会中，人间的帝王不会有过错一样，藏象之心亦不能受邪。如《灵枢·邪客》曰："心者，五脏六腑之大主也，精神之所舍也，其脏坚固，邪弗能容也，容之则心伤，心伤则神去，神去则死矣。"巧合的是，《铜人》在灵台穴条下恰恰没有其所医治的病症。

故本穴名称的含义，正如古人之所说："灵台者，心也。"

十、神道

穴名中的"神"字，指的是心神、神明。

穴名中的"道"字，古时与"导"的字义相同，故有治理的含义。如《论语》曰："道千乘之国。"细观本穴主治，"恍惚，悲愁健忘，惊悸"，正是心神不安、心神不宁的病症。

故"神道"，倒而言之是为"道神"，提示本穴长于引导、治理已经紊乱的心神归复其位，使之重新恢复主神明之能。

值得注意的是，本穴与手少阴心经灵道穴名称相对，名称含义相近，均长于治疗心神异常之症。《大戴礼记·曾子天圆》曰："阳之精气曰神，阴之精气曰灵。"本穴名称中的"神"字，为"阳之精气"，暗合有"阳气之海"之称的督脉；灵道穴名中的"灵"字，为"阴之精气"，暗合其隶属的手少阴经。所以说，神道穴与灵道穴的设置，不仅体现了人身经络穴位设计的整体观念，还隐含着提示经穴功能类别、经络所属、所在位置等等信息。

十一、身柱

身柱穴名中的"身"字，指的是人的身体。穴名中的"柱"字，为支柱之义。从人体骨骼上看，能够支撑人类躯体的，唯有脊柱。细观本穴主治之"腰脊痛"，正是脊柱的病症。

世间万物之中，唯一能够直立行走的是人。一个健康人的标志，不仅需要身形完备，更重要的是还要能够站立负重、行走自如。直立行走所必须的，恰恰是人类犹如柱子一般、垂直于地面、支撑人体的脊柱。

值得注意的是，身柱穴的位置在第三胸椎之下，与膀胱经之肺俞穴、魄户穴相平。肺主气，魄为身形。可见身柱，与肺俞、魄户一起，标明了健康人的基本要素：身形完备，气机通畅，站立如柱。身柱穴在第三椎下的位置，也正符合《说文》对"三"的解释："三，天地人之道也。"人，只有站立，才有真正意义上的天、地、人三部的划分。

故"身柱"二字，寓意的是作为万物之灵的人，站立、行走时的身体支撑，脊柱。

十二、陶道

陶道穴名中的"道"字，提示的是通道。

穴名中的"陶"字，指的是烧制陶瓷的窑炉。

"陶"字有两个读音，一个是现代常用的 táo，另一个是 yáo。古时，"陶"与"窑"的字义相通。如唐代的《一切经音义》解释说："陶，烧瓦器土室也。"再如著名的历史古城平遥，在古代传说中是尧的封地，史书称其为"古陶（yáo）"。此地在首创郡县制的秦朝时期被设置为平陶县，至北魏改为平遥沿用至今。

故"陶""道"二字合起来的意思就是，烧制陶瓷的窑道。

陶瓷是我国古代的标志性产品之一。为适应日益增大的市场需求，古人依山就势，选择缓坡，建造出了形如巨龙，一次能生产大量陶瓷的龙窑。据考证，古龙窑的历史最早可追溯至战国时期。

以取类比象法来看，人体俯卧时的脊柱，恰犹如龙窑之形，自骶而起，缓缓上升至腰背。脊椎之中的髓腔贯穿始终，则犹如龙窑的主体——窑道。窑道之中流动的是火，火属阳。陶道穴隶属的督脉，不仅属阳，还有阳气之海的称谓。细观本穴主治，"洒淅脊强，头重，目瞑，恍惚不乐"，皆为阳气不足的病症。

此外，穴名中的"道"字，暗示的是"导"的含义。"陶"字，古时有安乐、和美之义，提示的是处于陶然、陶醉之状。如《诗经·王风》曰："君子陶陶，左执翿，右招我由敖。"其《传》解释道："陶陶，和乐貌。"隐指本穴能将"恍惚不乐"的病人，导入和美、安乐的状态。

故"陶道"二字，以龙窑比喻贯穿整条脊柱之髓腔，不仅提示本穴隶属督脉，而且暗示本穴长于治疗阳气不足的病症。

十三、大椎

大椎之穴名，暗隐了三层含义。

第一层含义：大椎暗示的是第 1 椎。

大椎穴名中的"大"字，即"长"之义，是序位第一的意思。如封建氏族中的长子。穴名中的"椎"字，指的是椎骨。

督脉起于长强，沿脊柱上行，循行至胸椎的第 1 椎之上，即是大椎穴。古人在计算脊椎数目的时候，是从胸椎开始计数的。如《针灸大成》对本穴的位置描述是："一椎上，陷者宛宛中。"故"大椎"，即第 1 椎之义。

第二层含义：大椎暗示本穴的职责等同于"椎骨之长"。

如上所述，穴名中的"大"字等同于"长"。"长"字古时有官长之义。大椎穴不仅位于古人计算脊椎的第1椎之上，大椎穴的位置若按督脉的起始方向计算，也可被视为位于第二十一椎的末端。故大椎穴从某种意义来说，可以代表整条脊柱。所以说，"大椎"之义，犹如督脉起始穴"长强"的含义，隐喻的是"椎骨之长"。

第三层含义：大椎暗示的是最大的椎体。

大椎穴位于第7颈椎之下。较之脊柱上的其他棘突，第7颈椎的棘突明显高凸于体表。当人低头的时候，大椎穴正位于其下。这一位置上的特点，亦是本穴以"大椎"命名的因素之一。故大椎这个穴名还提示，本穴的位置在体表可见的最大的椎骨之下。

故"大椎"二字，提示本穴相当于脊椎的长官，处在古时计数脊椎的第一椎之上，低头所见的最大的脊椎之下。

十四、哑门

穴名中的"哑"字，是发音困难，语音不清的含义。穴名中的"门"字，指的是可开可合，以及关键之处的寓意。

细观本穴主治，"舌急不语，重舌，寒热风哑"，恰恰皆是"哑"症的表现。

值得注意的是，哑门穴犹如一把双刃剑，不仅长于治疗"哑"症，如若施治不当，还会使原本不"哑"的人变为"哑"病患者。故《针灸大成》在哑门穴条中明确写道："禁灸，灸之令人哑。"

所以说，"哑门"二字，提示的正是其所具有的双向作用：取穴的方法得当能够治疗"哑"症；倘若采用了错误的治疗方法，反而会导致病人出现"哑"症。

十五、风府

风府，是《黄帝内经》明确记载的穴位之一。如《素问·骨空论》曰："黄帝问曰：余闻风者，百病之始也，以针治之奈何？岐伯对曰：风从外入，令人振寒，汗出头痛，身重恶寒，治在风府。调其阴阳，不足则补，有余则泻。大风颈项痛，刺风府，风府在上椎。"

风府穴名中的"风"字，指的是风邪。穴名中的"府"字，为官府、府邸的"府"。

细观本穴主治，"中风，舌缓不语，偏风半身不遂，项急不得回顾，振寒汗出，身重恶寒"，皆为风自内生，或风寒侵袭经络所产生的病症。

古人常言"用药如用兵"，针灸更是如此。本穴善治风证，针刺本穴，犹如以利刃直刺风邪所居的府邸，所以古人特将本穴命名为"风府"。

十六、脑户

脑户，别名合颅，位于左右顶骨与枕骨三块头骨的结合处，人字缝的正中位置。其特殊的解剖位置，充分说明了其别名"合颅"的由来。

脑户特殊的解剖位置，决定了在此实施针灸治疗的极大危险。因为一旦针刺过深，将会即刻危及病人的生命。所以早在战国时期，《素问》就将此穴列入了禁刺的范围。如《刺禁论》明确说道："刺头，中脑户，入脑立死。"《针灸大成》也说："此穴针灸俱不宜。"

故脑户之"脑"，指的是脑髓；"户"，为保护、护卫之义。如《说文》的解释是："户，护也。"所以说，"脑户"二字，实为"护脑"之义，暗示本穴不宜针灸。

十七、强间

穴名中的"强"字，如长强穴之解，代表的是脊柱，隐指的是人体脊柱这张大弓。

督脉自尾骨之端的长强穴起始，沿脊柱上行，脊柱的中间是通达整条脊柱的脊髓，脊髓上端的膨出部分便是被称为髓海的脑髓。以现代解剖学的角度来看，脑又分为大脑和小脑。同属督脉的脑户穴位于大脑和小脑之间，强间穴则紧邻脑户，位于枕骨的上方，大脑的范围之内。可见强间穴与长强穴一头一尾，分别位于整条脑脊髓的两端。

穴名中的"间"字，指的是空间。如《礼记·乐记》："一动一静者，天地之间也。"古时"间"字还有容纳的意思。如《礼记·文王世子》："凡侍坐于大司成者，远近间三席。"其《注》解释说："间，犹容也。"

故"强""间"二字联合起来，指的是脊柱这张大弓，以及弯弯的大弓中间所形成的理论空间。

人体侧卧时的形状类似一张弓，养生名言"卧如弓"提倡的正是侧卧的姿势。沿脊柱上行的督脉，尾有长强、头有强间。这一头、一尾两个穴位，不仅暗示了人体脊背形似长弓，更是借助长强、强间这两个穴名，有意识地强调了人体这张长弓所容纳的实际内容和理论内容。

值得注意的是，在两个"强"字穴之间所形成的理论空间里，依次排列着藏象理论的五脏六腑。脊柱，也就是"强"与五脏之间的相互关系，早在《黄帝内经》中已有明确的论述。如《素问·脉要精微论》曰："夫五脏者，身之强也。头者，精明之府；头倾视深，精神将夺矣。背者，胸中之府；背曲肩随，府将坏矣。腰者，肾之府；转摇不能，肾将惫矣……得强则生，失强则死。"

故"强间"二字，一是暗示在人体脊柱这张大弓之间，也就是在强间与长强这一人身最大的区域之间，盛放着脑髓与五脏六腑；二是提示五脏与脊柱这张大弓之间的功能关系；三是暗示脊柱之强弱与人的健康状况、寿命的长短息息相关。

十八、后顶

本穴隶属督脉，位于百会之后。百会之前，还有一个名称、位置与本穴对称的前顶穴。

在"后顶"和"前顶"这两个穴位的名称中，都有一个相同的"顶"字。《尔雅·释言》对"顶"是这样解释的："颠，顶也。"其《疏》对"颠"字的解释是："谓头上也。"如此便可以明确，"后顶"和"前顶"这两个穴位都在头部的颠顶之上。

"后顶"和"前顶"的区别在于，穴名中标注的"前"与"后"。"后顶"与"前顶"之间是百会穴。以"百会"为中点，"后顶"和"前顶"一前一后，按顺序排列在头顶正中，督脉的循行路线上。

所以说，后顶、前顶的穴位名称，均得自于穴位本身的特殊位置。

十九、百会

本穴隶属督脉，位居颠顶，其前有"前顶"，后有"后顶"。《针灸大成》对其位置的描述是：穴在"顶中央旋毛中"。所以说百会穴的位置正位于人体颠顶的正中央。

穴名中的"会"字，古时指的是器物上的盖子，在此隐指脑盖。如《礼经》曰："器之盖曰会，为其上下相合也。"法象天地的古代哲人以器物比喻人身，故穴名中的"会"字，指的是头部顶端的颅骨，也就是脑盖。脑盖之下，是被称为髓海的脑髓。如《灵枢·海论》曰："脑为髓之海，其腧上在于其盖，下在风府。"

穴名中的"百"字，指的是人身百官、四肢百骸。如《吕氏春秋·仲夏》曰："退嗜欲，定心气，百官静，事无刑。"

藏象理论法象天地，比拟于人事。故在朝廷有文武百官，在人身则有四肢百骸。百会位于头顶中央，居于四肢百骸之上，其处为脑盖，其下为脑髓。所以说，古人以"百会"命名本穴的深意，是从一个居于百官之上的理论高度，极其高明、又非常隐晦地指出，位于人身上部之天的脑髓，才是人身百官的实际管理者。

二十、前顶

前顶穴名之解，与后顶穴相同。

另外，"古人喜倒言"，故"前顶"亦可看作是"顶之前"的意思。从头的顶部向前下俯视，前顶穴的下方是面部、双目和鼻窍。故"前顶"二字，还提示本穴长于治疗"目眩，面赤肿，鼻多清涕"等病症。

二十一、囟会

穴名中的"囟"字，正如其甲骨文"囟"之形，刻画的是由两侧额骨、两侧顶骨所组成的头"囟"。《说文》对"囟"字的解释是："囟，头会，脑盖也。象形。"这句话不仅是说"囟"是头骨之会，同时还说明了另外一个意思："囟"是"脑盖"，"囟"的下面是隶属奇恒之腑的脑髓。

穴名中的"会"字，一是与百会穴名之解相同，指的是脑盖；二是会合、会聚之义。

囟会穴处于头顶前部四块颅骨闭合后的中心位置。婴儿时期的颅骨尚未闭合，故称此处为囟门。及至两周岁左右，囟门始闭，然闭而不严，骨薄质软，所以此处还不能行使针灸之法。《铜人》在谈到此穴时说道："八岁以下不可针，缘囟门未合，刺之恐伤其骨，令人夭。"

故"囟会"二字，其一是指头囟处的四块头骨逐渐汇合之意；其二是指头囟会合之后所形成的脑盖。

二十二、上星

穴名中的"上"字，有两种不同含义。

第1种含义："上"字提示本穴位于人身的上部，也就是天部。

上、中、下，天、地、人都是传统的表达方位的方式。按《素问·三部九候论》中的人身三部三分法，本穴恰恰位于人身上部之上，也就是天的位置。

第2种含义："上"字隐指的是被尊为太上的脑髓。

《广韵》对"上"字的解释是："君也。太上极尊之称。"汉代《蔡邕·独断》则曰："上者，尊位所在。但言上，不敢言尊号。"可见"上"所代表的是"尊位所在""太上极尊"之义。本穴位于头顶前部，头部是脑髓的居处。以三部九候论之，脑髓属于人身上部之天，也就是上上之位。上上之位犹如封建帝制中的太上皇，其位置不可谓不高，其地位更不可谓不尊。

穴名中的"星"字，暗示的是精，隐指的也是脑髓。

首先，"星"字隐指的是"精"。在传统文化中，"星"不仅指天上的星星，"星"还包含着古人对星体的科学认知。后世的文人墨客更是对"星"赋予了丰富的、深刻的文化内涵。如《说文》对"星"字的解释是："星曡，万物之精，上为列星。"张衡在《灵宪》中说："星也者，体生于地，精成于天，列居错跱，各有逌属。"《韩非子·说林下》之《注》则曰：韩诗云："星者，精也。"可见，在传统文化中，"星"与"天"、与"精"之间的相互联系。

其次，"精"字隐喻在胚胎形成的最初阶段，精成之后而生长的脑髓。如《灵枢·经脉》曰："人始生，先成精，精成而脑髓生"。这句话中的"精"，指的是在胚胎开始孕育的初始，最先形成脑髓的先天之精。生成之后的脑髓，恰恰位于人身上部的天之位。

所以，"上星"寓意的是位居于人身上部之天的脑髓。

此外，"上星"二字还寓意，五脏之精上输于脑髓的生理过程。在传统文化的观念里，五星对应五行。如《史记·天官书》之《注》曰："五星五行之精，众星列布，体生于地，精成于天，列居错行，各有所属。在野象物，在朝象官，在人象事。"

"人法地，地法天。"在藏象理论中，五行对应的是五脏，五谷亦归属于五脏。如《灵枢·五癃津液别》曰："五谷之津液，和合而为膏者，内渗入于骨空，补益脑髓。"这段文字所说的正是五脏所吸取的五谷之精，内渗于骨空，上输而补益脑髓的过程。细观本穴主治，"目眩，不能远视"，正是五谷之精上输不利所造成的髓海不足的病症表现。

故"上星"二字，一是隐指被藏象理论尊为上部之天的奇恒之腑，脑髓；二是提示本穴的位置是在人身的上部之天；三是暗示本穴长于治疗髓海不足之病症。

值得注意的是，不仅上星穴名中的"星"字与脑髓相互关联，本神穴名中的

"本"字、承灵穴名中的"灵"字等等,亦与脑髓相互关联(详见足少阳胆经本神穴、承灵穴之解)。

二十三、神庭

穴名中的"神"字,与足少阳胆经之本神、承灵二穴之解相同,隐喻与脑髓相关。

穴名中的"庭"字,隐指的是朝廷。"庭"字,古时与"廷"相通。如《文选·张衡·东京赋》曰:"龙辂充庭,云旗拂霓。"其《注》曰:"庭,朝廷。"

朝廷,自古就是国家的政治中心,制定国策的地方。如《论语》有句曰:"其在宗庙朝廷。"其《疏》对"朝廷"二字的解释是:"朝廷,布政之所。"

法天则地的古人以家喻国,以国喻身。所以说,"神庭"二字的真实含义,指的是五脏六腑、四肢百官的总指挥,时刻发布政令的神经中枢,大脑。

二十四、素髎

本穴的位置在"鼻柱上端准头",也就是鼻尖的正中,可见其位置的特殊。正是因为其位置的特殊性,所以素髎这个穴名暗含了多层与藏象理论有关的喻义。

穴名中的"髎"字,有两种含义。

第1种含义:与手阳明大肠经肘髎的含义相同,指的是骨空。

第2种含义:隐指的是空虚,暗喻老子所说的器空可用之义。"髎"字古时的注音字是"髎"。按六书法则,两字可以假借。"廖"的字义是"室中虚貌"。如《说文》的解释是:"廖,空虚。"

穴名中的"素"字,暗隐了3种含义。

第1种含义:穴名中的"素"字,暗示的是秋,隐指的是肺。

在传统文化的习惯表达中,秋季,如同月亮一样,有着诸多的别称。比如,金素、素秋、素商等等,指的都是四时之一的金秋季节。早在唐代,诗人们便常常在诗歌中运用这些华丽的代称了。如唐代的员半千在《仪坤庙乐章》中歌曰:"云感玄羽,风凄素商。"

以"素"喻"秋"的缘由,正如古代名家之所注:"金素,秋也。秋为金而色白,故曰金素也。"可见"素"字在古代的诗歌中寓意的是秋、是金、是商。而在藏象理论中,能与秋、金、商相互关联的脏器,只有肺脏。所以,在特定的语境中,"素"可以代表肺脏。

第 2 种含义：穴名中的"素"字，指的是鼻孔。

素髎穴居于鼻尖，鼻为肺之窍。《白虎通》也说："鼻者，肺之使。"鼻尖之下是鼻孔，是通气的空腔。巧合的是，穴名中的"素"字，本身有"空"的含义。如《诗经·魏风》曰："不素餐兮。"其后之《传》对"素"字的解释是："素，空也。"鼻孔位于鼻骨之下，素髎穴名中的"髎"字，指的也是骨空。

第 3 种含义：穴名中的"素"字，隐喻的是"质之始"，隐指的是"鼻祖"。此处字义的转换共有两个步骤。

（1）古时"素"字还有"本"的含义。"本"，即本始之义。如《博雅》对"素"字的解释是："素，本也。"古时"素"字，还隐指"太素"，隐含了"质之始"的含义。如《乾凿度》曰："太素者，质之始也。"

（2）人身外在可见的、与"本始"有关的器官，正是位于面部的鼻子。在传统文化中，"鼻"字有始于、本始之义，如鼻祖。鼻祖一词，见于《汉书·扬雄传上》："有周氏之蝉嫣兮，或鼻祖于汾隅。"句中的鼻祖，明代张自烈在《正字通·鼻部》的解释是："人之胚胎，鼻先受形。故谓始祖为鼻祖。"这句话是说，人类的胚胎，在早期的生长发育过程中，鼻子是五官之中最先成形的，故将最早的祖先称为鼻祖。

人生之初，形体虽然已经具备，但还不能称其为人，只有出生后的那一声标志性的啼哭，才表明人之幼体，小小的婴儿，在这一刹那，质具气通，开始了其在人世间的、新的生命历程。故在鼻尖的这个特殊位置，"正定经络"的先哲们，选用代表"质之始"的"素"字作为穴名用字，暗示的正是人身之"质"与呼吸之"气"的关系，寓意的正是"质"与"气"相互依赖，相辅相成，缺一不可的相互依存关系。

综上所述，在古代哲人的眼中，人之形体是"质"，是受气之器，是"髎"字所寓意的理论空间。在这个法象天地、取类比象的中医理论人体里，盛载着的是气血与精神。故素髎之穴名，以"素"喻"肺"，由"肺"指"鼻"，首先暗示字面所指之义，鼻为肺之窍；其次暗指肺所主的气是维系生命之必需；然其真正寓意的则是"质"与"气"，这一对存在于整个生命历程之中的、缺一不可的、相互依存的、维持生命所必须的相对关系。

二十五、水沟

遍观体表，唯有水沟穴所居的上唇中间，两边高中央低，形似田间引水的水渠。水渠就是俗话所说的水沟。细观本穴主治，"消渴，饮水无度"，正似所饮之水未被人身吸收利用，皆从水沟流走的病症。

此外，水沟穴名中的"水"字，还指水邪。穴名中的"沟"字，如足厥阴肝经蠡沟穴之解，隐指的是"構"字，暗喻的是"成""构成"之含义。细观本穴主治，"水气遍身肿，面肿"，正是体内之水不能正常运转所导致的水停成邪之病症。所以《针灸大成》在本穴条下明确提醒道："水肿惟针此穴。"

故"水沟"二字，一是提示本穴长于治疗"水"证，二是提示本穴所居之处形如水沟。可见，水沟之穴名正是古人遵照《灵枢》"易用难忘"之原则选取穴名的典范。

二十六、兑端

兑端二字，暗示本穴的位置在唇部。

穴名中的"端"字，古字写作"耑"。穴名中的"兑"字，指的是"口"。如《易·说卦》曰："兑为口。"故从字义上来说，"兑端"等同于"口耑"。巧合的是，"口耑"正是《说文》对"唇"字的解释。而且，兑端不仅是十四经中唯一的"端"字穴，也是十四经中唯一位于口唇的穴位。

兑端穴名中的"端"字，暗示了本穴的具体位置。"端"字共暗含有二种寓意。

第1种寓意："端"字古时有"正"的含义。如《广雅·释诂》曰："端，正也。"在传统文化的习惯表达中，居中为正，不偏为正，是为端正。而兑端穴的位置，恰恰位于唇上端之中点。

第2种寓意："端"字古时有"首"的含义。首在上，尾在下。故"端"字暗示本穴的位置是在上唇。如《周易参同契》之《注》曰："端者，首也。"

口唇是《难经》所说的人身七冲门之始，也就是消化道的开始之端。"兑端"位于口唇的中间，完全符合《素问·六节藏象论》所说的"立端于始，表正于中"之意。

故穴名"兑端"提示：本穴的位置在上唇的正中。

二十七、龈交

龈交穴名中的"龈"字，指的是齿龈。如《韵会》对"龈"字的解释是："齿根肉。"穴名中的"交"字，如足少阳胆经阳交穴之解，为相合、交会之义。

"龈""交"相连，寓意的是齿龈与某物相合、交会于某处。在周身十四条正经中，唯有龈交穴与齿龈有关。

故"龈交"二字提示，本穴的位置在口唇与齿根内的相交之处。

《针灸大成》腧穴主治汇编

（按腧穴名称音序排列）

白环俞	主手足不仁，腰脊痛，疝痛，大小便不利，腰髋疼，脚膝不随，温疟，腰脊冷疼，不得久卧，劳损虚风，腰背不便，筋挛痹缩，虚热闭塞。
百会	主头风中风，言语謇涩，口噤不开，偏风半身不遂，心烦闷，惊悸健忘，忘前失后，心神恍惚，无心力，痎疟，脱肛，风痫，青风，心风，角弓反张，羊鸣多哭，语言不择，发时即死，吐沫，汗出而呕，饮酒面赤，脑重鼻塞，头痛目眩，食无味，百病皆治。
胞肓	主腰脊急痛，食不消，腹坚急，肠鸣，淋沥，不得大小便，癃闭下肿。
本神	主惊痫吐涎沫，颈项强急痛，目眩，胸相引不得转侧，癫疾呕吐涎沫，偏风。
髀关	主腰痛，足麻木，膝寒不仁，痿痹，股内筋络急，不屈伸，小腹引喉痛。
臂臑	主寒热臂痛，不得举，瘰疬，颈项拘急。
秉风	主肩痛不能举。
不容	主腹满痃癖，吐血，肩胁痛，口干，心痛，胸背相引痛，喘咳，不嗜食，腹虚鸣，呕吐，痰癖，疝瘕。

步廊	主胸胁支满，痛引胸，鼻塞不通，呼吸少气，咳逆呕吐，不嗜食，喘息不得举臂。
长强	主肠风下血，久痔瘘，腰脊痛，狂病，大小便难，头重，洞泄，五淋，疳蚀下部，小儿囟陷，惊痫瘈疭，呕血，惊恐失精，瞻视不正。
承扶	主腰脊相引如解，久痔尻臀肿，大便难，阴胞有寒，小便不利。
承光	主风眩头痛，呕吐心烦，鼻塞不闻香臭，口喝，鼻多清涕，目生白翳。
承浆	主偏风，半身不遂，口眼喝斜，面肿消渴，口齿疳蚀生疮，暴喑不能言。
承筋	主腰背拘急，大便秘，腋肿，痔疮，胫痹不仁，腨酸，脚急跟痛，腰痛，鼻衄血，霍乱转筋。
承灵	主脑风头痛，恶风寒，衄血鼻窒，喘息不利。
承满	主肠鸣腹胀，上气喘逆，食饮不下，肩息唾血。
承泣	主目冷泪出，上观，瞳子痒，远视䀮䀮，昏夜无见，目𥆧动与项口相引，口眼喝斜，口不能言，面叶叶牵动，眼赤痛，耳鸣耳聋。
承山	主大便不通，转筋，痔肿，战栗不能立，脚气膝肿，胫酸脚跟痛，筋急痛，霍乱，急食不通，伤寒水结。
尺泽	主肩臂痛，汗出中风，小便数，善嚏，悲哭，寒热风痹，臑肘挛，手臂不举，喉痹，上气呕吐，口干，咳嗽唾浊，痎疟，四肢腹肿，心疼臂寒，短气，肺膨胀，心烦闷，少气，劳热，喘满，腰脊强痛，小儿慢惊风。
瘈脉	主头风耳鸣，小儿惊痫瘈疭，呕吐，泄利无时，惊恐，眵𥇒目睛不明。
冲门	主腹寒气满，腹中积聚疼，癃，淫泺，阴疝，妇人难乳，妊娠子冲心，不得息。

冲阳	主偏风口眼㖞，跗肿，齿龋，发寒热，腹坚大，不嗜食，伤寒病振寒而欠，久狂，登高而歌，弃衣而走，足缓履不收，身前痛。
次髎	主小便赤淋，腰痛不得转摇，急引阴器痛不可忍，腰以下至足不仁，背膝寒，小便赤，心下坚胀，疝气下坠，足清气痛，肠鸣注泻，偏风，妇人赤白带下。
攒竹	主目眽眽，视物不明，泪出目眩，瞳子痒，目瞖，眼中赤痛及睑�润动不得卧，颊痛，面痛，尸厥癫邪，神狂鬼魅，风眩，嚏。
大包	主胸胁中痛，喘气，实则身尽痛，泻之；虚则百节尽皆纵，补之。
大肠俞	主脊强不得俯仰，腰痛，腹中气胀，绕脐切痛，多食身瘦，肠鸣，大小便不利，洞泄食不化，小腹绞痛。
大都	主热病汗不出，不得卧，身重骨疼，伤寒手足逆冷，腹满善呕，烦热闷乱，吐逆，目眩，腰痛不可俯仰，绕踝风，胃心痛，腹胀胸满，心蛔痛，小儿客忤。
大敦	主五淋，卒疝七疝，小便数遗不禁，阴头中痛，汗出，阴上入小腹，阴偏大，腹脐中痛，悒悒不乐，病左取右，病右取左。腹胀肿病，小腹痛，中热喜寐，尸厥状如死人，妇人血崩不止，阴挺出，阴中痛。
大赫	主虚劳失精，男子阴器结缩，茎中痛，目赤痛从内眦始，妇人赤带。
大横	主大风逆气，多寒善悲，四肢不可举动，多汗，洞痢。
大巨	小腹胀满，烦渴，小便难，㿉疝，偏枯，四肢不收，惊悸不眠。
大陵	主热病汗不出，手心热，肘臂挛痛，腋肿，善笑不休，烦心，心悬若饥，心痛掌热，喜悲泣惊恐，目赤目黄，小便如血，呕哕无度，狂言不乐，喉痹，口干，身热头痛，短气，胸胁痛，病疮疥癣。

大迎	主风痉，口噤不开，唇吻瞤动，颊肿牙疼，寒热，颈痛瘰疬，口喎，齿龋痛，数欠气，恶寒，舌强不能言，风壅面浮肿，目痛不得闭。
大钟	主呕吐，胸胀喘息，腹满便难，腰脊痛，少气，淋沥洒淅，腹脊强，嗜卧，口中热，多寒，欲闭户而处，少气不足，舌干，咽中食噎不得下，善惊恐不乐，喉中鸣，咳唾气逆，烦闷。实则闭癃泻之，虚则腰痛补之。
大杼	主膝痛不可屈伸，伤寒汗不出，腰脊痛，胸中郁郁，热甚不已，头风振寒，项强不可俯仰，痎疟，头旋，劳气咳嗽，身热目眩，腹痛，僵仆不能久立，烦满里急，身不安，筋挛癫疾，身倦急大。
大椎	主肺胀胁满，呕吐上气，五劳七伤，乏力，温疟痎疟，气注背膊拘急，颈项强不得回顾，风劳食气，骨热，前板齿燥。
带脉	主腰腹纵，溶溶如囊水之状，妇人小腹痛，里急后重，瘰疬，月事不调，赤白带下。
胆俞	主头痛，振寒汗不出，腋下肿胀，口苦舌干，咽痛干呕吐，骨蒸劳热食不下，目黄。
膻中	主上气短气，咳逆，噫气，膈气，喉鸣喘嗽，不下食，胸中如塞，心胸痛，风痛，咳嗽，肺痈唾脓，呕吐涎沫，妇人乳汁少。
地仓	主偏风口喎，目不得闭，脚肿，失音不语，饮水不收，水浆漏落，眼瞤动不止，瞳子痒，远视䀮䀮，昏夜无见。病左治右，病右治左，宜频针灸，以取尽风气。口眼喎斜者，以正为度。
地机	主腰痛不可俯仰，溏泄，腹胁胀，水肿腹坚，不嗜食，小便不利，精不足，女子癥瘕，按之如汤沃股内至膝。
地五会	主腋痛，内损唾血，足外无膏泽，乳痈。
督俞	主寒热心痛，腹痛，雷鸣气逆。
犊鼻	主膝中痛不仁，难跪起，脚气。

兑端	主癫疾吐沫，小便黄，舌干消渴，衄血不止，唇吻强，齿龈痛，鼻塞，痰涎，口噤鼓颌，痒如大麦。
耳和髎	主头重痛，牙车引急，颈颌肿，耳中嘈嘈，鼻涕，面风寒，鼻准上肿，痈痛，招摇视瞻，瘛疭，口僻。
耳门	主耳鸣如蝉声，聤耳脓汁出，耳生疮，重听无所闻，齿龋，唇吻强。
二间	主喉痹，颔肿，肩背痛，振寒，鼻鼽衄血，多惊，齿痛，目黄，口干口㖞，急食不通，伤寒水结。
飞扬	主痔肿痛，体重起坐不能，步履不收，脚腨酸肿，战栗不能久立久坐，足指不能屈伸，目眩痛，历节风，逆气，癫疾，寒疟。实则鼽窒，头背痛，泻之；虚则鼽衄，补之。
肺俞	主瘿气，黄疸，劳瘵，口舌干，劳热上气，腰脊强痛，寒热喘满，虚烦，传尸骨蒸，肺痿咳嗽，肉痛皮痒，呕吐，支满不嗜食，狂走欲自杀，背偻，肺中风，偃卧，胸满短气，瞀闷汗出，百毒病，食后吐水，小儿龟背。
丰隆	主厥逆，大小便难，怠惰，腿膝酸，屈伸难，胸痛如刺，腹若刀切痛，风痰头痛，风逆四肢肿，足青身寒湿，喉痹不能言，登高而歌，弃衣而走，见鬼好笑。气逆则喉痹卒喑，实则癫狂，泻之；虚则足不收，胫枯，补之。
风池	主洒淅寒热，伤寒温病汗不出，目眩，苦偏正头痛，疟疾，颈项如拔，痛不得回顾，目泪出，欠气多，鼻鼽衄，目内眦赤痛，气发耳塞，目不明，腰背俱疼，腰伛偻引颈筋无力不收，大风中风，气塞涎上不语，昏危，瘿气。
风府	主中风，舌缓不语，振寒汗出，身重恶寒，头痛，项急不得回顾，偏风半身不遂，鼻衄，咽喉肿痛，伤寒狂走欲自杀，目妄视，头中百病，马黄黄疸。
风门	主发背痈疽，身热，上气喘气，咳逆胸背痛，风劳呕吐，多嚏，鼻鼽出清涕，伤寒头项强，目瞑，胸中热，卧不安。

风市	主中风腿膝无力，脚气，浑身瘙痒，麻痹，厉风疮。
跗阳	主霍乱转筋，腰痛不能久立，坐不能起，髀枢股胻痛，痿厥，风痹不仁，头重𩗬痛，时有寒热，四肢不举。
伏兔	主膝冷不得温，风劳痹逆，狂邪，手挛缩，身瘾疹，腹胀少气，头重，脚气，妇人八部诸疾。
扶突	咳嗽多唾，上气，咽引喘息，喉中如水鸡声，暴喑气哽。
浮白	主足不能行，耳聋耳鸣，齿痛，胸满不得息，胸痛，颈项瘿，痛肿不能言，肩臂不举，发寒热，喉痹，咳逆痰沫，耳鸣嘈嘈无所闻。
浮郄	主霍乱转筋，小肠热，大肠结，胫外筋急，髀枢不仁，小便热，大便坚。
府舍	主疝瘕，痹中急疼，循胁上下抢心，腹满积聚，厥气霍乱。
附分	主肘不仁，肩背拘急，风冷客于腠理，颈痛不得回顾。
复溜	主肠澼，腰脊内引痛，不得俯仰起坐，目视䀮䀮，善怒多言，舌干，胃热，虫动涎出，足痿不收履，脐寒不自温，腹中雷鸣，腹胀如鼓，四肢肿，五种水病，青、赤、黄、白、黑，青取井，赤取荥，黄取输，白取经，黑取合。血痔，泄后肿，五淋，血淋，小便如散火，骨寒热，盗汗，汗注不止，齿龋，脉微细不见，或时无脉。
腹哀	主寒中食不化，大便脓血，腹中痛。
腹结	主咳逆，绕脐痛，腹寒泻利，上抢心，咳逆。
腹通谷	主失欠口㖞，食饮善呕，暴喑不能言，结积留饮，痃癖胸满，食不化，心恍惚，喜呕，目赤痛从内眦始。
肝俞	主多怒，黄疸，鼻酸，热病后目暗泪出，目眩，气短咳血，目上视，咳逆，口干，寒疝，筋寒热，胫筋急相引，转筋入腹将死。
膏肓	主无所不疗。羸瘦，虚损，传尸骨蒸，梦中失精，上气咳逆，发狂，健忘，痰病。

膈关	主背痛恶寒，脊强俯仰难，食饮不下，呕哕多涎唾，胸中噎闷，大便不节，小便黄。
膈俞	主心痛，周痹，吐食翻胃，骨蒸，四肢怠惰，嗜卧，痎癖，咳逆，呕吐，膈胃寒痰，食饮不下，热病汗不出，身重常温，不能食，食则心痛，身痛肿胀，胁腹满，自汗盗汗。
公孙	主寒疟，不嗜食，痫气，好太息，多寒热，汗出，病至则喜呕，呕已乃衰。头面肿起，烦心狂言，多饮，胆虚，厥气上逆则霍乱，实则肠中切痛泻之，虚则鼓胀补之。
关冲	主喉痹喉闭，舌卷口干，头痛，霍乱，胸中气噎，不嗜食，臂肘痛不可举，目生翳膜，视物不明。
关门	主善满积气，肠鸣卒痛，泄利，不欲食，腹中气走，夹脐急痛，身肿，痎疟振寒，遗溺。
关元	主积冷虚乏，脐下绞痛，流入阴中，发作无时，冷气结块痛；寒气入腹痛，失精白浊，溺血七疝，风眩头痛，转脬闭塞，小便不通、黄赤，劳热，石淋五淋，泄利，奔豚抢心，脐下结血，状如覆杯，妇人带下，月经不通，绝嗣不生，胞门闭塞，胎漏下血，产后恶露不止。
关元俞	主风劳腰痛，泄痢，虚胀，小便难，妇人瘕聚诸疾。
光明	主淫泺，胫酸胻疼，不能久立，热病汗不出，卒狂。与阳辅疗法同，虚则痿躄，坐不能起，补之；实则足胻热膝痛，身体不仁，善啮颊，泻之。
归来	主小腹奔豚，卵上入腹，引茎中痛，七疝，妇人血脏积冷。
颔厌	主偏头痛，头风目眩，惊痫，手卷手腕痛，耳鸣，目无见，目外眦急，好嚏，颈痛，历节风，汗出。
合谷	主伤寒大渴，脉浮在表，发热恶寒，头痛脊强，无汗，寒热疟，鼻衄不止，热病汗不出，目视不明，生白翳，下齿龋，耳聋，喉痹，面肿，唇吻不收，喑不能言，口噤不开，偏风，风疹，痂疥，偏正头痛，腰脊内引痛，小儿单乳蛾。

合阳	主腰脊强引腹痛，阴股热，胻酸肿，步履难，寒疝阴偏痛，女子崩中带下。
横骨	主五淋，小便不通，阴器下纵引痛，小腹满，目赤痛从内眦始，五脏虚竭，失精。
后顶	主头项强急，恶风寒，风眩，目䀮䀮，额颅上痛，历节汗出，狂走癫疾不卧，痫发瘛疭，头偏痛。
后溪	主疟寒热，目生赤翳，鼻衄，耳聋，胸满，头项强不得回顾，癫疾，臂肘挛急，痂疥。
华盖	主喘急上气，咳逆哮嗽，喉痹咽肿，水浆不下，胸胁支满痛。
滑肉门	主癫狂，呕逆，吐舌，舌强。
环跳	主冷风湿痹不仁，风疹遍身，半身不遂，腰胯痛蹇，膝不得转侧伸缩。
肓门	主心下痛，大便坚，妇人乳疾。
肓俞	主腹切痛，寒疝，大便燥，腹满响响然不便，心下有寒，目赤痛从内眦始。
会阳	主腹寒，热气冷气，泄泻，肠澼下血，阳气虚乏，阴汗湿，久痔。
会阴	主阴汗，阴头疼，阴中诸病，前后相引痛，不得大小便，男子阴端寒冲心，窍中热，皮疼痛，谷道瘙痒，久痔相通。女子经水不通，阴门肿痛。卒死者，针一寸补之。溺死者，令人倒拖出水，针补，尿屎出则活，余不可针。
会宗	主五痫，肌肤痛，耳聋。
魂门	主尸厥走疰，胸背连心痛，食饮不下，腹中雷鸣，大便不节，小便赤黄。
箕门	主淋，小便不通，遗溺，鼠鼷肿痛。
极泉	主臂肘厥寒，四肢不收，心痛干呕，烦渴，目黄，胁满痛，悲愁不乐。

脊中	主风痫癫邪，黄疸，腹满，不嗜食，五痔便血，温病，积聚，下利，小儿脱肛。
颊车	主中风牙关不开，口噤不语，失音，牙车疼痛，颔颊肿，牙不可嚼物，颈强不得回顾，口眼㖞。
间使	主伤寒结胸，心悬如饥，卒狂，胸中澹澹，恶风寒，呕沫，怵惕，寒中少气，掌中热，腋肿肘挛，卒心痛，多惊，中风气塞，涎上昏危，喑不得语，咽中如梗，鬼邪，霍乱干呕，妇人月水不调，血结成块，小儿客忤。
肩井	主中风，气塞涎上不语，气逆，妇人难产，堕胎后手足厥逆，针肩井立愈。头项痛，五劳七伤，臂痛，两手不得向头。若针深闷倒，急补足三里。
肩髎	主臂痛，肩重不能举。
肩外俞	主肩胛痛，周痹寒至肘。
肩髃	主中风手足不遂，偏风，风瘘，风痿，风病，半身不遂，热风肩中热，头不可回顾，肩臂疼痛臂无力，手不能向头，挛急，风热瘾疹，颜色枯焦，劳气泄精，伤寒热不已，四肢热，诸瘿气。
肩贞	主伤寒寒热，耳鸣耳聋，缺盆肩中热痛，风痹，手足麻木不举。
肩中俞	主咳嗽，上气唾血，寒热，目视不明。
建里	主腹胀，身肿，心痛，上气，肠中疼，呕逆，不嗜食。
交信	主气淋，㿉疝，阴急，阴汗，泻痢赤白，气热癃，股枢内痛，大小便难，淋，女子漏血不止，阴挺出，月水不来，小腹偏痛，四肢淫泺，盗汗出。
角孙	主目生翳肤，齿龈肿，唇吻强，齿牙不能嚼物，龋齿，头项强。
解溪	主风，面浮肿，颜黑，厥气上冲，腹胀，大便下重，瘈惊，膝股胻肿，转筋，目眩，头痛，癫疾，烦心悲泣，霍乱，头风面赤，目赤，眉攒疼不可忍。

金门	主霍乱转筋，尸厥癫痫，暴疝，膝胻酸，身战不能久立，小儿张口摇头，身反折。
筋缩	主癫疾狂走，脊急强，目转反戴，上视，目瞪，痫病多言，心痛。
京骨	主头痛如破，腰痛不可屈伸，身后侧痛。目内眦赤烂，白翳夹内眦起，目反白，目眩，发疟寒热，喜惊，不欲食，筋挛，足胻、髀枢痛，颈项强，腰背不可俯仰，伛偻，鼻衄不止，心痛，目眩。
京门	主肠鸣，小肠痛，肩背寒，痉，肩胛内廉痛，腰痛不得俯仰久立，寒热腹胀引背不得息，水道不利，溺黄，小腹急肿，肠鸣洞泄，髀枢引痛。
经渠	主疟寒热，胸背拘急，胸满膨，喉痹，掌中热，咳逆上气，伤寒，热病汗不出，暴痹喘促，心痛呕吐。
睛明	主目远视不明，恶风泪出，憎寒头痛，目眩，内眦赤痛，䁾䁾无见，眦痒，淫肤白翳，大眦攀睛努肉侵睛，雀目，瞳子生瘴，小儿疳眼，大人气眼冷泪。
鸠尾	主息贲，热病，偏头痛引目外眦，噫喘，喉鸣，胸满咳呕，喉痹咽肿，水浆不下，癫痫狂走，不择言语，心中气闷，不喜闻人语，咳唾血，心惊悸，精神耗散，少年房劳，短气少气。
居髎	主腰引小腹痛，肩引胸臂挛急，手臂不得举以至肩。
巨骨	主惊痫，破心吐血，臂膊痛，胸中有瘀血，肩臂不得屈伸。
巨髎	主瘛疭，唇颊肿痛，口㖞僻，目障无见，青盲无见，远视䁾䁾，淫肤白膜，翳覆瞳子，面风鼻頞肿痈痛，招摇视瞻，脚气膝肿。
巨阙	主上气咳逆，胸满短气，背痛胸痛，痞塞，数种心痛，冷痛，蛔虫痛，蛊毒猫鬼，胸中痰饮，先心痛，先吐，霍乱不识人，惊悸，腹胀暴痛，恍惚不止，吐逆不食，伤寒烦心，喜呕发狂，少气腹痛，黄疸，急疸，急疫，咳嗽，狐疝，小腹胀噫，烦热，膈中不利，五脏气相干，卒心痛，尸厥。

厥阴俞	主咳逆牙痛，心痛，胸满呕吐，留结烦闷。
孔最	主热病汗不出，咳逆，肘臂厥痛屈伸难，手不及头，指不握，吐血，失音，咽肿头痛。
口禾髎	主尸厥及口不可开，鼻疮息肉，鼻塞不闻香臭，鼽衄不止。
库房	主胸胁满，咳逆上气，呼吸不至息，唾脓血浊沫。
昆仑	主腰尻脚气，足腨肿不得履地，鼽衄，腘如结，踝如裂，头痛，肩背拘急，咳喘满，腰脊内引痛，伛偻，阴肿痛，目眩痛如脱，疟多汗，心痛与背相接，妇人孕难，胞衣不出，小儿发痫瘛疭。
劳宫	主中风，善怒，悲笑不休，手痹，热病数日汗不出，怵惕，胁痛不可转侧，大小便血，衄血不止，气逆呕哕，烦渴食饮不下，大小人口中腥臭，口疮，胸胁支满，黄疸目黄，小儿龈烂。
蠡沟	主疝痛，小腹胀满，暴痛如癃闭，数噫，恐悸，少气不足，悒悒不乐，咽中闷如有息肉，背拘急不可俯仰，小便不利，脐下积气如石，足胫寒酸，屈伸难，女子赤白带下，月水不调，气逆则睾丸卒痛，实则挺长，泻之；虚则暴痒，补之。
厉兑	主尸厥，口噤气绝，状如中恶，心腹胀满，水肿，热病汗不出，寒疟，不嗜食，面肿，足胻寒，喉痹，上齿龋，恶寒鼻不利，多惊好卧，狂欲登高而歌，弃衣而走，黄疸，鼽衄，口喎唇裂，颈肿，膝膑肿痛，循胸、乳、气膺、伏兔胻外廉、足跗上皆痛，消谷善饥，溺黄。
廉泉	主咳嗽上气，喘息，呕沫，舌下肿难言，舌根缩急不食，舌纵涎出，口疮。
梁门	主胁下积气，食饮不思，大肠滑泄，完谷不化。
梁丘	主膝脚腰痛，冷痹不仁，跪难屈伸，足寒，大惊，乳肿痛。
列缺	主偏风口面㖞斜，手腕无力，半身不遂，掌中热，口噤不开，寒热疟，呕沫，咳嗽，善笑，纵唇口，健忘，溺血精出，阴茎痛，小便热，痫惊妄见，面目四肢痈肿，肩痹，胸背寒栗，少气不足以息，尸厥寒热，交两手而瞀。实则胸背热，汗出，四肢暴肿。虚则胸背寒栗，少气不足以息。

灵道	主心痛，干呕，悲恐，相引瘈疭，肘挛，暴喑不能言。
灵台	《铜人》缺治病。见《素问》。今俗灸之，以治气喘不能卧，火到便愈。禁针。
灵墟	主胸胁支满，痛引胸不得息，咳逆呕吐，不嗜食。
漏谷	主肠鸣，强欠，心悲逆气，腹胀满急，疝癖冷气，食饮不为肌肤，膝痹足不能行。
颅息	主耳鸣痛，喘息，小儿呕吐涎沫，瘈疭发痫，胸胁相引，身热头痛，不得卧，耳肿及脓汁。
络却	主头旋耳鸣，狂走瘈疭，恍惚不乐，腹胀，青盲内障，目无所见。
眉冲	主五痫，头痛，鼻塞。
命门	主头痛如破，身热如火，汗不出，寒热痎疟，腰腹相引，骨蒸五脏热，小儿发痫，张口摇头，身反折角弓。
目窗	主目赤痛，忽头旋，目䀮䀮远视不明，头面浮肿，寒热汗不出，恶寒。
脑户	主面赤目黄，面痛，头重肿痛，瘿瘤。此穴针灸俱不宜。
脑空	主劳疾羸瘦，体热，颈项强不得回顾，头重痛不可忍，目瞑心悸，发即为癫风，引目眇，鼻痛。
臑会	主臂痛酸无力，痛不能举，寒热，肩肿引胛中痛，项瘿气瘤。
臑俞	主臂酸无力，肩痛引胛，寒热气肿胫痛。
内关	主手中风热，失志，心痛，目赤，支满肘挛。实则心暴痛，泻之，虚则头强，补之。
内庭	主四肢厥逆，腹胀满，数欠，恶闻人声，振寒，咽中引痛，口喎，上齿龋，疟不嗜食，脑皮肤痛，鼻衄不止，伤寒手足逆冷，汗不出，赤白痢。
膀胱俞	主风劳脊急强，小便赤黄，遗溺，阴生疮，少气，胫寒拘急，不得屈伸，腹满，大便难，泄利腹痛，脚膝无力，女子瘕聚。

脾俞	主腹胀，引胸背痛，多食身瘦，痃癖积聚，胁下满泄利，痎疟寒热，水肿气胀引脊痛，黄疸，善欠，不嗜食。
偏历	主肩膊肘腕酸疼，眯目䀮䀮，齿痛，鼻衄，寒热疟，癫疾，多言，咽喉干，喉痹，耳鸣，风汗不出，利小便。
魄户	主背膊痛，虚劳肺痿，三尸走疰，项强急不得回顾，喘息咳逆，呕吐烦满。
仆参	主足痿，失履不收，足跟痛不得履地，霍乱转筋，吐逆，尸厥癫痫，狂言见鬼，脚气膝肿。
期门	主胸中烦热，贲豚上下，目青而呕，霍乱泄利，腹坚硬，大喘不得安卧，胁下积气，伤寒心切痛，喜呕酸，食饮不下，食后吐水，胸胁痛支满，男子妇人血结胸满，面赤火燥，口干消渴，胸中痛不可忍。伤寒过经不解，热入血室，男子则由阳明而伤，下血谵语，妇人月水适来，邪乘虚而入，及产后余疾。
气冲	主腹满不得正卧，㿗疝，大肠中热，身热腹痛，大气石水，阴痿茎痛，两丸骞痛，小腹奔豚，腹有逆气上攻心，腹胀满，上抢心，痛不得息，腰痛不得俯仰，淫泺，伤寒胃中热，妇人无子，小肠痛，月水不利，妊娠子上冲心，生难胞衣不出。
气海	主伤寒，饮水过多，腹胀肿，气喘心下痛，冷病面赤，脏虚气惫，真气不足，一切气疾久不瘥，肌体羸瘦，四肢力弱，贲豚七疝，小肠膀胱肾余，癥瘕结块，状如覆杯……赤白带下，月事不调，产后恶露不止，绕脐疞痛，闪着腰疼，小儿遗尿。
气海俞	主腰痛，痔漏。
气户	主咳逆上气，胸背痛，咳不得息，不知味，胸胁支满，喘急。
气舍	主咳逆上气，颈项强不得回顾，喉痹哽噎，咽肿不消，瘿瘤。
气穴	主贲豚，气上下引腰脊痛，泄利不止，目赤痛从内眦始，妇人月事不调。
前顶	主头风目眩，面赤肿，水肿，小儿惊痫，瘛疭，发即无时，鼻多清涕，顶肿痛。

前谷	主热病汗不出，痎疟，癫疾，耳鸣，颈项肿，喉痹，颊肿引耳后，鼻塞不利，咳嗽吐衄，臂痛不得举，妇人产后无乳。
强间	主主头痛目眩，脑旋烦心，呕吐涎沫，项强左右不得回顾，狂走不卧。
青灵	主目黄头痛，振寒胁痛，肩臂不举，不能带衣。
清冷渊	主肩痹痛，臂臑不能举，不能带衣。
丘墟	主胸胁满痛不得息，久疟振寒，腋下肿，痿厥坐不能起，髀枢中痛，目生翳膜，腿胻酸，转筋，卒疝，小腹坚，寒热颈肿，腰胯痛，太息。
曲鬓	主颔颊肿，引牙车不得开，急痛，口噤不能言，颈项不得回顾，脑两角痛为巅风，引目眇。
曲差	主目不明，衄衃，鼻塞，鼻疮，心烦满，汗不出，头项痛，顶肿，身体烦热。
曲池	主绕踝风，手臂红肿，肘中痛，偏风半身不遂，恶风邪气，泣出喜忘，风瘾疹，喉痹不能言，胸中烦躁，臂膊疼痛，筋缓捉物不得，挽弓不开，屈伸难，风痹，肘细无力，伤寒余热不尽，皮肤干燥，瘰疬癫疾，举体痛痒如虫啮，皮脱作疮，皮肤痂疥，妇人经脉不通。
曲骨	主失精，五脏虚弱，虚乏冷极，小腹胀满，小便淋涩不通，癀疝，小腹痛，妇人赤白带下。
曲泉	主癀疝，阴股痛，小便难，腹胁支满，癃闭，少气，泄利，四肢不举，实则身目眩痛，汗不出，目䀮䀮，膝关痛，筋挛不可屈伸，发狂，衄血下血，喘呼，小腹痛引咽喉，房劳失精，身体极痛，泄水下痢脓血，阴肿，阴茎痛，胻肿，膝胫冷疼，女子血瘕，按之如汤浸股内，小腹肿，阴挺出，阴痒。
曲垣	主肩痹热痛，气注肩胛，拘急痛闷。
曲泽	主心痛，善惊，身热，烦渴口干，逆气呕涎血，心下澹澹，身热，风疹，臂肘手腕不时动摇，头清汗出不过肩，伤寒，逆气呕吐。

颧髎	主口喎，面赤目黄，眼眴动不止，颊肿齿痛。
缺盆	主息奔，胸满，喘急，水肿，瘰疬，喉痹，汗出寒热，缺盆中肿，外溃则生，胸中热满，伤寒胸热不已。
然谷	主咽内肿，不能纳唾，时不能出唾，心恐惧如人将捕，涎出喘呼少气，足跗肿不得履地，寒疝，小腹胀，上抢胸胁，咳唾血，喉痹，淋沥白浊，脐酸不能久立，足一寒一热，舌纵，烦满，消渴，自汗，盗汗出，痿厥，洞泄，心痛如锥刺，坠堕恶血留内腹中，男子精泄，妇人无子，阴挺出，月事不调，阴痒，初生小儿脐风口噤。
人迎	主吐逆霍乱，胸中满，喘呼不得息，咽喉痈肿，瘰疬。
日月	主太息善悲，小腹热欲走，多唾，言语不正，四肢不收。
乳根	主胸下满闷，胸痛，膈气不下食，噎病，臂痛肿，乳痛，乳痈，凄惨寒痛，不可按抑，咳逆，霍乱转筋，四厥。
乳中	自古无主治记载。
三间	主喉痹，咽中如梗，下齿龋痛，嗜卧，胸腹满，肠鸣洞泄，寒热疟，唇焦口干，气喘，目眦急痛，吐舌，戾颈，喜惊多唾，急食不通，伤寒气热，身寒结水。
三焦俞	主脏腑积聚，胀满羸瘦，不能饮食，伤寒头痛，饮食吐逆，肩背急，腰脊强不得俯仰，水谷不化，泄注下利，腹胀肠鸣，目眩头痛。
三阳络	主暴喑哑，耳聋，嗜卧，四肢不欲动摇。
三阴交	主脾胃虚弱，心腹胀满，不思饮食，脾痛身重，四肢不举，腹胀肠鸣，溏泄食不化，疝癖，腹寒，小便不利，阴茎痛，足痿不能行，疝气，小便遗，胆虚，食后吐水，梦遗失精，霍乱，手足逆冷，失欠，颊车蹉开，张口不合，男子阴茎痛，元脏发动，脐下痛不可忍，小儿客忤，妇人临经行房，羸瘦，癥瘕，漏血不止，月水不止，妊娠胎动横生，产后恶露不行，去血过多，血崩晕，不省人事。如经脉塞闭不通，泻之立通。经脉虚耗不行者补之，经脉益盛则通。

商丘	主腹胀，肠中鸣，不便，脾虚令人不乐，身寒善太息，心悲，骨痹，气逆，痔疾，骨疽蚀，魇梦，痫瘈，寒热好呕，阴股内痛，气壅，狐疝走上下，引小腹痛，不可俯仰，脾积痞气，黄疸，舌本强痛，腹胀，寒疟，溏瘕泄水，面黄，善思善味，食不消，体重节痛，怠惰嗜卧，妇人绝子，小儿慢风。
商曲	主腹痛，腹中积聚，时切痛，肠中痛不嗜食，目赤痛从内眦始。
商阳	主胸中气满，喘咳支肿，热病汗不出，耳鸣聋，寒热痎疟，口干颐颔肿，齿痛，恶寒，肩背急相引缺盆中痛，目青盲。灸三壮，左取右，右取左，如食顷立已。
上关	主唇吻强上，口眼偏邪，青盲，瞋目䀮䀮，恶风寒，牙齿龋，口噤嚼物鸣痛，耳鸣耳聋，瘛疭沫出，寒热，痉引骨痛。
上巨虚	主脏气不足，偏风脚气，腰腿手足不仁，脚胫酸痛屈伸难，不能久立，风水膝肿，骨髓冷疼，大肠冷，食不化，飧泄，劳瘵，夹脐腹两胁痛，肠中切痛雷鸣，气上冲胸，喘息不能行，不能久立，伤寒胃中热。
上廉	主小便难黄赤，肠鸣，胸痛，偏风半身不遂，骨髓冷，手足不仁，喘息，大肠气，脑风头痛。
上髎	主大小便不利，呕逆，膝冷痛，鼻衄，寒热疟，阴挺出，妇人白沥，绝嗣。
上脘	主腹中雷鸣相逐，食不化，腹疠刺痛，霍乱吐利，腹痛，身热，汗不出，翻胃呕吐食不下，腹胀气满，心忪惊悸，时呕血，痰多吐涎，奔豚，伏梁，二虫卒心痛，风痫，热病，马黄黄疸，积聚坚大如盘，虚劳吐血，五毒，痉不能食。
上星	主面赤肿，头风，头皮肿，面虚，鼻中息肉，鼻塞头痛，痎疟振寒，热病汗不出，目眩，目睛痛，不能远视，口鼻出血不止。不宜多灸，恐拔气上，令人目不明。
少冲	主热病烦满，上气，嗌干渴，目黄，臑臂内后廉痛，胸心痛，痰气，悲惊寒热，肘痛不伸。

少府	主烦满少气，悲恐畏人，掌中热，臂酸，肘腋挛急，胸中痛，手卷不伸，疟疾久不愈，振寒，阴挺出，阴痒阴痛，遗溺偏坠，小便不利，太息。
少海	主寒热齿龋痛，目眩发狂，呕吐涎沫，项不得回顾，肘挛腋胁下痛，四肢不得举，齿寒，脑风头痛，气逆噫哕，瘰疬，心疼，手颤健忘。
少商	主颔肿喉闭，烦心善哕，心下满，汗出而寒，咳逆，疟疾振寒，腹满，唾沫，唇干引饮，食不下膨膨，手挛指痛，掌热，寒栗鼓颔，喉中鸣，小儿乳蛾。
少泽	主疟寒热，汗不出，喉痹舌强，口干心烦，臂痛瘰疬，咳嗽，口中涎唾，颈项急不得回顾，目生肤翳覆瞳子，头痛。
申脉	主风眩，腰脚痛，胻酸不能久立，如在舟中，劳极，冷气逆气，腰髋冷痹，脚膝屈伸难，妇人血气痛。
身柱	主腰脊痛，癫病狂走，瘛疭，怒欲杀人，身热，妄言见鬼，小儿惊痫。
神藏	主呕吐，咳逆喘不得息，胸满不嗜食。
神道	主伤寒发热，头痛，进退往来，疟疾，恍惚，悲愁健忘，惊悸，失欠，牙车蹉，张口不合。小儿风痫。瘛疭，可灸七壮。
神封	主胸满不得息，咳逆，乳痈，呕吐，洒淅恶寒，不嗜食。
神门	主疟心烦，甚欲得冷饮，恶寒则欲处温中。咽干不嗜食，心痛数噫，恐悸，少气不足，手臂寒，面赤喜笑，掌中热而口腕，目黄胁痛，喘逆身热，狂悲狂笑，呕血吐血，振寒上气，遗溺，失音，心性痴呆，健忘，心积伏梁，大小人五痫。
神阙	主中风不省人事，腹中虚冷，伤败脏腑，泄利不止，水肿鼓胀，肠鸣状如流水声，腹痛绕脐，小儿奶利不绝，脱肛，风痫，角弓反张。
神堂	主腰背脊强急不可俯仰，洒淅寒热，胸满气逆上攻，时噎。

神庭	主登高而歌，弃衣而走，角弓反张，吐舌，癫疾风痫，目上视不识人，头风目眩，鼻出清涕不止，目泪出，惊悸不得安寝，呕吐烦满，寒热头痛，喘渴。
肾俞	主虚劳羸瘦，耳聋肾虚，水脏久冷，心腹䐜满胀急，两胁引小腹急痛，胀热，小便淋，目视䀮䀮，少气，溺血，小便浊，出精梦泄，肾中风，踞坐而腰痛，消渴，五劳七伤，虚惫，脚膝拘急，腰寒如冰，头重身热，振栗，食多羸瘦，面黄黑，肠鸣，膝中四肢淫泺，洞泄食不化，身肿如水，女人积冷气成劳，乘经交接羸瘦，寒热往来。
石关	主哕噫呕逆，腹痛气淋，小便黄，大便不通，心下坚满，脊强不利，多唾，目赤痛从内眦始，妇人子脏有恶血，血上冲腹，痛不可忍。
石门	主伤寒，小便不利，泄利不禁，小腹绞痛，阴囊入小腹，贲豚抢心，腹痛坚硬，卒疝绕脐，气淋血淋，小便黄，呕吐血，不食谷，谷不化，水肿，水气行皮肤，小腹皮敦敦然，气满，妇人因产恶露不止，结成块，崩中漏下。
食窦	主胸胁支满，膈间雷鸣，常有水声，膈痛。
手三里	主霍乱遗矢，失音气，齿痛，颊颔肿，瘰疬，手臂不仁，肘挛不伸，中风口癖，手足不遂。
手五里	主风劳惊恐，吐血咳嗽，肘臂痛，嗜卧，四肢不得动，心下胀满，上气，身黄，时有微热，瘰疬，目视䀮䀮，痎疟。
俞府	主咳逆上气，呕吐，喘嗽，腹胀不下食饮，胸中痛久喘，灸七壮效。
束骨	主腰脊痛如折，髀不可曲，腘如结，踹如裂，耳聋，恶风寒，头囟项痛，目眩身热，目黄泪出，肌肉动，项强不可回顾，目内眦赤烂，肠澼，泄，痔，疟，癫狂，发背，痈疽，背生疔疮。
率谷	主痰气膈痛，脑两角强痛，头重，醉后酒风，皮肤肿，胃寒，饮食烦满，呕吐不止。
水道	主腰背强急，膀胱有寒，三焦结热，妇人小腹胀满，痛引阴中，胞中瘕，子门寒，大小便不通。

水分	主水病，腹坚肿如鼓，转筋，不嗜食，肠胃虚胀，绕脐痛冲心，腰脊急强，肠鸣状如雷声，上冲心，鬼击，鼻出血，小儿陷囟。
水沟	主消渴，饮水无度，水气遍身肿，失笑无时，癫痫语不识尊卑，乍哭乍喜，中风口噤，牙关不开，面肿唇动，状如虫行，卒中恶，鬼击，喘渴，目不可视，黄疸马黄，瘟疫，通身黄，口㖞僻。灸不及针，艾炷小雀粪大。水面肿，针此一穴，出水尽即愈。
水泉	主目䀮䀮不能远视，女子月事不来，来即心下多闷痛，阴挺出，小便淋沥，腹中痛。
水突	主咳逆上气，咽喉痛肿，呼吸短气，喘息不得卧。
丝竹空	主目眩头痛，目赤，视物䀮䀮不明，恶风寒，风痫，目戴上不识人，眼睫毛倒，发狂吐涎沫，发即无时，偏正头痛。
四白	主头痛，目眩，目赤痛，僻泪不明，目痒目肤翳，口眼㖞僻不能言。
四渎	主暴气耳聋，下齿龋痛。
四满	主积聚疝瘕，肠澼，大肠有水，脐下切痛，振寒，目内眦赤痛，妇人月水不调，恶血疝痛，奔豚上下，无子。
素髎	主鼻中息肉不消，多涕，生疮鼻窒，喘息不利，鼻㖞僻，衄衊。
太白	主身热烦满，腹胀食不化，呕吐，泄泻脓血，腰痛大便难，气逆，霍乱，腹中切痛，肠鸣，膝股胻酸，转筋，身重骨痛，胃心痛，腹胀胸满，心痛脉缓。
太冲	主心痛脉弦，马黄，瘟疫，肩肿吻伤，虚劳浮肿，腰引小腹痛，两丸骞缩，溏泄，遗溺，阴痛，面目苍色，胸胁支满，足寒，肝心痛，苍然如死状，终日不休息，大便难，便血，小便淋，小肠疝气痛，癀疝，小便不利，呕血呕逆，发寒，嗌干善渴，肘肿，内踝前痛，淫泺，胻酸，腋下马刀疡瘘，唇肿，女子漏下不止，小儿卒疝。

太溪	主久疟咳逆，心痛如锥刺，心脉沉，手足寒至节，喘息者死，呕吐，痰实，口中如胶，善噫，寒疝，热病汗不出，默默嗜卧，溺黄，消瘅，大便难，咽肿唾血，疹癖寒热，咳嗽不嗜食，腹胁痛，瘦脊，伤寒手足厥冷。
太乙	主癫疾狂走，心烦吐舌。
太渊	主胸痹逆气，善哕呕，饮水咳嗽，烦闷不得眠，肺胀膨，臂内廉痛，目生白翳，眼痛赤，乍寒乍热，缺盆中引痛，掌中热，数欠，肩背痛寒，喘不得息，噫气上逆，心痛，脉涩，咳血呕血，振寒，咽干，狂言口僻，溺色变，卒遗矢无度。
陶道	主痎疟寒热，洒淅脊强，烦满，汗不出，头重，目瞑，瘈疭，恍惚不乐。
天池	主胸中有声，胸膈烦满，热病汗不出，头痛，四肢不举，腋下肿，上气，寒热痎疟，臂痛，目䀮䀮不明。
天冲	主癫疾风痉，牙龈肿，善惊恐，头痛。
天窗	主痔瘘，颈痛，肩痛引项不得回顾，耳聋颊肿，喉中痛，暴喑不能言，齿噤中风。
天鼎	主暴喑气哽，喉痹嗌肿，不得息，饮食不下，喉中鸣。
天府	主暴痹，口鼻衄血，中风邪，泣出，喜忘，飞尸恶疰，鬼语，喘息，寒热疟，目眩，远视䀮䀮，瘿气。
天井	主心胸痛，咳嗽上气，短气不得语，唾脓，不嗜食，寒热凄凄不得卧，惊悸，瘈疭，癫疾，五痫，风痹，耳聋嗌肿，喉痹汗出，目锐眦痛，颊肿痛，耳后臑臂肘痛，捉物不得，嗜卧，扑伤腰髋疼，振寒颈项痛，大风默默不知所痛，悲伤不乐，脚气上攻。
天髎	主胸中烦闷，肩臂酸疼，缺盆中痛，汗不出，胸中烦满，颈项急，寒热。
天泉	主目䀮䀮不明，恶风寒，心病，胸胁支满，咳逆，膺背胛间、臂内廉痛。

天容	主喉痹寒热，咽中如梗，瘿颈项痛，不可回顾，不能言，胸痛，胸满不得息，呕逆吐沫，齿噤，耳聋耳鸣。
天枢	主奔豚，泄泻，胀疝，赤白痢、水痢不止，食不下，水肿腹胀肠鸣，上气冲胸，不能久立，久积冷气，绕脐切痛，时上冲心，烦满呕吐，霍乱，冬月感寒泄利，疟寒热，狂言，伤寒饮水过多，腹胀气喘，妇人女子癥瘕，血结成块，漏下赤白，月事不时。
天突	主面皮热，上气咳逆，气暴喘，咽肿咽冷，声破，喉中生疮，喉猜猜咯脓血，暗不能言，身寒热，颈肿，哮喘，喉中翕翕如水鸡声，胸中气梗梗，夹舌缝青脉，舌下急，心与背相控而痛，五噎，黄疸，醋心，多唾，呕吐，瘿瘤。
天溪	主胸中满痛，贲膺，咳逆上气，喉中作声，妇人乳肿癀痈。
天牖	主暴聋气，目不明，耳不聪，夜梦颠倒，面青黄无颜色，头风面肿，项强不得回顾，目中痛。
天柱	主足不任身体，肩背痛欲折，目瞑视，头旋脑痛，头风，鼻不知香臭，脑重如脱，顶如拔，项强不可回顾。
天宗	主肩臂酸疼，肘外后廉痛，颊颔肿。
条口	主足麻木，风气，足下热，不能久立，足寒膝痛，胫寒湿痹，脚痛胻肿，转筋，足缓不收。
听宫	主失音，癫疾，心腹满，聤耳，耳聋如物填塞无闻，耳中嘈嘈怅怅蝉鸣。
听会	主耳鸣耳聋，牙车臼脱，相离三寸，牙车急不得嚼物，齿痛恶寒物，狂走瘛疭，恍惚不乐，中风口㖞斜，手足不随。
通里	主目眩头痛，热病先不乐，数日懊恢，数欠频呻悲，面热无汗，头风，暴喑不言，目痛心悸，肘臂臑痛，苦呕喉痹，少气遗溺，妇人经血过多崩中。实则支满膈肿，泻之；虚则不能言，补之。

通天	主颈项转侧难，瘿气，鼻衄，鼻疮，鼻窒，鼻多清涕，头旋，尸厥，口喎，喘息，头重，暂起僵仆，瘿瘤。
瞳子髎	主目痒，翳膜白，青盲无见，远视䀮䀮，赤痛泪出多眵䁾，内眦痒，头痛，喉闭。
头临泣	主目眩，目生白翳，目泪，枕骨合颅痛，恶寒鼻塞，惊痫反视，大风，目外眦痛，卒中风不识人。
头窍阴	主四肢转筋，目痛，头项颔痛引耳嘈嘈，耳鸣无所闻，舌本出血，骨劳，痛疽发厉，手足烦热，汗不出，舌强胁痛，咳逆喉痹，口中恶苦之。
头维	主头痛如破，目痛如脱，目𥆧，目风泪出，偏风，视物不明。
外关	主耳聋，浑浑焞焞无闻，五指尽痛，不能握物。实则肘挛，泻之；虚则不收，补之。又治手臂不得屈伸。
外陵	主腹痛，心下如悬，下引脐痛。
外丘	主胸胀满，肤痛痿痹，颈项痛，恶风寒，猘犬伤毒不出，发寒热，速以三壮，又可灸所啮处，及足少阳络。癫疾，小儿龟胸。
完骨	主足痿失履不收，牙车急，颊肿，头面肿，颈项痛，头风耳后痛，烦心，小便赤黄，喉痹齿龋，口眼喎斜，癫疾。
腕骨	主热病汗不出，胁下痛不得息，颈颔肿，寒热，耳鸣，目冷泪生翳，狂惕，偏枯，肘不得屈伸，痎疟头痛，烦闷，惊风，瘈疭，五指掣，头痛。
维道	主呕逆不止，水肿，三焦不调，不嗜食。
委阳	主腋下肿痛，胸满膨膨，筋急身热，飞尸遁疰，痿厥不仁，小便淋沥。
委中	主膝痛及拇指，腰夹脊沉沉然，遗溺，腰重不能举，小腹坚满，体风痹，髀枢痛，可出血，痼疹皆愈。伤寒四肢热，热病汗不出，取其经血立愈。
胃仓	主腹满虚胀，水肿，食饮不下，恶寒，背脊痛不得俯仰。

胃俞	主霍乱，胃寒，腹胀而鸣，翻胃呕吐，不嗜食，多食羸瘦，目不明，腹痛，胸胁支满，脊痛筋挛，小儿羸瘦，不生肌肤。
温溜	主肠鸣腹痛，伤寒哕逆噫，膈中气闭，寒热头痛，喜笑狂言见鬼，吐涎沫，风逆四肢肿，吐舌，口舌痛，喉痹。
屋翳	主咳逆上气，唾血多浊沫脓血，痰饮，身体肿，皮肤痛不可近衣，淫泺，瘈疭不仁。
五处	主脊强反折，瘈疭癫疾，头风热，目眩，目不明，目上戴不识人。
五枢	主痃癖，大肠膀胱肾余，男子寒疝，阴卵上入小腹痛，妇人赤白带下，里急瘈疭。
膝关	主风痹，膝内廉痛引髌，不可屈伸，咽喉中痛。
膝阳关	主风痹不仁，膝痛不可屈伸。
郄门	主呕血、衄血，心痛呕哕，惊恐畏人，神气不足。
侠白	主心痛，短气，干呕逆，烦满。
侠溪	主胸胁支满，寒热伤寒，热病汗不出，目外眦赤，目眩，颊颔肿，耳聋，胸中痛不可转侧，痛无常处。
下关	主聤耳有脓汁出，偏风，口目㖞，牙车脱臼。牙龈肿处，张口以三棱针出脓血，多含盐汤，即不畏风。
下巨虚	主小肠气不足，面无颜色，偏风腿痿，足不履地，热风冷痹不遂，风湿痹，喉痹，脚气不足，沉重，唇干，涎出不觉，不得汗出，毛发焦，肉脱，伤寒胃中热，不嗜食，泄脓血，胸胁小腹控睾而痛，时窘之后，当耳前热。若寒甚，若独肩上热甚及小指次指间热痛，暴惊狂，言语非常，女子乳痈，足跗不收，跟痛。
下廉	主飧泄，劳瘵，小腹满，小便黄，便血，狂言，偏风热风，冷痹不遂，风湿痹，小肠气不足，面无颜色，痃癖，腹痛若刀刺不可忍，腹胁痛满，狂走，夹脐痛，食不化，喘息不能行，唇干涎出，乳痈。

下髎	主大小便不利，肠鸣注泻，寒湿内伤，大便下血，腰不得转，痛引卵，女子下苍汁不禁，中痛引小腹急痛。
下脘	主脐下厥气动，腹坚硬，胃胀，羸瘦，腹痛，六腑气寒，谷不转化，不嗜食，小便赤，痞块连脐上厥气动，日渐瘦，脉厥动，翻胃。
陷谷	主面目浮肿及水病善噫，肠鸣腹痛，热病无度，汗不出，振寒疟疾。
消泺	主风痹，颈项强急，肿痛寒热，头痛，癫疾。
小肠俞	主膀胱、三焦津液少，大小肠寒热，小便赤不利，淋沥遗溺，小腹胀满，疝痛，泄利脓血，五色赤痢下重，肿痛，脚肿，五痔，头痛，虚乏消渴，口干不可忍，妇人带下。
小海	主颈颔、肩臑、肘臂外后廉痛，寒热齿龈肿，风眩颈项痛，疡肿振寒，肘腋痛肿，小腹痛，痫发羊鸣，戾颈瘰疬狂走，颔肿不可回顾，肩似拔，臑似折，耳聋，目黄，颊肿。
心俞	主偏风半身不遂，心气乱恍惚，心中风，偃卧不得倾侧，汗出唇赤，狂走发痫，语悲泣，心胸闷乱，咳吐血，黄疸，鼻衄，目眴目昏，呕吐不下食，健忘，小儿心气不足，数岁不语。
囟会	主脑虚冷，或饮酒过多，脑疼如破，衄血，面赤暴肿，头皮肿，生白屑风，头眩，颜青目眩，鼻塞不闻香臭，惊悸，目戴上不识人。
行间	主呕逆，洞泄，遗溺癃闭，消渴嗜饮，善怒，四肢满，转筋，胸胁痛，小腹肿，咳逆呕血，茎中痛，腰疼不可俯仰，腹中胀，小肠气，肝心痛，色苍苍如死状，终日不得息，口㖞，癫疾，短气，四肢逆冷，嗌干烦渴，瞑不欲视，目中泪出，太息，便溺难，七疝寒疝，中风，肝积肥气，发痎疟，妇人小腹肿，面尘脱色，经血过多不止，崩中，小儿急惊风。
胸乡	主胸胁支满，引胸背痛不得卧，转侧难。
悬厘	主面皮赤肿，头偏痛，烦心不欲食，中焦客热，热病汗不出，目锐眦赤痛。

悬颅	主头痛，牙齿痛，面肤赤肿，热病烦满，汗不出，头偏痛引目外眦赤，身热，鼻洞浊下不止，传为衄蔑瞑目。
悬枢	主腰脊强不得屈伸，积气上下行，水谷不化，下利，腹中留疾。
悬钟	主心腹胀满，胃中热，不嗜食，脚气，膝胻痛，筋骨挛痛足不收，逆气，虚劳寒损，忧恚，心中咳逆，泄注，喉痹，颈项强，肠痔瘀血，阴急，鼻衄，脑疽，大小便涩，鼻中干，烦满狂易，中风手足不遂。
璇玑	主胸胁支满痛，咳逆上气，喉鸣喘不能言，喉痹咽痛，水浆不下，胃中有积。
血海	主气逆腹胀，女子漏下恶血，月事不调。
哑门	主舌急不语，重舌，诸阳热气盛，衄血不止，寒热风哑，脊强反折，瘛疭癫疾，头重风汗不出。
阳白	主瞳子痒痛，目上视，远视晀晀，昏夜无见，目痛目眵，背膝寒栗，重衣不得温。
阳池	主消渴，口干烦闷，寒热疟，或因折伤手腕，捉物不得，肩臂痛不得举。
阳辅	主腰溶溶如坐水中，膝下浮肿，筋挛。百节酸疼，实无所知。诸节尽痛，痛无常处。腋下肿痿，喉痹，马刀夹瘿，膝胻酸，风痹不仁，厥逆，口苦太息，心胁痛，面尘，头角颔痛，目锐眦痛，缺盆中肿痛，汗出振寒，疟，胸中、胁、肋、髀、膝外至绝骨外踝前痛，善洁面青。
阳纲	主肠鸣腹痛，饮食不下，小便赤涩，腹胀身热，大便不节，泄痢赤黄，不嗜食，怠惰。
阳谷	主癫疾狂走，热病汗不出，胁痛，颈颔肿，寒热，耳聋耳鸣，齿龋痛，臂外侧痛不举，吐舌，戾颈，妄言，左右顾，目眩，小儿瘛疭，舌强不嗍乳。

阳交	主胸满肿，膝痛足不收，寒厥惊狂，喉痹，面肿，寒痹，膝胻不收。
阳陵泉	主膝伸不得屈，髀枢膝骨冷痹，脚气，膝股内外廉不仁，偏风半身不遂，脚冷无血色，苦嗌中介然，头面肿，足筋挛。
阳溪	主狂言喜笑见鬼，热病烦心，目风赤烂有翳，厥逆头痛，胸满不得息，寒热疟疾，寒嗽呕沫，喉痹，耳鸣，耳聋，惊掣，肘臂不举，痂疥。
养老	主肩臂酸疼，肩欲折，臂如拔，手不能自上下，目视不明。
腰俞	主腰胯腰脊痛，不得俯仰，温疟汗不出，足痹不仁，伤寒四肢热不已，妇人月水闭，溺赤。
腰阳关	主膝外不可屈伸，风痹不仁，筋挛不行。
液门	主惊悸妄言，咽外肿，寒厥，手臂痛不能自上下，疟疾寒热，目赤涩，头痛，暴得耳聋，齿龈痛。
意舍	主腹满虚胀，大便滑泄，小便赤黄，背痛，恶风寒，食饮不下，呕吐消渴，身热目黄。
翳风	主耳鸣、耳聋，口眼㖞斜，脱颔颊肿，口噤不开，不能言，口吃，牙车急，小儿喜欠。
譩譆	主大风汗不出，劳损不得卧，温疟寒疟，背闷气满，腹胀气眩，胸中痛引腰背，腋拘胁痛，目眩，目痛，鼻衄，喘逆，臂膊内廉痛，不得俯仰，小儿食时头痛，五心热。
阴包	主腰尻引小腹痛，小便难，遗溺，妇人月水不调。
阴都	主身寒热疟病，心下烦满，逆气，肠鸣，肺胀气抢，胁下热痛，目赤痛从内眦始。
阴谷	主膝痛如锥，不得屈伸，舌纵涎下，烦逆，溺难，小便急引阴痛，阴痿，股内廉痛，妇人漏下不止，腹胀满不得息，小便黄，男子如蛊，女子如娠。

阴交	主气痛如刀搅，腹填坚痛，下引阴中，不得小便，两丸骞，疝痛，阴汗湿痒，腰膝拘挛，脐下热，鬼击，鼻出血，妇人血崩，月事不绝，带下，产后恶露不止，绕脐冷痛，绝子，阴痒，贲豚上腹，小儿陷囟。
阴廉	主妇人绝产，若未经生产者，灸三壮，即有子。
阴陵泉	主腹中寒不嗜食，胁下满，水胀腹坚，喘逆不得卧，腰痛不可俯仰，霍乱，疝瘕，遗精，尿失禁不自知，小便不利，气淋，寒热不节，阴痛，胸中热，暴泄飨泄。
阴市	主腰脚如冷水，膝寒，痿痹不仁，不屈伸，卒寒疝，力痿少气，小腹痛，胀满，脚气，脚以下伏兔上寒，消渴。
阴郄	主鼻衄吐血，洒淅畏寒，厥逆气惊，心痛霍乱，胸中满。
殷门	主腰脊不可俯仰，举重，恶血，泄注，外股肿。
龈交	主鼻中息肉，蚀疮，鼻塞不利，额颊中痛，颈项强，目泪眵汁，牙疳肿痛，内眦赤痒痛，生白翳，面赤心烦，马黄黄疸，寒暑瘟疫。小儿面疮癣，久不除，点烙亦佳。
隐白	主腹胀，喘满不得安卧，呕吐食不下，胸中热，暴泄，衄血，尸厥不识人，足寒不能温，妇人月事过时不止，小儿客忤，慢惊风。
膺窗	主胸满短气，唇肿，肠鸣注泄，乳痈寒热，卧不安。
迎香	主鼻塞不闻香臭，偏风口㖞，面痒浮肿，风动叶落，状如虫行，唇肿痛，喘息不利，鼻㖞多涕，鼽衄骨疮，鼻有息肉。
涌泉	主尸厥，面黑如炭色，咳吐有血，渴而喘，坐欲起，目䀮䀮无所见，善恐，惕惕如人将捕之，舌干咽肿，上气嗌干，烦心，心痛，黄疸，肠澼。股内后廉痛，痿厥，嗜卧，善悲欠，小腹急痛，泄而下重，足胫寒而逆，腰痛，大便难，心中热结，风疹，风痫心病饥不嗜食，咳嗽身热，喉闭舌急失音，卒心痛，喉痹，胸胁满闷，颈痛，目眩，五指端尽痛，足不践地，足下热，男子如蛊，女子如娠，妇人无子，转胞不得尿。

幽门	主小腹胀满，呕吐涎沫，喜唾，心下烦闷，胸中引痛，满不嗜食，里急数咳，健忘，泄利脓血，目赤痛从内眦始，女子心痛，逆气，善吐食不下。
鱼际	主酒病，恶风寒，虚热，舌上黄，身热头痛，咳嗽哕，伤寒汗不出，痹走胸背痛不得息，目眩，心烦少气，腹痛不下食，肘挛支满，喉中干燥，寒栗鼓颔，咳引尻痛，溺血呕血，心痹，悲恐，乳痛。
玉堂	主胸膺疼痛，心烦咳逆，上气，胸满不得息，喘息，呕吐寒痰。
玉枕	主目痛如脱，不能远视，内连系急，头风痛不可忍，鼻窒不闻。
彧中	主咳逆喘息不能食，胸胁支满，涎出多唾。
渊腋	主寒热，马刀疡，胸满无力，臂不举。
云门	主伤寒四肢热不已，咳逆，喘不得息，胸胁短气，气上冲心，胸中烦满，胁彻背痛，喉痹，肩痛臂不举，瘿气。
章门	主肠鸣盈盈然，食不化，胁痛不得卧，烦热口干，不嗜食，胸胁痛支满，喘息，心痛而呕，吐逆，饮食却出，腰痛不得转侧，腰脊冷疼，溺多白浊，伤饱身黄瘦，贲豚积聚，腹肿如鼓，脊强，四肢懈惰，善恐，少气厥逆，肩臂不举。
照海	主咽干，心悲不乐，四肢懈惰，久疟，卒疝，呕吐嗜卧，大风默默不知所痛，视如见星，小腹痛，妇女经逆，四肢淫泺，阴暴跳起或痒，漉清汁，小腹偏痛，淋，阴挺出，月水不调。
辄筋	主胸中暴满不得卧，太息善悲，小腹热，欲走，多唾，言语不正，四肢不收，呕吐宿汁，吞酸。
正营	主目眩瞑，头项偏痛，牙齿痛，唇吻急强，齿龋痛。
支沟	主热病汗不出，肩臂酸重，胁腋痛，四肢不举，霍乱呕吐，口噤不开，暴喑不能言，心闷不已，卒心痛，鬼击，伤寒结胸，癩疮疥癣，妇人妊脉不通，产后血晕，不省人事。

支正	主风虚，惊恐悲愁，癫狂，五劳，四肢虚弱，肘臂挛难屈伸，手不握，十指尽痛，热病先腰颈酸，喜渴，强项，疣目。实则节弛肘废，泻之；虚则生疣小如指，痂疥，补之。
至阳	主腰脊痛，胃中寒气，不能食，胸胁支满，身羸瘦，背中气上下行，腹中鸣，寒热解㑊，淫泺胫酸，四肢重痛，少气难言，卒疰忤攻心胸。
至阴	主目生翳，鼻塞头重，风寒从足小指起，脉痹上下，带胸胁痛无常处，转筋，寒疟，汗不出，烦心，足下热，小便不利，失精，目痛，大眦痛。
志室	主阴肿，阴痛，背痛，腰脊强直，俯仰不得，饮食不消，腹强直，梦遗失精，淋沥，吐逆，两胁急痛，霍乱。
秩边	主五痔发肿，小便赤，腰痛。
中冲	主热病烦闷，汗不出，掌中热，身如火，心痛烦满，舌强。
中都	主肠澼，㿉疝，小腹痛不能行立，胫寒，妇人崩中，产后恶露不绝。
中渎	主寒气客于分肉间，攻痛上下，筋痹不仁。
中封	主痎疟，色苍苍发振寒，小腹肿痛，食快快绕脐痛，五淋不得小便，足厥冷，身黄有微热，不嗜食，身体不仁，寒疝，腰中痛，或身微热，痿厥失精，筋挛，阴缩入腹相引痛。
中府	主腹胀，四肢肿，食不下，喘气胸满，肩背痛，呕哕，咳逆上气，肺系急，肺寒热，胸悚悚，胆热呕逆，咳唾浊涕，风汗出，皮痛面肿，少气不得卧，伤寒胸中热，飞尸遁疰，瘿瘤。
中极	主冷气积聚，时上冲心，腹中热，脐下结块，贲豚抢心，阴汗水肿，阳气虚惫，小便频数，失精绝子，疝瘕，妇人产后恶露不行，胎衣不下，月事不调，血结成块，子门肿痛不端，小腹苦寒，阴痒而热，阴痛，恍惚尸厥，饥不能食，临经行房羸瘦，寒热，转脬不得尿，妇人断绪，四度针即有子。

中髎	主大小便不利，腹胀下利，五劳七伤六极，大便难，小便淋沥，飧泄，妇人绝子带下，月事不调。
中膂俞	主肾虚消渴，腰脊强不得俯仰，肠冷赤白痢，疝痛，汗不出，腹胀胁痛。
中庭	主胸胁支满，噎塞，食饮不下，呕吐食出，小儿吐奶。
中脘	主五膈，喘息不止，腹暴胀，中恶，脾疼，饮食不进，翻胃，赤白痢，寒癖，气心疼，伏梁，心下如覆杯，心膨胀，面色痿黄，天行伤寒热不已，温疟先腹痛，先泻，霍乱，泻出不知，食饮不化，心痛，身寒，不可俯仰，气发噎。
中渚	主热病汗不出，目眩头痛，耳聋，目生翳膜，久疟，咽肿，肘臂痛，手五指不得屈伸。
中注	主小腹有热，大便坚燥不利，泄气，上下引腰脊痛，目内眦赤痛，女子月事不调。
周荣	主胸胁满不得俯仰，食不下，喜饮，咳唾秽脓，咳逆，多淫。
肘髎	主风劳嗜卧，肘节风痹，臂痛不举，屈伸挛急，麻木不仁。
筑宾	主癫疝，小儿胎疝，痛不得乳，癫疾狂易，妄言怒骂，吐舌，呕吐涎沫，足腨痛。
紫宫	主胸胁支满，胸膺骨痛，饮食不下，呕逆上气，烦心，咳逆吐血，唾如白胶。
足临泣	主胸中满，缺盆中及腋下马刀疡瘘，善啮颊，天牖中肿，淫泺，胻酸，目眩，枕骨合颅痛，洒淅振寒，心痛，周痹，痛无常处，厥逆气喘不能行，痎疟日发，妇人月事不利，季胁支满，乳痈。
足窍阴	主胁痛，咳逆不得息，手足烦热，汗不出，转筋，痈疽，头痛心烦，喉痹，舌强口干，肘不可举，卒聋，魇梦，目痛，小眦痛。

足三里	主胃中寒，心腹胀满，肠鸣，脏气虚惫，真气不足，腹痛食不下，大便不通，心闷不已，卒心痛，腹有逆气上攻，腰痛不得俯仰，小肠气，水气蛊毒，鬼击，疟癖，四肢满，膝胻酸痛，目不明，产妇血晕。
足通谷	主头重目眩，善惊，引鼽衄，项痛，目眴眴，留饮胸满，食不化，失欠。
足五里	主肠中满，热闭不得溺，风劳嗜卧。

后记

　　传统中医是人文医学，内涵丰富，喻意深刻。正所谓"医者，意也，在人思虑。"针灸医师每天接触的穴名更是这样。《荀子》曰："人之于文学也，犹玉之于琢磨也。诗曰：'如切如磋，如琢如磨。'谓学问也。"使用了千年之久的经穴名称，毋庸置疑是针灸方面最大的学问之一。

　　经穴名称自出现到定名，经历了一个非常漫长的过程。在传统文化出现的早期，各个部落的原始医术分别独自发展。有治疗作用的穴位被当时的人们分别发现，治病经验也在不断地分别积累。在经历了漫长的各自发展以后，穴名的杂乱和重复不可避免。随着国家集权的建立，四面八方的医学知识向都城集中，统一思想，列别脏腑，正络经脉，为穴位定名便成为了那个时期的当务之急。

　　古人对穴名的筛选、定名过程，现在仍然可以从古医籍记载的一名多穴，一穴多名中得以窥见。例如，中都不仅是肝经的穴位；中都还是神门的别名。隶属督脉的百会，则拥有多达五个不同的名称，分别是：百会、三阳、五会、巅上、天满。

　　孔子有言："名不正则言不顺，言不顺则事不成。"古代阴阳哲学和五行学说的出现，为传统医学的理论升华和穴位正名提供了一个恰当的契机。貌似简单朴素的阴阳哲学和五行学说的出现，不仅成为了传统文化的基石，也为"人与自然同理"提供了理论依据。古代中医先驱以此为理论基础创立了藏象理论，以藏象理论为核心建立了经络系统，以经络为纲领统领了全身的三百多个穴位。定名后的穴位因其所能而得其位，穴名自此便具备了传统文化和藏象理论所赋予的深刻内涵。

　　《淮南子·本经训》曰："天地宇宙，一人之身也；六合之内，一人之制也。"人与自然通理，穴名与自然相应。在古义渐远、观物聚焦的现代，我们只有通过正确解读穴名，才能深入了解圣人们巧妙运用"善假于物"的方法说明医理、建立"易用难忘"的标准正定穴名的超凡智慧。

    中医是传统文化的符号之一，是传统文化不可分割的组成部分。学习传统医学解读穴名的过程，是一个循序渐进、层次鲜明、寓教于乐、引发学习者浓厚兴趣的探索印证过程；也是了解古代文明、人文历史、文字演变、诸子百家思想成就的过程；更是一个普通中医大夫，提高学术水平，由此成长为一个"上工"，手到擒来为患者解除病痛的过程。

于玲

2023 年 10 月